Zeszczupleć na życzenie

*dzięki odżywianiu
zgodnemu z rytmami biologicznymi
(chronoodżywianiu)*

lek. med. Alain DELABOS

Zeszczupleć na życzenie

dzięki odżywianiu zgodnemu z rytmami biologicznymi (chronoodżywianiu)

Tłumaczenie z języka francuskiego
Barbara Wieczorek

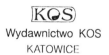

Wydawnictwo KOS
KATOWICE

Tytuł oryginału: **MINCIR SUR MESURE** *grâce à la chrono-nutrition*
Redakcja medyczna i merytoryczna: **lek. med. Elżbieta Pellenq-Zemek**
Projekt okładki: **Ewa Gawlik**
Korekta: **Wydawnictwo KOS**
Typografia i łamanie: **Wydawnictwo KOS**

All rights reserved
Wszystkie prawa, w szczególności do powielania i rozpowszechniania treści książki, są zastrzeżone. Żadna część tej książki nie może zostać reprodukowana w jakiejkolwiek formie (kopiowanie, mikrofilmowanie itd.) ani zostać zapisana w pamięci komputera, przeredagowana, powielona lub rozpowszechniona z użyciem systemów elektronicznych bez pisemnej zgody Wydawnictwa.

Copyright © Editions Albin Michel S.A. – Paris 2005.
Published by arrangement with Literary Agency „Agence de l'Est"
Copyright © for the Polish edition by Wydawnictwo KOS, 2010

ISBN 978-83-7649-057-1

Wydawnictwo KOS
ul. Agnieszki 13
40-110 Katowice
tel./faks 32 258 40 45, 32 258 27 20, 32 258 26 48
e-mail: kos@kos.com.pl, kos@beep.pl
http://www.kos.com.pl

Druk:
Firma INFOGRAF, 40-158 Katowice, ul. Jesionowa 14/1 tel. (32) 203-15-87
e-mail: infograf@infograf.pl www.infograf.pl

Spis treści

PRZEDMOWA 7
1. Wprowadzenie 11
2. Metoda Delabos 39
3. Wdrożenie do zasad chronoodżywiania, czyli odżywiania zsynchronizowanego z rytmami biologicznymi 77
4. Twój typowy dzień 89
5. Jak wdrażać moją metodę w optymalny sposób 173
6. Szczególne przypadki 189
7. Zaburzenia przemiany materii 211
8. Rozwiązania dla tych, którym trudno przestrzegać regularnego sposobu odżywiania 219
9. Końcowe rady 237

Podsumowanie 247

Przepisy kulinarne 253

POST-SCRIPTUM: kilkanaście polskich przepisów 307

Aneksy 323

PRZEDMOWA

Od kilku dziesięcioleci epidemiolodzy i naukowcy starają się poznać czynniki wpływające na otyłość, nadwagę, cukrzycę, objawiającą się w drugiej połowie życia, nadmiar cholesterolu i trójglicerydów, które uważane są za bezpośredni powód wzmożonej zapadalności na choroby serca.

Wyróżniono trzy grupy przyczyn tych schorzeń:
1. nadmierny stres,
2. brak codziennej aktywności fizycznej,
3. nieodpowiedni sposób odżywiania się.

Już w latach pięćdziesiątych lekarze i epidemiolodzy zaobserwowali wzmożoną śmiertelność u osób otyłych, a towarzystwa ubezpieczeniowe włączyły wagę oraz indeks masy ciała do czynników determinujących cenę ubezpieczenia. Podjęto więc wiele działań, które miały na celu promowanie takiego odżywiania, które nie wywoływałoby otyłości.

Przez dziesiątki lat panowała powszechna opinia, że im mniej jesz, tym jesteś szczuplejszy. W rezultacie stworzono diety, czasem bardzo ścisłe i długotrwałe, wręcz drakońskie. Niestety, żadna z nich nie dawała długotrwałego efektu. W latach osiemdziesiątych zaczęto powoli zwracać uwagę na zjawisko przekraczania początkowej wagi po okresie odchudzania. Dotyczyło ono osób, które będąc na ciągłej diecie lub dietach – fantazji w ich wymyślaniu lekarzom nie brakowało – stale powtarzały: „Jestem na diecie, a moja waga w miarę upływu czasu powiększa się systematycznie". Logicznie rozumujący profesorowie endokrynologii zaczęli więc pozwalać osobom cierpiącym na cukrzycę oraz inne zaburzenia metaboliczne na spożywanie ciast i słodkości w rozsądnych ilościach, i od czasu do czasu. Niestety, nikt w owej epoce nie był w stanie podać ścisłych ilości tych produktów. Wszyscy rozumowali kategorią kalorii, która stała się pomostem między lekarzami, pacjentami i dietetykami.

Stopniowe łagodzenie diet nastąpiło we Francji dopiero na początku lat dziewięćdziesiątych. Wytłumaczeniem tej częściowej zmiany nastawienia była „humanizacja" dietetyki. Powszechnie uważano, że poddanie się diecie wymaga sporego samozaparcia, co powoduje wśród pacjentów częste odstępowanie od zaleceń lekarskich i powrót do dawnych zwyczajów. Uznano więc, że pacjent ma prawo od czasu do czasu uczestniczyć w świątecznym posiłku lub jeść produkty „niedozwolone", np. ser, masło lub jajka, pomimo że cierpi na nadmiar cholesterolu, albo owoce lub słodkości, pomimo że ma za wysoki poziom cukru we krwi.

W latach dziewięćdziesiątych na rynek została wprowadzona nowa klasa leków obniżających poziom cholesterolu. Przy okazji prezentacji przez laboratoria farmaceutyczne swoich produktów, pojawiły się też broszury na temat złego odżywiania – który powodował nadmiar cholesterolu. Były to listy produktów „zabronionych" (np. wędliny lub masło) i tych, które należało jak najczęściej ograniczać (np. sery i jajka).

Do 2002 roku wszyscy moi pacjenci, którzy byli leczeni na nadmiar cholesterolu, otrzymywali ode mnie owe listy i doskonale wiedzieli, co należy jeść, a czego nie. Zresztą sama, zanim jesienią 2001 roku przeczytałam książkę doktora Alaina Delabos, wypróbowałam dietę. Przez kilka miesięcy byłam szczupła, ale spowolniona i bez wewnętrznej energii. Wybawiły mnie z tego stanu nadchodzące Święta Bożego Narodzenia, którym towarzyszy pojawienie się na rynku różnorodnych smakołyków. Nie żałowałam ich sobie, uznając, że lepiej być szczęśliwym i grubym, niż szczupłym i depresyjnym. Kiedy czytałam „Zeszczupleć na życzenie", przypomniały mi się moje licealne lata, gdy odmawiałam zjedzenia kolacji wiedząc, że po tym posiłku sen będzie płytki, a następnego dnia da o sobie znać zmęczenie i przygotowywanie się do olimpiady chemicznej pójdzie mi z większym trudem. Nareszcie ktoś pojął o co mi wówczas chodziło! Nie zwlekając skontaktowałam się z autorem książki, który powiedział mi głosem pełnym energii, że wykłada chronoodżywianie na Uniwersytecie w Dijon w ramach kursów podyplomowych.

Pracowałam wówczas jako lekarz w więzieniu. Nie mogłam skarżyć się na brak lekarstw, a moi pacjenci mieli taki sam dostęp do lekarzy specjalistów, jak reszta społeczeństwa. Ale w warunkach więziennych leczenie osób chorych na cukrzycę i z podwyższonym poziomem cholesterolu nie było łatwe. Wiedziałam przecież, że mam do czynienia z osobami cierpiącymi na depresję, wynikającą z faktu znalezienia się w zamknięciu. Czy powinnam zatem narzucić im dietę, która ją jeszcze pogłębi, czy raczej zrezygnować z leczenia zapobiegawczego? Perspektywa nauczenia się czegoś, co nie będzie stawiało mnie w tej trudnej sytuacji przyniosła mi dużą ulgę. W ten oto sposób zostałam jedną z uczennic doktora Alaina Delabos, którego metodę do dzisiaj stosuję w praktyce lekarskiej.

Początkowo zmiana taktyki leczenia nadmiaru cholesterolu bardzo zaskoczyła moich pacjentów. Ci, którzy posłusznie wywiesili w swojej kuchni listę zabronionych produktów, nie mogli zrozumieć, że mogą teraz bez wyrzutów sumienia i zagrożenia zdrowia jeść codziennie rano ser, jajka i masło. Niektórzy sądzili nawet, że pomyliłam ich historie choroby.

Natomiast, jeśli chodzi o wprowadzenie metody w warunkach więziennych, przede wszystkim zaskoczył mnie szef kuchni, który stwierdził, że nie może przesadzać z budżetem. Na pierwszy rzut oka miał rację – kilogram mięsa kosztuje więcej, niż kilogram ziemniaków.

W konsekwencji jednak, ci z moich pacjentów, którzy byli uwięzieni, niedługo po objedzie zajadali się białym pieczywem i tym, co im w ręce wpadło, powiększając swoją objętość w pasie. Ci, którzy żyli na wolności, zostali zwolnieni z popołudniowego podjadania i nie kupowali niczego do przegryzienia, aż do lekkiego podwieczorku. To co może wydawać się drogie, okazuje się na dłuższą metę tańsze. Oszczędności pojawiły się także w zadłużonym od kilku lat Securite Sociale (francuskim odpowiedniku Funduszu Pomocy Społecznej), gdyż zmniejszyłam ilość przepisywanych leków na obniżenie cholesterolu, przeciwcukrzycowych i na nadciśnienie (gospodarka solą).

W porównaniu z innymi dietami i metodami, zaprzestanie chrono-odżywiania nie powoduje natychmiastowego wzrostu wagi i co za tym idzie tuszy. Pacjenci powtarzali mi, że stosując nową metodę nie odczuwają już głodu, a ich stan zdrowia się poprawiał. To zachęcało mnie, lekarza, do kontynuowania raz obranej drogi.

Postanowiłam zapoznać Polaków z metodą doktora Delabos i z odkryciami Europejskiego Instytutu Badań nad Odżywianiem (IREN), gdyż lepiej jest zapobiegać, niż leczyć, unikając „wspinaczki terapeutycznej", jaką obserwuję w ostatnich latach w niemal wszystkich bogatych, wysoko rozwiniętych krajach.

„Zeszczupleć na życzenie" traktuje odżywianie na sposób francuski, jednak przygotowaliśmy również zbiór przepisów kulinarnych, których inspiracją była kuchnia polska. Metoda doktora Delabos stanowi kompromis między sposobem odżywiania się wszystkim, co nam wpadnie w rękę lub w oko, kiedy mamy na to ochotę i w nieograniczonych ilościach, a odżywianiem ortoreksyjnym, czyli ze stałą obsesją spożywania pokarmów „zdrowych", ze znanego pochodzenia, a zarazem w dokładnie wyważonych i wymierzonych ilościach.

Pragnę gorąco podziękować Autorowi za pomoc w przygotowaniu polskiego wydania jego książki.

lek. med. Elżbieta Pellenq-Zemek

1.

Wprowadzenie dla tych, którzy wyczerpali już wszystkie możliwości

Witajcie, czytelniczki i czytelnicy, pozbawieni wszelkiej nadziei, że uda wam się zapanować nad własną sylwetką, jeżeli nie macie kontroli nad swym uczuciem głodu i pragniecie zgubić zbędne kilogramy, nie zmieniając złych przyzwyczajeń.

Bądźmy szczerzy: jeśli kupiliście tę książkę myśląc, że uda wam się zeszczupleć, zupełnie nie zmieniając przy tym swoich nawyków żywieniowych, zachowujecie się, niestety, jak pijacy, którzy każdego ranka obiecują sobie, że to był ich ostatni kieliszek i jak palacze, którzy przysięgają każdego wieczora, idąc spać, że właśnie wypalili swojego ostatniego papierosa. Ofiary samych siebie, w obydwu powyższych przypadkach bojące się porzucić złe nałogi, których szkodliwość na dłuższą metę wydaje im się mniej istotna, aniżeli perspektywa uzyskania dzięki nim chwilowego pocieszenia.

Drogi czytelniku, powinieneś zrozumieć, zanim jeszcze rozpoczniesz lekturę tej książki, że nie jestem ani guru, ani czarodziejem Merlinem i nie mogę obiecać, a tym bardziej ofiarować ci gwiazdki z nieba!

Chyba że... Chronoodżywianie, czyli odżywianie zsynchronizowane z rytmami biologicznymi, jest tak prostą do zastosowania metodą, że wystarczy mi jedynie zaufać, a przede wszystkim zaufać sobie samemu, aby ten nowy sposób zarządzania swoją kuchnią bardzo szybko wydał ci się zupełnie naturalny i pozwolił odnieść wrażenie, że jadałeś tak „od początku świata".

Dzieje się tak, bo nie chodzi tutaj o poddanie się jeszcze jednej diecie, ale o logiczne przeorganizowanie systemu odżywiania, oparte zarówno na prostych, jak i rewolucyjnych regułach.

Osiągniesz równowagę pokarmową korzystną dla twojego zdrowia, a także psychiki, bez odczuwania frustracji i głodu.

Zeszczuplejesz i pozostaniesz zawsze szczupły, kiedy przyswoisz sobie na trwale styl odżywiania odmienny od tego, jaki zakodowano ci całe lata temu i jaki, będąc jeszcze niedawno krytykowany i ośmieszany przez niektórych, jest dzisiaj przez tych samych naśladowany bez kompleksów i bez mrugnięcia okiem.

Nie należy również zapominać o tych, którzy już przeczytali, wypróbowali i docenili moje poprzednie książki, a teraz chcieliby dowiedzieć się czegoś więcej o zasadach chronoodżywiania (zgodnego z rytmami biologicznymi) i morfoodżywiania (biorącego pod uwagę kształty ciała).

Witajcie więc wszyscy pragnący zapoznać się z postępami poczynionymi w naszych pracach naukowych, które doprowadziły nas do opracowania jakże smakowitych chronoposiłków (według rytmów biologicznych), już z założenia mających sprawiać nieograniczoną przyjemność waszemu podniebieniu.

W wyniku moich, trwających przez ostatnie pięć lat, doświadczeń z chrono- i morfoodżywianiem mogę teraz pomóc ci udoskonalić twój sposób życia poprzez wprowadzenie do niego zróżnicowanych chronoposiłków.

Wy, którzy do tej pory graliście wyłącznie gamy na klawiaturze chronoodżywiania, teraz będziecie mogli przejść do arpeggiów[1], do tryli i do innych kulinarnych ornamentów, na które pozwolą wam chronoposiłki.

Zacznijmy od przyjęcia do naszego grona nowicjuszy, którzy powinni najpierw się zapoznać z abecadłem naszej sztuki życia.

Sam bardzo szybko możesz się przekonać, że jeśli będziesz stosować się do moich wskazówek, zrzucisz wagę oraz stracisz na objętości ciała jadając codziennie sery, chleb, masło, czekoladę, suszone owoce, a nawet kapustę z wędlinami (*choucroute*)[2] czy stek z frytkami, jeśli

---

[1] Akord wykonywany na kilku strunach jednocześnie.
[2] Popularna we Francji potrawa alzacka na bazie kiszonej kapusty.

sprawia ci to przyjemność. Oczywiście pod warunkiem, że nie będzie się to odbywać w obojętnie którym momencie dnia oraz w nierozważnych ilościach.

Możesz odżywiać się tak, jak pragniesz, oby tylko spożywane produkty były naturalne i wybrane we właściwym momencie dnia, określonym na podstawie szczegółowych wskazówek dostarczanych poprzez nasz własny zegar biologiczny.

Moim głównym zadaniem było odszukanie sygnałów, płynących z zegara naszych przodków, które w ciągu rozwoju cywilizacji zostały wytłumione lub zapomniane, co powodowało już okrzyki zgrozy w czasach wielkiego Hipokratesa, będącego lekarzem ponad 2500 lat temu. To dzięki przełomowemu odkryciu, jakim była chronobiologia, unaoczniająca nam w niezbity sposób istnienie czynnika czasu w funkcjonowaniu ludzkiego ciała, mogłem odkryć chronoodżywianie – czyli jej odbicie w dziedzinach związanych z odżywianiem.

Można więc jeść właściwie wszystko, ale nie jest obojętne ile i kiedy. Właśnie tutaj znajduje się wielka tajemnica tego systemu odżywiania, i chciałbym, żebyście odkryli jego zalety, a także zasady i technikę stosowania.

Nauczyć się tego, jak zmienić swoje zakorzenione przyzwyczajenia, nie jest rzeczą łatwą, a droga ku szczupłości pełna jest pułapek. Należałoby więc pomóc ci najpierw skorygować i naprawić błędy, popełniane najczęściej nieświadomie. Do tego celu służy wspaniałe narzędzie, jakim jest morfoodżywianie, o którym napiszę później.

Zastosowanie w życiu moich zasad odżywiania jest zadziwiająco łatwe, w przeciwieństwie do odkryć, refleksji i technik, na których te zasady się opierają. Mogłem stać się specjalistą od morfoodżywiania dopiero po przebadaniu i zmierzeniu tysięcy osób, u których trzeba było przeanalizować tysiące problemów, aby w końcu uzyskać możliwość dokonania syntezy tej techniki, która jest obecnie solidnie wypróbowana. Ileż lat doświadczeń i wysiłków trzeba było, żeby dzisiaj móc wykonać badania kliniczne pozwalające określić w kilka sekund nawyki żywieniowe danego człowieka! Przede wszystkim musiałem znaleźć specjalistów od spraw zdrowia i lekarzy klinicystów z dużym doświadczeniem oraz o dociekliwych umysłach, wystarczająco otwartych na nowości, aby móc podzielić się z nimi wszystkimi danymi dotyczącymi morfoodżywiania. Dzięki niezwykłej otwartości umysłu pani profesor Sylvette Huichard, dziekana Uniwersytetu Burgundzkiego, której gorąco dziękuję za przyjęcie mnie, mogę już od kilku lat przekazywać moje doświadczenia studentom uczącym się na fakultecie w Dijon. Liczba lekarzy i pracowników medycznych, chrono- i morfodietetyków wykształconych przeze mnie zwiększa się regularnie i rośnie ku mojej wielkiej satysfakcji.

Każdy z was bez wyjątku może stosować na co dzień sztukę stawania się szczuplejszym bez odmawiania sobie czegokolwiek, jedząc wszystkie potrawy zwyczajowo zakazywane w klasycznych dietach, ale pod warunkiem przestrzegania reguł chronoodżywiania. Jak wyjaśniałem wcześniej, każdy pokarm przynosi organizmowi korzyści, jeśli jest przyjmowany zgodnie z naszym zegarem biologicznym, a więc w odpowiednim momencie dnia. Jego podstawowe składniki mogą wtedy bez przeszkód przeniknąć bezpośrednio tam, gdzie będzie zachodzić reakcja komórkowa z ich udziałem, tymczasem ten sam pokarm, spożyty o innej porze dnia, skierowany zostanie na boczny tor i odłożony w komórkach tłuszczowych.

Tym wszystkim nowicjuszom, którzy dopiero teraz – dzięki mojej książce – odkryją chronoodżywianie i morfoodżywianie, proponujemy, aby zrozumieli i zaakceptowali to, że jedzenie dla przyjemności nie musi tuczyć.

Jest to możliwe, ponieważ dowiedliśmy już setki tysięcy razy, że każdy z was może jeść do syta, odżywiać się zgodnie ze swoimi upodobaniami i pozostać szczupły, oczywiście pod warunkiem przestrzegania zasad chronoodżywiania. A jako że dobre wiadomości chodzą parami, nie tylko można zaspokoić swój apetyt do woli i panować nad wagą, ale równocześnie można panować nad sylwetką – to znaczy wymiarami – jeśli będzie się przestrzegało prostych reguł morfoodżywiania.

Przepisy zostały stworzone z myślą, abyście mogli z radością zapomnieć o klasycznej dietetyce i odstawić bez wyrzutów sumienia wszystkie potrawy bez smaku oraz inne smutne, mdłe dania sprawiające, że łzy same cisną się do oczu.

• Powróć do jadania z przyjemnością

Wysoki czy niski, otyły czy szczupły, wygłodniały lub nie, naucz się albo kontynuuj jadanie zgodne z naturą. Osiągniesz dzięki temu szczupłą sylwetkę, bez wrażenia, że odmawiasz sobie czegokolwiek, lub na odwrót – bez poczucia, że zjadłeś za dużo.

Nie będziesz zmuszony wykazać się odwagą, a tym bardziej heroizmem (będącym jej chwilowym przejawem), narzucając sobie ścisłą dietę, co wyjdzie na dobre zarówno tobie, jak i twojemu otoczeniu. Ta odwaga i heroizm bardzo szybko zostałyby wystawione w codziennym życiu na liczne próby. Dając się skusić i pozwalając sobie na niekontrolowane poślizgi naraziłbyś się na wyrzuty sumienia i co za tym idzie przykre wahania nastroju!

Naszym celem jest sprawienie, abyście odnaleźli dzięki naszym książkom z przepisami kulinarnymi prostą radość naturalnego odżywiania, bez niepotrzebnych zakazów, z jednej strony nieużytecznych, a z drugiej wywołujących poczucie winy. W ten sposób dwa cudowne dania, jak gotowana kiszona kapusta z mięsem i wędlinami (*choucroute*) czy gotowana wieprzowina z fasolką i warzywami (*cassoulet*[3]), którym niektórzy przypisują niezasłużenie taką samą symbolikę kusiciela jak świni św. Antoniego[4], mogą znaleźć poczesne miejsce w naszych bogatych obiadach zimowych bez wzbudzania poczucia winy czy wyrzutów sumienia.

Nie będą też zabronione żadne fantazyjne przyprawy i sosy do twoich ulubionych dań, oczywiście pod warunkiem przestrzegania odpowiednich ilości podstawowych składników, z których się je przyrządza.

- *Przestrzegaj schematów pokarmowych w morfoodżywianiu*

Zrozumiałe jest, że jeśli cierpisz na zaburzenia metaboliczne, trzeba będzie to wziąć pod uwagę w codziennym odżywianiu.

Ale chciałbym cię uspokoić, jedynie jeżeli cierpisz na cukrzycę leczoną insuliną albo jeśli twój poziom cholesterolu jest bardzo wysoki, trzeba ci będzie nieznacznie zawęzić wybór przepisów kulinarnych proponowanych w naszych książkach.

---

[3] Tłusta potrawa z mięsa kaczki, gęsi, wieprzowiny lub baraniny oraz białej fasoli.
[4] Św. Antoni Pustelnik, kuszony przez diabła ukrytego pod postacią świni.

A jeśli w ogólnym bilansie okaże się, że masz niedobory pewnych składników, spowodowane stosowaniem diet odchudzających albo złymi nawykami żywieniowymi, czerpanie z naszych przepisów pełnymi garściami pomoże ci odzyskać równowagę pokarmową, pozwalając łączyć przy okazji przyjemne z pożytecznym!

STOP BŁĘDOM TRADYCYJNEJ DIETETYKI!

- *Przestańmy stosować diety upodobniające się do kar*

Kiedy w 1985 roku po rzuceniu palenia nagle przybrałem na wadze 20 kg, zmuszony byłem doświadczyć diety odchudzającej. Od kiedy się na nią odważnie zdecydowałem, mam okropne wspomnienie potraw tak smutnych, że aż płakać się chciało, którym towarzyszyło stałe i nie do opanowania poczucie niedosytu, a przede wszystkim ciągłe zmęczenie.

Obojętne jaką kurację odchudzającą się zastosuje, jeśli jej podstawą jest dietetyka, będzie się ona opierała na ograniczaniu pokarmów. Słowo dietetyka już samo w sobie zawiera nazwę, która nikomu dobrze się nie kojarzy: **dieta**.

Każdy niedobór składników pociąga zaburzenie równowagi, które w efekcie zmusi organizm do korzystania ze zgromadzonych rezerw.

Im dieta będzie surowsza, tym większe będą braki, więc tym szybciej będzie można schudnąć, nie pozostawiwszy organizmowi czasu na ustabilizowanie wewnętrznego metabolizmu. W ten przewrotny sposób wywołuje się poczucie ciągłego zmęczenia, co może przerodzić się nawet w depresję, jeśli przesadzimy w odmawianiu sobie jedzenia.

Tłumaczy to, dlaczego we wszystkich poradnikach, które twierdzą, że każdy może schudnąć do woli oszukując swój organizm co do ilości dostarczanego pożywienia, wyraźnie zaznaczone jest, że nie powinno się przekraczać dziesięciu dni tej katorgi. Usilnie doradza się branie witamin przy jednoczesnym odżywianiu się pokarmem z saszetek i puszek, których zawartości lepiej nie znać.

Dużo mówiło się o depresji, do której doprowadzały pewne kuracje odchudzające. Skoro sam ją odczułem, mogę was zapewnić, że depresja ta naprawdę istnieje i jest ona jak najbardziej realna i pochodzenia praktycznie zawsze organicznego.

Wytłumaczenie medyczne tego jakże nieprzyjemnego efektu ubocznego kuracji odchudzających, polegających na odmawianiu sobie pożywienia, jest bardzo proste: każda technika opierająca się na wyeliminowaniu tłuszczów z pożywienia zmusza organizm do szukania ich we własnych komórkach. Zresztą jest to poniekąd celem całej operacji, ale robiąc to, wywołamy efekt poszukiwania tłuszczów tam, gdzie jest ich najwięcej: w mózgu, w okolicach osłonek mielinowych otaczających neurony! Teraz już rozumiecie, dlaczego takie oryginalne pomysły mogą prowadzić do prawdziwej katastrofy.

Jeszcze bardziej zdradziecka i na dłuższą metę mniej satysfakcjonująca jest metoda polegająca na ogólnym zmniejszeniu w trzech równorzędnych posiłkach codziennej ilości pokarmu dostarczanego organizmowi. W tym przypadku prowokuje się zjawisko nadkompensacji, na które nasz organizm w **nieunikniony** sposób odpowie, będąc posłuszny odziedziczonemu po przodkach instynktowi przetrwania.

Każdy wywołany niedobór, kiedy tylko będzie mógł zostać wyrównany, zostanie powiększony o tyle samo rezerw... w przewidywaniu przyszłego głodu. Jest to naturalny mechanizm wszystkich zwierząt zapadających w sen zimowy, ale również każdego zwierzęcia, u którego istnieje ryzyko okresowych braków pokarmu.

Proszę spojrzeć na obrazy wielkich malarzy flamandzkich, szczególnie Bruegla (starszego). Pomyślcie, dlaczego malował on tyle jesiennych i wiosennych biesiad?

W tym właśnie leży wytłumaczenie słynnego efektu jo-jo.

• *Zapomnij o dietach jo-jo*

Okresowe wahania pomiędzy otyłością i chudością to typowy rezultat tego, co nazywamy dietą jo-jo. Prowadzi ona w nieuchronny sposób do stopniowego przybierania na wadze, czego mechanizm mogę wytłumaczyć w prosty sposób: ta niebezpieczna wspinaczka jest logiczną konsekwencją odpowiedzi twojego organizmu na zjawisko niedoborów pokarmowych, spowodowanych dobrowolnym i restrykcyjnym zachwianiem równowagi poprzez stosowanie diety odchudzającej polegającej na odmawianiu sobie jedzenia, przy sposobie odżywiania się, które już wcześniej było nieprawidłowe, bo od niego utyłeś.

W wyniku takiej kuracji odchudzającej twoje ciało, aby ustrzec się przed niedoborami pożywienia, będzie niechybnie gromadzić rezerwy w celu zapobieżenia jego niedostatkom w przyszłości.

Konkluzja: kiedy chce się skorygować mimowolną nieprawidłowość poprzez nieprawidłowość czynioną rozmyślnie, tylko pogłębia się problem, zamiast go rozwiązać.

Wyjaśnia to, dlaczego im dłużej trwa się na drodze odchudzania, tym bardziej się później tyje! Dorzuciłbym tu jeszcze, że zamiast mówienia o diecie jo-jo, powinno się raczej mówić

o diecie schodkowej, ponieważ prowadzi ona z piętra na piętro do coraz większej wagi i większych rozmiarów.

W przeciwieństwie do tego zjawiska, chronoodżywianie nie jest po to, aby dzięki niemu schudnąć w parę dni, a następnie powrócić do złych nawyków i do swoich kilogramów (organizm skorzysta z okazji, żeby dorzucić ich jeszcze kilka – aby was ukarać za traktowanie go w zły sposób), **ale po to, żeby pozwolić ci zaadaptować definitywnie i bez cierpienia pokarmy dostosowane do potrzeb twojego organizmu.**

Wielu z was już zapewne wie, że zanim zostałem specjalistą od żywienia, byłem przez lata lekarzem ogólnym i geriatrą. Z tego tytułu często leczyłem ludzi starszych, którzy stawali się depresyjni, choleryczni albo flegmatyczni z powodu ciągłego niedożywienia wywołanego utratą apetytu. Pojawienie się tych samych objawów podczas moich różnorodnych prób odchudzania pozwoliło mi na szczęście szybko zrozumieć zakres niebezpieczeństwa, jakie niosą ze sobą diety odchudzające i dało mi impuls do rozwiązania mojego kłopotu, zachęcając, bym szukał odpowiedzi bardziej inteligentnych, a przede wszystkim dających trwalsze rezultaty.

Na wstępie nasunęły mi się dwie myśli:
- najwyraźniej mój organizm odczuwał niechęć do zakłócania równowagi żywieniowej, na jakie go skazywałem stosując diety, i robił wszystko, aby mnie do tego zniechęcić,
- im bardziej przestawiałem kolejność przyjmowania posiłków, jedząc mniej rano, tym bardziej byłem głodny pod wieczór. Co gorsza, czyniąc tak, nawet przy identycznej ilości spożywanego codziennie pokarmu coraz bardziej tyłem. Od tego wszystkiego naprawdę można było popaść w rozpacz. Aż pewnego dnia zrozumiałem, że w naszym codziennym odżywianiu odgrywa również rolę **czynnik czasu** i jeśli nie bierze się go pod uwagę, człowiek zmierza prędzej czy później do katastrofy.

To właśnie od uświadomienia sobie tego faktu rozpoczęła się moja droga w kierunku chronoodżywiania i zmiana całego mojego życia. Po dwudziestu latach praktyki w medycynie ogólnej i w geriatrii zostałem lekarzem żywieniowcem oraz dyrektorem Europejskiego Instytutu Badań nad Odżywianiem (IREN). Idea tego instytutu, utworzonego na polecenie profesora Jeana-Roberta Rapina, narodziła się podczas spotkania tego światowej sławy naukowca oraz sześciu lekarzy klinicznych, którzy połączyli swoje doświadczenia, aby pomóc mi uwiarygodnić naturalne zasady żywienia, co przekształciło się w końcu w ideę chronoodżywiania. Moje badania pozwoliły po trzech latach na dorzucenie koncepcji morfoodżywiania, niezbędnego narzędzia do kontrolowania oraz stosowania chronoodżywiania.

W trakcie mojej odysei mogłem uświadomić sobie, jakie miałem ogromne szczęście, rozplątując ten ogromny węzeł gordyjski, którym spętała nas współczesna dietetyka.

Będąc uszczęśliwiony, że mogłem korzystać z tego z pożytkiem dla siebie, **uznałem za logiczne podzielenie się moim odkryciem z innymi i postanowiłem sprawić, abyś również ty mógł to wykorzystać dla siebie.**

- ## *Nie ulegajmy syrenim śpiewom dietetyki*

Mimo że chronoodżywianie (czyli spożywanie pokarmów zgodnie z rytmami biologicznymi) staje się powoli probierzem współczesnego żywienia, bywasz jeszcze ciągle uwodzony głosami syren opiewającymi systemy żywieniowe równie różnorodne co nieskuteczne, a czasami wręcz niebezpieczne. Uzyskiwany dzięki nim rezultat bywa często bardzo daleki od początkowych obietnic i jeśli nie uczyniłeś z dietetyki swojej ewangelii, wystarczy uświadomić sobie jej granice i zacząć próbować innych dróg dojścia do upragnionego celu.

Nic nie sprawia mi większej przyjemności niż wprowadzanie w świat chronoodżywiania osób, które mówią, iż bezskutecznie próbowały już wielu innych metod odchudzania, zanim trafiły do mnie na konsultacje.

Po jakimś czasie z uśmiechem wspominam chwile, kiedy niektórzy po wysłuchaniu moich rad mówili: „Ależ ta metoda nie może być skuteczna, stoi ona w całkowitej sprzeczności z tym, co można wyczytać w gazetach; czy ma pan dowody na to, o czym pan mówi?". W tym momencie doradzałem im, by odkryli razem ze mną zalety chronoodżywiania, doświadczyli wszystkiego osobiście, a następnie wrócili do mnie na konsultacje, abyśmy mogli podyskutować.

- *Przeciwstawmy się zakorzenionym pojęciom*

Żenujące jest odkrycie, że w obecnych czasach dietetycy kształceni według szkoły, do której ja nie należę, ciągle nastają i upierają się, aby zalecać kuracje odchudzające, o których doskonale wiadomo, że będą na dłuższą metę mało satysfakcjonujące, a nawet mogą być niebezpieczne, wywołując w organizmie niedobory.

Pragnąc odświeżyć moje wiadomości z dziedziny podlegającej ciągłej ewolucji, w 1990 roku byłem słuchaczem kursu nauk podstawowych, zorganizowanego przez profesora Debry na Wydziale Medycyny w Nancy (centrum medyczne odżywiania człowieka, dietetyki i terapii).

Na ten uniwersytecki wydział klasyki odżywiania zapraszani byli naukowcy z wielu innych uczelni Francji i całej Europy, aby wykładać zaawansowanie badań nad metabolizmem w odżywianiu. Dla takiego klinicysty jak ja, owo przekrojowe zebranie i opracowanie wiadomości było bardzo cenne, gdyż potwierdzało, za pomocą niezbitych naukowych dowodów, fakty, które znałem z własnej praktyki dzięki prowadzeniu tysięcy pacjentów od wielu lat.

Natomiast jeśli chodzi o zajęcia praktyczne, to pojawiałem się na nich sporadycznie, gdyż stanowiły one całkowite przeciwieństwo tego, do czego sam doszedłem, a czasami nawet stały w jawnej sprzeczności z tym, czego nauczano mnie jeszcze tego samego ranka. O, dogmatyzmie francuski, ileż to zbrodni popełniono w twoim imieniu! Nie uzyskałem więc dyplomu z dietetyki stosowanej, co nie przyniosło uszczerbku mojej kulturze zawodowej, która jest do owej dietetyki w opozycji, ba, reaguję na nią alergią!

Ale to już należy do przeszłości, w tym czasie sprawy zostały wyjaśnione i chronoodżywianie zyskało szerokie uznanie, więc wy wszyscy, którzy jesteście rozczarowani kuracjami odchudzającymi – zaniepokojeni, zawiedzeni, rozgoryczeni – możecie odzyskać nadzieję!

Jeśli pozwolisz, abym poprowadził cię za rękę, obiecuję, tak jak to zrobiłem w przypadku dziesiątek tysięcy osób przed tobą, że wystarczy jedynie posłuchać moich rad, aby odzyskać równocześnie szczupłą sylwetkę oraz doskonałe zdrowie i radość życia!

Spotkało mnie to w 1986 roku, kiedy nareszcie przestałem być gruby i nieszczęśliwy, i z powrotem stałem się szczupłym i pełnym radości życia człowiekiem.

• *Kilogramy puchu, kilogramy ołowiu*

Każdy wie, że istnieją pokarmy bardzo sycące, gęste, obfite, wręcz masywne, oraz pokarmy mało pożywne, lekkie, prawie niematerialne.

Im bardziej dany pokarm jest obfity, tym mniej go potrzeba, aby zaspokoić głód, i na odwrót – im jest on lżejszy, tym więcej objętościowo trzeba go dostarczyć w celu uzyskania tego samego efektu.

Nie bądź więc zdziwiony, że tracisz wagę i jednocześnie zyskujesz na objętości, kiedy nie decydując się na głodówkę jadasz lekkie produkty, gdyż aby zaspokoić apetyt, potrzeba od dwóch do dziesięciu razy więcej pożywienia dietetycznego niż naturalnych pokarmów. Oto przykład:

Potrzeba 30 g tłuszczów, aby zaspokoić codzienne zapotrzebowanie człowieka: w tym celu wystarczy zjeść tylko 100 g sera, ale wypić należałoby już 500 g jogurtu albo jeden litr mleka. W przeciągu roku da to 36,5 kg sera, albo 182,5 kg jogurtu, albo 365 litrów mleka, czyli około 360 kg.

Porównanie ciężarów zmusza do zastanowienia się i od razu pozwala zrozumieć, dlaczego lepiej jest jadać każdego dnia rzeczy gęste i obfite, niż o dużej objętości i lekkie.

- *Nie trzeba jadać lekko, aby stać się lekkim*

Według zasad klasycznej dietetyki od dawna nam powtarzano: „Należy jeść lekkie potrawy, aby być lekkim, jeśli zmniejszysz ilość kalorii, schudniesz". Nie daj się zagonić w ten ślepy zaułek i nigdy więcej nie odżywiaj się jedynie w tym celu, aby schudnąć, ale zeszczuplej i pozostań szczupłym, jedząc po prostu prawidłowo i dobrze.

W miejsce narzucanych przez dietetyków kilogramów puchu, które nadają sylwetkę pierzyny, spożywaj kilogramy ołowiu, które sprawią, że twoje ciało będzie lekkie jak piórko!

W ten sposób zrozumiesz, że nasze chronoodżywianie nie opiera się, co jest oczywiste, na tych samych kryteriach, i nie ma tych samych podstaw co dietetyka i służy raczej naprawieniu tego, co w bogatych krajach stało się już zjawiskiem ogólnospołecznym.

Wielu ludzi dawało na to tysiące odpowiedzi mniej lub bardziej wiarygodnych i proponowało tysiące cudownych metod, zazwyczaj dość skomplikowanych i niestety najczęściej bardziej inspirowanych karygodną interesownością, aniżeli niewinnymi przekonaniami.

- *Szczupleć nie znaczy chudnąć*

Jeśli nie chcemy w nieuchronny sposób dojść do takiej wagi i sylwetki, która nie będzie nam się podobać, należy definitywnie wyeliminować błędy, które są odpowiedzialne za przybieranie na wadze lub za zwiększanie wymiarów.

Nie chodzi tu o to, by chudnąć, ale by szczupleć. Słowo „chudnąć" mnie razi, ponieważ jest często równoznaczne z osłabianiem stanu zdrowia.

Zanim zostałem specjalistą od żywienia, będąc lekarzem ogólnym oraz specjalistą geriatrii, leczyłem ludzi w każdym wieku i o różnym stanie zdrowia. Podczas dwudziestu lat pracy nauczyłem się, iż trzeba zawsze obawiać się czegoś, kiedy pacjent gwałtownie traci na wadze, gdyż nigdy nie jest to dobrym znakiem; szczególnie jeśli to chudnięcie jest nagłe i towarzyszy mu bladość zwiastująca nadchodzącą katastrofę.

Jaka jest różnica pomiędzy chudnięciem a stawaniem się szczupłym? Jest ona ogromna!

Chudnięcie oznacza pozbywanie się z organizmu wszystkiego co się zmagazynowało, bez rozróżnienia czy jest to potrzebne, czy też zostało odłożone niepotrzebnie. Gdy się chudnie, traci się jednocześnie masę mięśniową, nawet szybciej niż tłuszcz.

Szczuplejąc pozbywamy się tylko tego, co zostało zmagazynowane w nadmiarze i co przeszkadza w prawidłowym funkcjonowaniu organizmu: nadmiaru tłuszczu i wody.

Można wobec tego być ciężkim, pozostając szczupłym i w dobrym zdrowiu, oraz być lekkim i równocześnie otłuszczonym i zmęczonym, albo chudym i w złym stanie zdrowia.

Postaram się, aby każdy z was stał się osobą szczupłą i zgrabną, o żywym spojrzeniu i radosnej minie, pewną siebie i z zaróżowionymi policzkami.

Jest wiele znaków świadczących o równowadze fizycznej i psychicznej, które upewnią mnie, kiedy będę cię badał, że wysłuchałeś moich rad i prawidłowo zastosowałeś zasady chronoodżywiania.

- **Nie oskarżajmy niesłusznie własnego metabolizmu**

Twój organizm to wspaniała maszyna, która dostosuje się do dobrych lub złych zwyczajów żywieniowych. Ogranicza się on niezależnie od okoliczności do spalania albo do magazynowania pokarmów, które mu dostarczasz.

Przypominam wszystkim tym, którzy krytykują swoje ciało, kiedy widzą jak brzydnie i przybiera na wadze, że jest ono jedynie niewinną ofiarą ich własnych błędów.

Podobnie jak zła baletnica, której zawadza rąbek własnej spódnicy, ktoś, kto źle się odżywia, będzie skarżył się na swoje organy: kiedy człowiek uderza się młotkiem w kciuk, nie jest to winą młotka. I nie jest winą jego wątroby, że otłuściła się jak u tuczonej gęsi, bo miał on zwyczaj jadania serów wieczorami przed pójściem spać!

Trzeba wiedzieć, że zwyczaje żywieniowe są praktycznie zawsze odpowiedzialne za naszą sylwetkę i nie należy tu oskarżać gruczołów, które na nasze szczęście są niezwykle rzadko przyczyną pojawiających się problemów z wagą.

Od 1987 r. badanie krwi ponad 30 000 pacjentów pozwoliło mi wykryć w mniej niż w jednym przypadku na 1000 cukrzycę lub nadmiar cholesterolu o podłożu genetycznym; wszystkie inne nieprawidłowości były związane z błędami żywieniowymi.

Co się zaś tyczy złego funkcjonowania tarczycy, które spotyka się w jednym przypadku na 100, nie jest ono żadną przeszkodą w byciu szczupłym, oczywiście pod warunkiem, że jest ono prawidłowo leczone.

Jogurt spożyty w nocy nie jest aż taki niewinny, podobnie jak słodycze jedzone na koniec posiłku.

Jeśli nie popełniasz błędów żywieniowych, nie masz potrzeby czytania tej książki. Ale jeszcze trzeba wiedzieć, jakie błędy nam grożą.

Problem staje się naprawdę poważny dopiero wtedy, kiedy pacjent z rozbrajającą szczerością oznajmia: „Wie pan, panie doktorze, ja praktycznie niczego nie jadam!". I tu następuje litania rzekomych problemów z gruczołami, historia rodziny z nadwagą od wielu pokoleń, które wylicza się tak, jakby chciano mnie wystawić na próbę: czy rozwiążę ten problem nie do rozwiązania. Te dwa straszaki praktycznie nigdy nie mają podłoża ani fizjologicznego, ani genetycznego.

W badaniu krwi, które systematycznie zlecam, anomalie występują bardzo rzadko, i są one najczęściej łatwe do skorygowania jedynie poprzez zwykłą reorganizację sposobu żywienia według zasad chronoodżywiania.

Z drugiej strony, jeśli dobrze się przyjrzeć przodkom i krewnym, można wśród nich zauważyć tradycję popełniania przerażających błędów żywieniowych, z których trzeba będzie zdać sobie sprawę, słuchając moich wyjaśnień.

PIERWSZEŃSTWO DLA SYLWETKI

Twoje ciało można porównać do samochodu, którego ty jesteś kierowcą, a ja mechanikiem.

Lekarzowi morfożywieniowcowi nie będzie trudno ocenić, jak ktoś jada na podstawie oceny „karoserii", której kształty zdradzają przyzwyczajenia żywieniowe. Będzie on również potrzebował wyników badań laboratoryjnych, aby dowiedzieć się jak funkcjonuje jego „silnik".

- *Blacharz czy mechanik samochodowy*

Logika wiedzie do następującej konkluzji: pomiędzy dietetykiem a żywieniowcem występuje taka sama różnica, jak pomiędzy blacharzem, a mechanikiem samochodowym, ten drugi zajmuje się całym pojazdem, natomiast pierwszy interesuje się tylko karoserią.

Zbadanie karoserii oznacza po prostu staranne zmierzenie twojego **obwodu klatki piersiowej, obwodu talii i obwodu bioder**, te trzy wymiary pozwolą mi na określenie twojego morfotypu, który da mi szczegółowe informacje na temat tego, jak jadasz i jakie popełniasz błędy żywieniowe. Powtarzana przy każdej wizycie kontrolnej, ta nieomylna „ocena morfologiczna" pozwoli mi na bezlitosne ujawnienie wszystkich twoich błędów popełnionych pomiędzy dwoma konsultacjami.

Do sfinalizowania pracy morfożywieniowca potrzebne mi będzie również obowiązkowe badanie krwi, abym miał całościowy obraz sytuacji.

- *Należy bardziej przejmować się swoimi kształtami, niż wagą i bardziej stanem zdrowia, niż szczupłością*

Nie myśl, że problem wagi ciała niewiele mnie interesuje, należy jednak umieścić to zagadnienie na jego właściwym miejscu, to znaczy potraktować je jako jeden z licznych parametrów pomagających w określeniu nadmiaru lub niedoborów, gdyż waga odzwierciedla jedynie wahania ilościowe, a nie jakościowe.

Można więc zupełnie dobrze być „puszystym" i lekkim, albo szczupłym i ciężkim; obie sylwetki odpowiadają diametralnie odmiennym sposobom odżywiania się.

Istnieje 6 różnych parametrów, które pozwalają specjaliście od morfoodżywiania na indywidualne określenie dla każdej osoby codziennego harmonogramu posiłków, a następnie na czuwanie nad rozwojem i zmianami nawyków żywieniowych tego człowieka, aby pomóc mu w zharmonizowaniu swoich kształtów.

Ilości pożywienia zostaną określone bardzo precyzyjnie: nasze credo to ani za dużo, ani za mało. Jedz co trzeba i kiedy trzeba, bez nadmiaru, ale też bez niedoborów.

Następnie będziemy śledzić przede wszystkim twoją sylwetkę, a wagę potraktujemy drugoplanowo. Klasyczny błąd polegający jednie na kontrolowaniu wagi jest smutną konsekwencją stosowania dietetyki, która skoncentrowana na liczeniu kilogramów i kalorii, traktuje w ten sam sposób pokarmy bardzo różniące się od siebie jakościowo i tym samym zwiększa ryzyko powstawania niedoborów pewnych składników, co może spowodować wystąpienie depresji, osłabienia, wypadanie włosów, doprowadzić do złego wyglądu, obwisłej skóry. Powstrzymam się od wymienienia innych jeszcze mniej przyjemnych objawów!

O ileż logiczniejsze jest liczenie objętościowe i zachowywanie harmonii żywieniowej!

Prosta rzecz, jaką jest dostarczenie organizmowi potrzebnego pokarmu w momencie, kiedy go łaknie, pozwala mu na pozbycie się wszystkiego co zmagazynował w celu zapobieżenia brakom wywołanym popełnianymi błędami w odżywianiu.

W takiej sytuacji nasze ciało potrafi obronić się przed stresem – czy to spowodowanym urazami fizycznymi, zarazkami, czy też o podłożu psychologicznym.

- **Sylwetka „zły wygląd"**

Czytałeś już wcześniej, że istnieje zasadnicza różnica pomiędzy stawaniem się szczupłym a chudnięciem; to pierwsze polega na eliminowaniu zbędnego nadmiaru objętości i wagi, a drugie – powoduje utratę wagi oraz zarówno potrzebnej, jak i niepotrzebnej objętości.

Ileż to razy po zakończeniu ścisłej diety pytają nas znajomi, czy nie jesteśmy przypadkiem chorzy? Jest to logiczne skoro wiadomo, że choroba zmuszając organizm do sięgania do życiowych rezerw, powoduje przy okazji straszliwe zapadnięcie się i zwiotczenie twarzy oraz wszystkich mięśni, zanim zacznie zmniejszać się brzuch oraz pośladki.

Po przejściu ścisłej diety rezultat zazwyczaj jest ten sam, a przecież była ona prowadzona w celu zupełnie przeciwnym. Niezależnie od tego, czy była narzucona przez okoliczności czy dobrowolna, sylwetka będzie w końcowym efekcie identyczna – mniej lub bardziej wychudzona. Ten kiepski rezultat streszcza się w opisie morfotypu ascetycznego: chudo u góry, chudo pośrodku i chudo na dole.

- **Sylwetka „jabłko-sałatka-jogurt"**

Podobnie rozczarowująca będzie sylwetka otrzymana dzięki obniżaniu jakości pożywienia. Będzie bardziej pulchna niż ciężka, i bardziej rozbudowana w pośladkach, niż w ramionach. Stanowi ona charakterystyczną ilustrację stylu odżywiania „jabłko-sałatka-jogurt", i odpowiada morfotypowi Cheopsa: piersi wielkości groszków, gruba talia i olbrzymie pośladki.

Smutny uśmiech na moich ustach wywołała wypowiedź modnego speca od żywienia, który wydając wyrok na uczestniczkę programu telewizyjnego, stwierdził, że dlatego ma ona obfite kształty w okolicach pośladków, bo taką ją stworzyła natura!

Kobieta ta została bezlitośnie zaliczona do wybryków natury, tymczasem zadane przez nią pytanie miało głęboki sens: „Dlaczego, doktorze, mimo że straciłam sporo kilogramów po zaleconej przez pana diecie, nic nie zrzuciłam z bioder?".

A można by jej było dać inną odpowiedź, radząc, by po prostu przestała spożywać wyłącznie lekkie produkty w ciągle niespełnionej nadziei zmniejszenia objętości równocześnie z wagą.

Genetyka nie była w żadnym stopniu odpowiedzialna za kształty tej damy i każdy z moich uczniów powie, że zajadając się sałatkami albo produktami „light", nabywa się w bardzo krótkim czasie zarówno nieestetycznego, jak i źle umiejscowionego cellulitu. Warzywa zawierają dużo wody i soli mineralnych, ale bardzo mało składników odżywczych, potrzeba ich więc duże ilości, aby jedynie częściowo uciszyć ciągle niezaspokojony głód.

Konsekwencją tego jest również gromadzenie dużej ilości wody w komórkach tłuszczowych, które są uprzywilejowanymi odbiorcami jej nadmiaru. Widzę, że już wszystko staje się proste i zrozumiałe!

Jeśli zaś idzie o rzekome odchudzenie pokarmów, aby stały się „light": proces polega na dodaniu wody oraz alg do normalnego pożywienia; to nieudolne „wzbogacenie" służy jedynie temu, aby pokarm był mniej pożywny przy zachowaniu takiej samej objętości. W ten prosty sposób powracamy do poprzedniego problemu. Tym bardziej że zaleca się równocześnie picie dowolnych ilości napojów mało lub niewysoko zmineralizowanych, pomimo że groźne jest mieszanie takiej wody z przygotowywanymi pokarmami naturalnie wysoko mineralizowanymi lub słonymi.

Woda, mocno związana z tymi produktami przed ich wchłonięciem w żołądku, zostanie w rzeczywistości „zjedzona", a nie wypita. Nie zostanie szybko uwolniona do krwioobiegu, ale będzie powoli przesączała się do systemu limfatycznego, przyczyniając się do tworzenia cellulitu.

- *Umięśniona sylwetka bez wysiłku*

Wystarczy, że skorygujesz kilka poważnych błędów żywieniowych, a będziesz miał jędrne pośladki, płaski brzuch i muskularne ramiona bez jakiegokolwiek umartwiania się oraz dojdziesz bez większego wysiłku do wspaniałego morfotypu Galileusza, stanowiącego przykład doskonałej i harmonijnej sylwetki ludzkiej.

Pomagałem już odzyskać możliwe do przyjęcia kształty brzuchatym zjadaczkom jogurtów, pożeraczkom sałatek obdarzonym wielkimi pośladkami, pochłaniaczkom ciastek grubym jak wieże, a każda z nich była ofiarą przeróżnych wypaczeń żywieniowych, odpowiedzialnych za zniekształcenia w poszczególnych miejscach ciała.

Mówiłem już o płaskich brzuchach, o jędrnych pośladkach i umięśnionych ramionach i widzę, jak niektórzy z was bledną na samą myśl o rzuceniu się w wir uprawiania wszelkiego typu sportów wymagających wysiłku fizycznego i pochłaniających cenny czas.

Wcale nie! Pozostań wygodnie w fotelu i odpręż się, ponieważ nie ma potrzeby bycia zapalonym sportowcem aby doprowadzić swoje ciało do dobrego stanu. Wystarczy zharmonizować odżywianie i pamiętać, że pożywieniu mięsożercy odpowiada ciało mięsożercy, jeśli więc będziesz jadał jak pantera, będziesz panterą, a gdy będziesz jadał jak baran, będziesz baranem, obojętnie jaką przy tym będziesz wykazywać aktywność fizyczną.

Oczywiście, im więcej będziesz wykonywać ćwiczeń fizycznych, tym lepiej. Ciało, które jest w ruchu, jest znacznie mniej narażone na to, że stanie się pulchne. Zamiast mówić: „Pijmy i wydalajmy", lepiej zalecić wszystkim: „Ruszajmy się i wydalajmy".

Ale uwaga, ilość spożywanych pokarmów powinna zależeć od twojej aktywności fizycznej! Jeśli zużywasz dużo energii, to możesz jeść więcej, niż gdybyś nic nie spalał.

Bądź ostrożny i nie lekceważ rad, które ci będę dawał, abyś mógł zaadaptować sposób odżywiania do twojego sposobu życia, a nie na odwrót!

- *Na początek sprawdźmy stan twojego zdrowia próbką krwi*

Kiedy pacjent przychodzi do mnie na pierwszą konsultację, zawsze proszę o wykonanie badania krwi, aby sprawdzić, czy nie istnieją ewentualne nieprawidłowości w funkcjonowaniu jego organizmu.

Jeżeli zamierzasz podjąć samodzielne kroki, będzie o wiele rozsądniej poprosić twojego lekarza ogólnego o zlecenie ci takich samych badań, zanim zaczniesz wprowadzać zmiany w sposobie odżywiania.

Aby prawidłowo ocenić twój metabolizm związany z odżywianiem, przegląd ten powinien obejmować czynności różnych organów.

ORGANY	BADANIE BIOLOGICZNE
WĄTROBA	– Cholesterol – Triglicerydy – Gamma-glutamylo- transferaza (GGT)
TRZUSTKA WYDZIELANIE WEWNĘTRZNE	– Poziom cukru
TRZUSTKA WYDZIELANIE ZEWNĘTRZNE	– Alfa-amylaza
NERKI	– Kreatynina – Kwas moczowy
KREW	– Hemoglobina – Morfologia krwi – Ferrytyna
TARCZYCA	– T4
PRZYSADKA	– TSH
SZPIK KOSTNY	– Morfologia krwi

Każde odchylenie od normy wymaga uzupełnienia w miarę potrzeb tego ogólnego badania i może zmusić do wprowadzenia pewnych ograniczeń pokarmowych, tak jak to podaję na str. 45–46, albo wręcz przeciwnie, zwiększyć częstotliwość przyjmowania niektórych pokarmów w wypadku występowania niedoborów.

Duża część nieprawidłowych wyników jest jedynie skutkiem nadwagi. Poprawią się one wraz ze zniknięciem nadmiernej objętości i wagi ciała. W przypadku niedoborów, szczególnie anemii, wyniki poprawią się dzięki pokarmom wzbogaconym o elementy, których poprzednio brakowało w jadłospisie. Ale uwaga! Nie należy popaść w skłonność do nadmiernej kompensacji, gdyż spowoduje to efekt huśtawki w twojej równowadze biologicznej.

Wystarczy po prostu jeść normalnie, przestrzegając naszych zasad, a zarówno niedobór, jak i nadmiar znikną w sposób naturalny.

To szczegółowe rozpoznanie biologiczne pozwoli nam dowiedzieć się, czy możesz jadać tak jak wszyscy, czy też anomalie w funkcjonowaniu twoich organów zmuszą nas do ich leczenia i do zachowania pewnej ostrożności (na szczęście bardzo rzadko na stałe) w indywidualnym programie twego żywienia.

Chronoodżywianie bardzo pomaga lekarzowi prowadzącemu osoby dotknięte cukrzycą, wymagającą od samego początku leczenia insuliną, lecz jej nie zapobiega ani nie leczy. Inaczej jest w przypadku cukrzycy, która może być leczona tabletkami, gdyż pozwala na lepsze panowanie nad poziomem cukru – oczywiście jeśli osoba ta jest pod stałym nadzorem lekarskim.

W ten sam sposób zupełnie proste leczenie niedoczynności tarczycy pozwala osobom, które są nią dotknięte, wieść normalne życie i jadać tak jak wszyscy.

Jeszcze lepiej, i jest to wspaniała nowina dla wszystkich, którzy na to cierpią – mamy dowód dzięki pracom IREN-u, że genetycznie uwarunkowany nadmiar cholesterolu może być całkowicie opanowany dzięki chronoodżywianiu, pod warunkiem ścisłego przestrzegania reguł odżywiania.

Jeśli zaś idzie o cukrzycę i o nadmiar cholesterolu związane jedynie z nadwagą, mogą one, a wręcz powinny zniknąć, kiedy przestanie się popełniać mniej lub bardziej liczne błędy żywieniowe.

W konsekwencji będzie można osiągnąć prowadzenie idealnie zdrowego trybu życia bez restrykcji żywieniowych, oczywiście pod warunkiem przestrzegania nowo przyjętych zasad.

2.

Metoda Delabos

Będąc początkowo przedmiotem drwin, podobnie jak większość nowości wykraczających poza utarte ścieżki – nawet jeśli te ścieżki wiodły w ślepe zaułki – chronoodżywianie, czyli odżywianie się zgodne z rytmami natury, już od kilkunastu lat zdecydowanie dowodzi swojej skuteczności. Ponadto, jak już podkreślałem, najnowsze badania naukowe wykazały jego zalety przy leczeniu zaburzeń związanych z przemianą materii, szczególnie w przypadkach podwyższonego poziomu cholesterolu.

Nie powstrzymuje to jednak niektórych lekarzy, zaciekłych obrońców starych dogmatów i zastałego porządku, od traktowania mnie jak nędznego szarlatana zasługującego na publiczne spalenie na stosie, jak to zrobiono z biedną Joanną d'Arc.

Z tego powodu stało się sprawą absolutnie niezbędną, aby instytut badań naukowych nad żywnością pomógł mi w udowodnieniu wyników moich badań. I tak się stało, moja metoda jest obecnie potwierdzona przez wielu naukowców o bardzo zróżnicowanych horyzontach.

Zawdzięczam to inicjatywie profesora Jeana-Roberta Rapina, który bardzo szybko zainteresował się, a następnie pasjonował moimi odkryciami. Ten słynny naukowiec przestudiował zasady odżywiania wraz z sześcioma innymi klinicystami. Zasady te nie są wyłącznie adresowane do ludzi otyłych lub chorych, ale do każdego człowieka pragnącego cieszyć się dobrym zdrowiem i chcącego być w dobrej formie. Chciałbym w tym miejscu oddać hołd temu wybitnemu naukowcowi z dziedziny farmakologii; jego refleksje i praca zaowocowały potwierdzeniem skuteczności chronoodżywiania, którego jest od wielu lat zagorzałym zwolennikiem.

Do tego zespołu już w pierwszych latach jego istnienia dołączyli lekarze, farmaceuci i przedstawiciele innych zawodów związanych z ochroną zdrowia. Dla mnie jako odkrywcy odżywania zsynchronizowanego z rytmami biologicznymi, czyli chronoodżywiania, stało się rzeczą zupełnie naturalną opracowanie dla wszystkich ludzi metody naturalnego odżywiania, która byłaby logiczną kontynuacją chronoodżywiania, mającego za podstawę chronobiologię.

W ramach obserwacji klinicznych prowadzonych na ponad 30 000 pacjentów, chronoodżywianie stosowane było przede wszystkim w formie reorganizacji sposobu odżywiania u osób mających problemy z nadmierną chudością lub z otyłością. Bardzo szybko zdałem sobie sprawę, że dobrodziejstwa chronoodżywiania nie ograniczają się jedynie do wyżej wymienionych przypadków i że zapoznanie z nim jak największej ilości osób okaże się bardzo pożyteczne.

Nie będąc dietą, może być ono proponowane uczniom w ramach edukacji żywieniowej, sportowcom potrzebującym specjalnie przystosowanego dla nich odżywiania, ludziom cierpiącym na zaburzenia przemiany materii, modelkom dbającym o urodę, kobietom przygotowującym się do ciąży i ciężarnym, matkom karmiącym oraz osobom starszym w celu zapobiegania efektom starzenia się organizmu.

Pozostawało tylko określić reguły dla każdego szczególnego przypadku, nad czym obecnie pracujemy ku wygodzie i satysfakcji wszystkich zainteresowanych.

Całkowicie naturalne odżywianie, które jest logicznym wynikiem reorganizacji zgodnej z rytmami biologicznymi, będzie mogła stosować każda osoba pragnąca pozostać w równowadze fizycznej i psychicznej w ciągu całego swojego życia.

Ta książka jest przydatna dla każdego, niezależnie od wieku, płci, narodowości czy przekonań religijnych, gdyż właściwe odżywianie jest istotne dla każdego człowieka, a złe jest niebezpieczne dla wszystkich.

- *Powrót do zasad naszych przodków*

W przeciwieństwie do wszystkich wynalazków dietetycznych, chronoodżywianie dostosowane zostało do normalnego funkcjonowania ludzkiego organizmu, aby móc sprostać błędy żywieniowe.

Zamiast głowić się nad kolejnym systemem odżywiania, po prostu odnalazłem i zastosowałem odziedziczone po naszych przodkach zasady, które przez tysiące lat zapewniły przeżycie stworzeniom ludzkim, zaadaptowałem je jedynie do warunków współczesnej cywilizacji.

Oczywiście nie chodzi tu o odkrycie tajemnicy hipotetycznego wiecznego życia, ale o określenie odpowiednich warunków fizycznych naszych przodków, które pomogły im przetrwać czasami w bardzo trudnych warunkach.

Te idealne warunki fizyczne pozwalają skądinąd każdemu człowiekowi żyjącemu obecnie we względnym spokoju na znaczne przedłużenie długości życia.

Można zliczyć 200 metod zrzucenia wagi i schudnięcia, ale istnieje tylko jeden sposób prawidłowego odżywiania się, aby zachować szczupłe ciało i dobre zdrowie: to sposób, którego nasi przodkowie, aby przeżyć, przestrzegali instynktownie, podporządkowując się prawom natury, podobnie jak to robią dzisiaj dzikie zwierzęta.

- *Wybór nowej techniki*

Do chwili obecnej, aby schudnąć i utrzymać swoje ciało w dobrym zdrowiu, mogliśmy wybierać jedynie pomiędzy dwoma głównymi technikami, które służyły tylko i wyłącznie zrzucaniu wagi.

Dietetyka

Polega ona na stworzeniu sztucznego systemu odżywiania, rozmyślnie restrykcyjnego, aby zapewnić utratę wagi ciała, dzięki diecie ubogiej w kalorie.

Badania kliniczne (przede wszystkim kontrola wagi ciała) nie uwzględniają żadnej oceny objętości ciała, oprócz stosowanego czasami współczynnika talia/biodra.

Odżywianie kontrolowane

Ta metoda pozwala lepiej zdefiniować błędy w odżywianiu, które należy skorygować, lecz posiada dwie główne niedoskonałości:
- W owej technice wywiad góruje nad badaniem klinicznym, które zawiera oprócz ważenia pacjenta, również pomiary proporcji między obwodem klatki piersiowej/obwodem talii/obwodem bioder.
Opiera się ona na zaawansowanej ocenie przeszłych doświadczeń pacjenta, uzyskanych z wywiadu żywieniowego, który zaleca mu się robić za pomocą wypełnianej samodzielnie codziennej tabelki. Ale pacjent, jako osoba zadająca pytanie samemu sobie, napisze i powie co tylko będzie chciał, najczęściej zabarwiając wynik końcowy swoim subiektywizmem.
- Inna, jeszcze ważniejsza niedogodność, to brak chronologii w rozłożeniu jakości i ilości spożywanych codziennie pokarmów.

Chrono- i morfoodżywianie

Ta trzecia droga, droga chronoodżywiania, którą opracowałem począwszy od 1996 r., pozwala każdemu człowiekowi (mężczyźnie, kobiecie, dziecku lub osobie starszej) odzyskać idealnie zrównoważoną sylwetkę, czy to poprzez zeszczuplenie w przypadku osoby otyłej czy też przez dodanie objętości osobie zbyt szczupłej.

W tym wypadku powinienem równocześnie mieć możliwość precyzyjnej oceny jakości odżywiania się pacjenta i to z zastosowaniem innych metod niż bardzo subiektywny wywiad, tak, bym mógł śledzić, bez ryzyka popełnienia błędu czy pomyłki, ewolucję sylwetki.

Dopracowałem więc w 1998 r. morfoodżywianie, które pomaga zwizualizować za pomocą bardzo prostej figury początkowy stan sylwetki, a następnie skrupulatnie śledzić postępowanie każdego pacjenta i zauważać jego ewentualne błędy, nawet te najmniejsze.

Jego podstawowym narzędziem są pomiary morfologiczne, które tłumaczy się poprzez morfotyp. Badanie kliniczne góruje nad wywiadem, a prostowanie błędów żywieniowych opiera się bardziej na nieprawidłowościach w objętości i wymiarach ciała niż na wadze.

Jak już wyjaśniałem, ta słynna waga, o której mówią dietetycy do znudzenia, stanowi tylko nikłą część zmiennych czynników, które należy wziąć pod uwagę. **Parametrami tymi są: obwód klatki piersiowej, talii, bioder, waga;** do nich należy dołożyć u dorosłych osób stałe parametry, jak **wzrost i szerokość nadgarstka**, a u dzieci parametr czasowy, czyli **szybkość wzrostu**, parametr, który góruje nad wszystkimi innymi czynnikami.

Metoda ta pozwala podczas każdej konsultacji bardzo obiektywnie ocenić sposób, w jaki pacjent zaadaptował się do swojej reedukacji żywieniowej i wykryć ewentualne błędy, które popełnia.

OCENA MORFOLOGICZNA

Jest to prawdziwy skarb pozwalający na śledzenie ewolucji ciała ku szczupłości. Dzięki wykresowi morfotypu ocenia się wszystkie błędy, które zostały popełnione przed przyjściem na konsultację, a następnie, za pomocą dalszych morfotypów, inne błędy w odżywianiu się, jakie były popełniane pomiędzy dwoma kolejnymi pomiarami. Morfotyp, będący precyzyjnym odzwierciedleniem badania klinicznego, przedstawiony za pomocą wykresu na kartce w kratkę (został opracowany przeze mnie w 1998 r.), pozwala na obiektywną ocenę przyzwyczajeń żywieniowych – dobrych lub złych – u każdego człowieka.

Schemat ów, bardzo prosty i łatwy do wyrysowania, jeśli się wie jak prawidłowo określić wszystkie parametry, bezlitośnie obnaży błędy, które pacjent mógł popełnić przed przyjściem na konsultację z lekarzem. Te popełniane od poprzedniego badania i wszystkie te, które miały miejsce pomiędzy dwoma kolejnymi pomiarami.

Pozostawiam oczywiście pełną znajomość tej techniki, której protokół złożyłem w INPI[1], wszystkim słuchaczom moich wykładów na Uniwersytecie Burgundzkim, jak również lekarzom i pracownikom służby zdrowia, którzy uczestniczą w prowadzonych przeze mnie podyplomowych kursach i asystują w moich konsultacjach chrono- i morfoodżywiania.

W odniesieniu do każdej osoby przychodzącej do nas na konsultację, nasze zadanie jest podwójne:
– odbudować architekturę ciała, nadając każdemu zadowalające kształty,

---

[1] Institut National de la Propriété Industrielle – (Narodowy Instytut Własności Przemysłowej), czyli francuski Urząd Patentowy.

– poprawić równocześnie funkcjonowanie organów wewnętrznych, aby dojść do stanu równowagi psychicznej i fizycznej, najbardziej stabilnej z możliwych.

Powiedziano mi raz w formie komplementu, że jesteśmy architektami ciała. To bardzo miły wyraz hołdu złożony naszej wiedzy o morfoodżywianiu, czyli odżywianiu mającemu za cel ulepszenie morfologii ciała.

• *Parametry oceny morfologicznej*

Ocena morfologiczna składa się z sześciu parametrów:

– **waga**
– **obwód klatki piersiowej**
– **obwód w pasie (talii)**
– **obwód bioder**
– **szerokość nadgarstka**
– **wzrost**

Szerokość nadgarstka i wzrost pozwalają na określenie wagi idealnej i na zdefiniowanie idealnego morfotypu, przedstawianego przez dwa nałożone na siebie prostokąty, których krótsze boki reprezentują, licząc od góry: obwód klatki piersiowej, obwód talii i obwód bioder.

Na schematach zamieszczonych na stronie 48 podaję przykładową ocenę sylwetki, kiedy przestrzega się zasad chronoodżywiania. Każda tak wykreślona sylwetka pokazuje obiektywne i precyzyjne śledzenie programu. I tak, sylwetka nr 3 pokazuje, że jej właściciel, być może za bardzo chcący dojść do sylwetki doskonałej, nie jadł wystarczająco dużo mięsa!

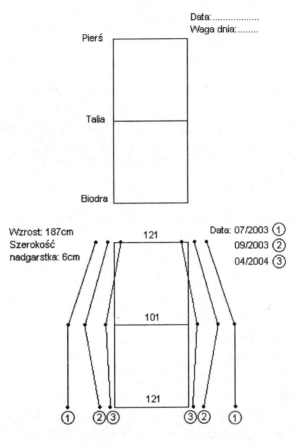

Jest przecież rzeczą zupełnie oczywistą, że na przykład Turek o nadgarstkach masywnych jak bochny chleba będzie o wiele cięższy od Indonezyjczyka tego samego wzrostu, lecz obdarzonego nadgarstkami smukłymi jak flety!

Należy więc uwzględniać naturalną morfologię ciała bez starania się o to, aby wszyscy ważyli tyle samo, co unaoczniają bardzo przejrzyście nasze parametry wyliczonych morfotypów osobistych.

Niech każdy pozostanie sobą. Zachowując własną morfologię i nie mając obsesji na punkcie wagi, skupia się bardziej na swoich **kształtach**.

Morfotyp wykonany na podstawie pomiarów twojej sylwetki wskaże, jakie masz przyzwyczajenia żywieniowe dzięki mniej lub bardziej zaakcentowanym różnicom w stosunku do morfotypu wyliczonego.

Nie zapominaj nigdy, że każdy patrzy na to, jak jesteś zbudowany, a nie na to, ile ważysz: **na twoim czole nie ma zapisanych kilogramów, ale za to na ciele widoczne są... centymetry.**

• *Metodologia*

To właśnie kryteria morfologiczne, a nie waga pozwolą morfożywieniowcowi zdefiniować błędy żywieniowe popełnione przez pacjenta, **bez uciekania się do wywiadu lekarskiego.** Pomogą mu one podczas kolejnych badań ocenić postępy w korygowaniu błędów **dzięki klinicznej ocenie morfologicznej.**

Wyszczególniłem już zmienne kryteria morfologiczne (obwód klatki piersiowej, obwód talii, obwód bioder) oraz kryteria morfologiczne, które są stałe u dorosłego człowieka (szerokość nadgarstka, wzrost). Trzeba tutaj podkreślić, że chociaż u dzieci wzrost należy zaliczyć do kryteriów zmiennych, to jednak nie powinno się brać pod uwagę, jako kryterium zmiennego zjawiska kurczenia się sylwetki pod wpływem procesów starzenia się.

Tak więc to sylwetka, a nie waga, pozwoli na początkową ocenę błędów w odżywianiu, a jej stopniowe zmiany pokażą z całym obiektywizmem, w jakim zakresie pacjent stosuje się do rad żywieniowca.

Początkowe badanie kliniczne musi być obowiązkowo uzupełnione badaniem próbki krwi w celu wykluczenia przyczynowego czynnika genetycznego lub czynnika potęgującego anomalie morfologiczne, którymi najczęściej są:

- cukrzyca,
- wysoki poziom cholesterolu,
- niedoczynność tarczycy,
- niedoczynność przysadki.

I to jedynie w razie wykrycia któregoś z nich należy zastosować pewne restrykcje pokarmowe, które będą wprowadzone na stałe, jeśli ten czynnik jest przyczyną, lub wprowadzone na pewien czas – jeśli tylko pogłębia te nieprawidłowości. W tym przypadku jedynie lekarz może przepisać właściwe leczenie. Idealnie byłoby oczywiście, gdyby znał on naszą metodę, ale niezależnie od wszystkiego poradzenie się swojego lekarza prowadzącego będzie zawsze rozsądnym zabezpieczeniem (patrz rozdział 7 „Zaburzenia przemiany materii" str. 211).

• *Dokonywanie pomiarów*

Wystarczy jedno uważne spojrzenie doświadczonego morfożywieniowca na twarz pacjenta, aby określić z zegarmistrzowską precyzją (jak sądzą niektórzy) jego główne zwyczaje żywieniowe, a szczególnie popełniane błędy w odżywianiu.

Zbyt zaokrąglone lub zbyt zapadnięte policzki, oczy zagłębione lub uwypuklone, kości policzkowe płaskie lub zaakcentowane, twarz wychudzona lub pucołowata, kolor i jakość skóry, pozwolą na oszacowanie od pierwszego wejrzenia schematu żywieniowego badanej osoby.

Oczywiście trzeba będzie uzupełnić tę ocenę, wykonując pomiary ciała przez jak najcieńsze ubranie.

Badanie jest bardzo szybkie, twarz i ręce pozwolą na oszacowanie jakości tkanki skóry, i na stwierdzenie występowania nadmiaru lub braku podskórnych rezerw tłuszczowych.

Twoje obecne kształty

- **Obwód klatki piersiowej**

Należy mierzyć obwód klatki piersiowej przykładając centymetr krawiecki na wysokości sutków, biustonosze noszone przez kobiety pozwalają na otrzymanie stałego kryterium, niezależnie od naturalnego kształtu piersi.

- **Obwód talii**

Talię mierzymy w jej najwęższym miejscu i nie wciągamy przy tym brzucha, a nie na wysokości pępka, którego umiejscowienie jest różne u różnych ludzi.

- **Obwód bioder**

Biodra mierzy się w najszerszym miejscu pośladków.

Uwaga! Centymetr podczas każdego pomiaru powinien być ułożony dokładnie w poziomie, w przeciwnym razie można otrzymać poważne różnice, które zafałszują ocenę zmian w sylwetce pomiędzy kontrolami. Zaleca się niewykonywanie pomiarów samemu, każda dobra krawcowa powie, że jest to najlepszy sposób, aby skroić źle leżącą sukienkę.

Ostatnia ważna rzecz: nie należy zaciskać centymetra, lecz położyć go na skórze, opierając się pokusie otrzymania zbyt pocieszającego czy zachęcającego rezultatu. To oczywiście uniemożliwiłoby jakąkolwiek prawidłową kontrolę nad posiłkami i na dłuższą metę doprowadziłoby do wielkich rozczarowań.

- **Szerokość nadgarstka**

Przy pierwszym badaniu dołącza się pomiar szerokości nadgarstka. W rzeczywistości nadgarstek ma przekrój owalny (nie możemy więc zmierzyć jego obwodu i następnie podzielić wyniku przez liczbę π)

i anatomicznie posiada swoją szerokość i grubość. I to właśnie na jego szerokości, mierzonej na końcu kości promieniowej i łokciowej, dwóch kości uwydatniających się na zewnątrz i wewnątrz nadgarstka, opieramy się przy pomiarze tego parametru; najlepiej jest wykonywać pomiar lewej ręki u człowieka praworęcznego i prawej u leworęcznego.

Do tego celu niezbędne jest użycie suwmiarki (patrz rys. poniżej), aby otrzymać precyzyjny wynik, gdyż 1 mm szerokości nadgarstka odpowiada różnicy 400 g wagi i 0,4 cm w wymiarach sylwetki. To niezbędne narzędzie pomiarowe można znaleźć w każdym szanującym się sklepie z narzędziami do majsterkowania, nie trzeba go nawet kupować ani kraść, można go po prostu użyć na miejscu!

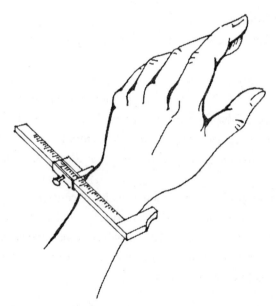

Kiedy stosuje się naszą metodę samemu, najlepiej jest ważyć się o tej samej porze dnia, w tym samym ubraniu. Idealnie byłoby robić to raz na tydzień, tego samego dnia tygodnia, zaraz po wstaniu z łóżka, nago, po oddaniu moczu i przed śniadaniem.

Jak już zaznaczałem, nie jest wskazane mierzenie się samemu, gdyż bywa to źródłem błędów powodowanych niemożliwością prawidłowego umiejscowienia centymetra krawieckiego, lepiej zlecić tę czynność komuś drugiemu.

Na tej podstawie będziemy mogli przygotować szczegółową technikę oceny twojego ciała. Dzięki temu będzie można określić:
- na osiągnięcie jakich kształtów ciała możesz liczyć;
- jaka jest twoja początkowa sylwetka i jakie są różnice pomiędzy nią, a „pożądaną sylwetką", możliwą do uzyskania dzięki chronoodżywianiu;
- i przede wszystkim, jakie błędy żywieniowe popełniasz, których w miarę możliwości trzeba się będzie pozbyć.

Twoje pożądane kształty

Zdefiniowaliśmy już 6 parametrów u dorosłego człowieka:
- 4 zmienne: obwód klatki piersiowej, obwód talii, obwód bioder, waga;
- 2 stałe: wzrost, szerokość nadgarstka.

Są to parametry określające sylwetkę w zależności od odchyleń od wartości wzorcowych, jakie służą za bazę wyliczeń i które można zobaczyć w tabeli *Wartości wzorcowe* (patrz **str. 54**).

Proszę zanotować, że 10 kg różnicy pomiędzy mężczyzną a kobietą odpowiada 10 centymetrom wzrostu więcej, przeciętna sylwetka męska jest o wiele masywniejsza niż damska, w obydwu przypadkach przy średniej grubości kośćca.

W kolumnach KOBIETA i MĘŻCZYZNA każda z wartości wzorcowych będzie się zmieniać w zależności od wzrostu osobnika.

WARTOŚCI WZORCOWE służące za bazę do wyliczeń				
Parametry	KOBIETA	twoje wymiary	MĘŻCZYZNA	twoje wymiary
Wzrost	170 cm		170 cm	
Szerokość nadgarstka	6 cm		7 cm	
Waga	60 kg		70 kg	
Obwód piersi	100 cm		100 cm	
Obwód talii	70 cm		80 cm	
Obwód bioder	100 cm		100 cm	

Będzie więc można określić dokładny rodzaj sylwetki w stosunku do wzrostu każdego człowieka.

Jednakże dla danego wzrostu objętość kośćca może być inna, w zależności od płci i osoby, co stwierdziliśmy mierząc szerokość nadgarstka u wielu różnych osób.

Każdemu centymetrowi różnicy odpowiada różnica rozmiaru w pasie. Wiedząc, że jeden rozmiar ubrań w pasie to 4 cm, możemy zdefiniować różnorodność typowych sylwetek dla typowej wagi: każda zmiana o 1 jednostkę w nadgarstku będzie powodowała zmianę o 4 jednostki innych parametrów wagi i objętości.

Aby określić, jaka jest pożądana dla ciebie waga i sylwetka, należy postępować dwuetapowo:
1. Najpierw należy zdefiniować twoją sylwetkę i wagę „odniesienia" w zależności od twojego wzrostu i wzrostu przykładowego osobnika branego jako podstawa do obliczeń.

W tym celu proszę wypełnić tabelę nr 1 (**str. 55–56**) odpowiadającą twojej płci. Uwaga, wyniki otrzymane w tabeli nr 1 nie opisują twoich pożądanych wymiarów: jest to tylko parametr nazywany **twoimi zmiennymi do obliczeń względem twojego wzrostu**, dzięki któremu będzie można później określić twoje pożądane wymiary.

2. Przenieś twoje zmienne do obliczeń w pierwszej kolumnie tabeli nr 2 (**str. 55–56**) odpowiadającej twojej płci, tak jak to jest wyszczególnione.

Następnie nie pozostaje nic więcej, jak obliczenie pożądanych wartości względem twojego wzrostu oraz grubości kości (szerokość twojego nadgarstka). Są to twoje dane osobiste, ponieważ uwzględniają równocześnie wzrost oraz szerokość nadgarstka. Pozwolą ci one zrozumieć, jakich modyfikacji w twoim odżywianiu należałoby dokonać, aby przywrócić równowagę w organizmie.

TABELA Nr 1	KOBIETA	
PARAMETRY	BAZA DO OBLICZEŃ	TWOJE ZMIENNE DO OBLICZEŃ WZGLĘDEM TWOJEGO WZROSTU
Wzrost	170	H = twój wzrost X = H - 170 =
Szerokość nadgarstka	6	P(c) = 6 + (X : 10) =
Obwód piersi	100	TP(c) = 100 + (X) =
Obwód talii	70	TT(c) = 70 + (X) =
Obwód bioder	100	TH(c) = 100 + (X) =
Waga	60	Pds(c) = 60 + (X) =

TABELA Nr 2	KOBIETA	
PARAMETRY	Proszę wpisać tu twoje zmienne do obliczeń względem twojego wzrostu (otrzymane w tabeli nr 1)	TWOJE POŻĄDANE WYMIARY względem twojego wzrostu i grubości kości
Wzrost		H (twój wzrost) =
Szerokość nadgarstka	P(c) =	Proszę obliczyć zmienną nadgarstka Z : P (szerokość twojego nadgarstka) = Y = P - P(c) = Z = Y x 4 =
Obwód piersi	TP(c) =	TPS = TP(c) + (Z) =
Obwód talii	TT(c) =	TTS = TT(c) + (Z) =
Obwód bioder	TH(c) =	THS = TH(c) + (Z) =
Waga	Pds(c) =	PdsS = Pds(c) + (Z) =

TABELA Nr 1   MĘŻCZYZNA

PARAMETRY	BAZA DO OBLICZEŃ	TWOJE ZMIENNE DO OBLICZEŃ WZGLĘDEM TWOJEGO WZROSTU
Wzrost	170	H = twój wzrost X = H - 170 =
Szerokość nadgarstka	7	P(c) = 7 + (X : 10) =
Obwód piersi	100	TP(c) = 100 + (X) =
Obwód talii	80	TT(c) = 80 + (X) =
Obwód bioder	100	TH(c) = 100 + (X) =
Waga	70	Pds(c) = 70 + (X) =

TABELA Nr 2   MĘŻCZYZNA

PARAMETRY	Proszę wpisać tu twoje zmienne do obliczeń względem twojego wzrostu (otrzymane w tabeli nr 1)	TWOJE POŻĄDANE WYMIARY względem twojego wzrostu i grubości kości
Wzrost		H (twój wzrost) =
Szerokość nadgarstka	P(c) =	Proszę obliczyć zmienną nadgarstka Z : P (szerokość twojego nadgarstka) = Y = P - P(c) = Z = Y x 4 =
Obwód piersi	TP(c) =	TPS = TP(c) + (Z) =
Obwód talii	TT(c) =	TTS = TT(c) + (Z) =
Obwód bioder	TH(c) =	THS = TH(c) + (Z) =
Waga	Pds(c) =	PdsS = Pds(c) + (Z) =

W ten sposób możesz dokładnie określić sylwetkę i wagę, która nagrodzi wysiłek włożony w przestrzeganie zasad chronoodżywiania.

Należy w tym celu skrupulatnie nanieść na wykres twój wymierzony morfotyp i porównać go z morfotypem wyliczonym.

Następnie można porównać swój wykres ze schematami rodzin morfotypów – aby odnaleźć z mniejszym lub większym zadowoleniem, w zależności od ilości błędów, jakie popełniasz – ten, do którego najbardziej się zbliżasz.

Wiem, że dla niektórych z was uświadomienie sobie tego może być przykre. Ale nie martw się, nawet jeśli twoja obecna sylwetka nie jest taka, jaką chciałbyś mieć, możesz nad nią zapanować, jeśli tylko będziesz ściśle przestrzegać moich rad.

Powtarzam jeszcze raz: absolutnie niezbędne jest uzupełnienie podsumowania klinicznego badaniem biologicznym krwi, które pozwoli ocenić stan wszystkich organów związanych mniej lub bardziej z odżywianiem. Jeżeli chcesz bezpiecznie zapanować nad sposobem odżywiania, musisz bezwzględnie wziąć pod uwagę wszystkie szczegóły przemiany materii twojego organizmu, a można je poznać tylko dzięki dokładnej analizie biologicznej po pobraniu próbki krwi. Ponadto śledzenie ewolucji w bilansie biologicznym pozwoli na bezapelacyjne potwierdzenie tego, czy w czasie między dwoma kontrolami prowadziłeś się dobrze czy źle.

Twoje kształty zależą od tego, jakie masz nawyki:
„Powiedz mi, jak jadasz, a powiem, jak jesteś zbudowany!", co tłumaczy się na język morfoodżywiania następująco: „Pokaż mi twoje kształty, a powiem ci, jak jadasz!".

Każdy schemat odżywiania odpowiada sylwetce, którą można bardzo łatwo opisać, biorąc pod uwagę nadmiar bądź niedobór takiego czy innego pokarmu.

- *Określanie twojego morfotypu*

Każdemu syndromowi wyrażającemu bardzo dokładnie zwyczaje żywieniowe odpowiada jeden morfotyp. Możemy określić 5 głównych morfotypów powiązanych z pięcioma syndromami:

- **morfotyp klepsydra**
- **morfotyp Cheopsa**
- **morfotyp zakonny**
- **morfotyp Schwarzy**
- **morfotyp pień drzewa**

> **Co oznacza słowo syndrom?**
>
> Jest to zespół czynników prowadzących do danej sytuacji. Można wskazać na przykład na występujące w medycynie syndromy: alergiczny, zakaźny, skurczowy, zapalny.
>
> Z każdym z pięciu syndromów klinicznych wiążą się bardzo ściśle nawyki żywieniowe, których zmodyfikowanie pociągnie za sobą zmiany w sylwetce, co oznacza, że morfożywieniowiec, jeżeli oczywiście będziesz go słuchać, pomoże ci odzyskać sylwetkę dokładnie odpowiadającą morfologicznym kryteriom twojego wzrostu i budowy twojego szkieletu.
>
> Kiedy przestaniesz nadużywać pewnych pokarmów, twoje ciało przestanie je magazynować. Jeszcze lepiej, zupełnie instynktownie i zanim zdasz sobie z tego sprawę, twój organizm sam z siebie skoryguje te nadużycia, pozbywając się tego, co dotychczas nagromadził. Wystarczy, że powrócisz do zrównoważonego odżywiania się, aby twoje ciało odzyskało harmonijne kształty.

Morfotyp klepsydra

Jego definicja jest zarówno prosta, jak i łatwa do zapamiętania: wszystko w pośladkach, wszystko w piersiach i nic w talii.

Odpowiada on odżywianiu składającemu się głównie z cukru i owoców. Dostarczanie dużych ilości glukozy i fruktozy dodaje biustowi utraconej przez piersi objętości. Ale uwaga, biust zbyt duży i źle podtrzymywany szybciej się starzeje, ponadto istnieje większe ryzyko, że będzie przedwcześnie obwisły, gdyż nie należy mylić obwodu biustonosza z głębokością jego miseczek.

Jeden i drugi wymiar nie jest wcale związany z tymi samymi pokarmami: w mięśniach klatki piersiowej gromadzą się proteiny, czyli białka, a w biuście – cukry.

Uwaga, osoby jedzące zbyt tłusto mogą wpaść w pułapkę, gdyż zapasy odkładają się na plecach i zbyt mała ilość białek może zgromadzić się w mięśniach klatki piersiowej. W tym przypadku sylwetka będzie masywna, z grubymi plecami, gdy tymczasem w dwóch pozostałych będzie ona elegancka i ładnie zaokrąglona.

Morfotyp Cheopsa

To sylwetka piramidy: wszystko jest na dole i nic nie ma powyżej.

Jest ona rezultatem przesadnie wegetariańskiego odżywiania, którego skrajną postacią jest weganizm.

Chudość klatki piersiowej wynika z braku protein zwierzęcych i będzie do tego braku proporcjonalna.

Morfotyp zakonny

Jest to sylwetka w formie beczki: duży brzuch, cienkie nogi i szczupłe ramiona.

Nasi mnisi nie są pulchni z powodu zbyt dużego łakomstwa... w rzeczywistości pożywienie w klasztorach jest zbyt bogate w skrobię i produkty mączne; hodowanie bydła nie było tam praktykowane z powodu braku środków i miejsca.

Morfotyp Schwarzy

Odwrócona piramida. Jest to sylwetka ludzi, którzy jedzą dużo białek. Są atletyczni i czasami kanciaści. Masywny tułów jak u słynnego Schwarzeneggera kontrastuje ze szczupłą talią i wąskimi biodrami, a całość przypomina odwróconą piramidę.

Morfotyp pień drzewa

Jest to najbardziej masywna sylwetka. Związana jest z licznymi nadmiarami. Jest sylwetką tych, którzy jedzą wszystko, w dużych ilościach i naraz.

- *Uwagi praktyczne*

Ujmując rzecz krótko:
- zbyt dużo jarzyn daje za duże biodra i uda,
- zbyt dużo cukru daje za duże piersi i pośladki,
- zbyt dużo skrobi i produktów mącznych daje za duży brzuch,
- dużo mięsa daje szeroką klatkę piersiową,
- zbyt duża ilość ciastek łączących w sobie mąkę, cukier i tłuszcze daje duży brzuch i piersi.

Podjadanie pomiędzy posiłkami da, w zależności od tego, co podjadamy: większy brzuch, biodra, piersi... albo wszystkie te rzeczy naraz.

Połączenie tłustych dań ze zbyt słodkimi deserami będzie powodem tworzenia się za dużych piersi, za grubej talii i zbyt obfitych bioder (brzucha), co razem objawia się, nazywanym przeze mnie żartobliwie, syndromem antylo-normandzkim albo kapusta-wędliny-mięso--drożdżowe ciasto z bakaliami, odpowiedzialnym za morfotyp pień drzewa! Jest to najgorsza sylwetka ze wszystkich, gdyż istnieje ryzyko, że w późniejszym wieku będą towarzyszyły jej odchylenia biologiczne związane z otyłością: cukrzyca i podwyższony poziom cholesterolu we krwi.

W przeciwieństwie do tego unikanie mięsa da sylwetkę wychudzoną, a ceną za wegetarianizm będzie anemia, przejawiająca się ogólnym zmęczeniem, wypadaniem włosów, zadyszką, złym nastrojem, brakiem pewności siebie, czy nawet przewlekłą depresją oraz ciągle nawracającymi nieżytami nosa i gardła u dzieci.

Dzięki mojej metodzie chronoodżywiania, zgodnego z zegarem biologicznym, każdy z nas będzie mógł stopniowo powrócić do normalnego odżywiania się, przestrzegając ilości, proporcji i połączeń poszczególnych pokarmów określonych przez morfożywieniowca, czyli żywieniowca zajmującego się więcej kształtami ciała niż jego wagą. Prosty fakt odnalezienia równowagi pokarmowej pozwoli na skorygowanie bez cierpień występujących dotąd zaburzeń funkcjonowania organizmu.

Opierając się na tych podstawowych pojęciach, żywieniowcy i badacze z instytutu IREN określili kryteria odżywiania i oceny morfologicznej, pomocne twojemu organizmowi w uzyskaniu równowagi metabolicznej.

ZASADY CHRONOODŻYWIANIA®

- *Czym jest chronoodżywianie*

Chronoodżywianie jest sztuką i sposobem spożywania różnorodnych pokarmów o takiej porze dnia, kiedy będą one najbardziej użyteczne i całkowicie zużyte, aby zaspokoić codzienne zapotrzebowanie organizmu na energię, bez magazynowania dającego niechciane krągłości.

Chodzi więc o to, aby w rozsądny sposób rozłożyć pokarmy i ich proporcje w zależności od pory dnia, w której będą przyjmowane, od twojej aktywności, wzrostu i wielkości apetytu.

Chronoodżywianie (lub żywienie zgodne z rytmami natury) powinno dawać pierwszeństwo **instynktowi**, co wyklucza wszystkie anomalie schematu odżywiania, obojętnie czy byłyby one spowodowane umyślnie czy nie.

Chronoodżywianie ocenia się w kategorii **jakości** oraz **ilości**, które zależą od trzech głównych parametrów – **morfologii, środowiska, aktywności** – do czego dorzucić należy jeszcze pojęcie **rozwoju** i **starzenia się**.

- *Instynkt*

Chodzi o wsłuchiwanie się we własny apetyt i nieuleganie pokusom, co sprawi, że będziemy mogli zaspokoić głód nie wedle zachcianek, lecz według potrzeb.

Najbardziej oczywistym zwierzęcym modelem odżywiania jest zachowanie niedźwiedzi grizzli, które w zależności od pory roku zmieniają i urozmaicają swoje pożywienie, przewidując przyszłe potrzeby.

Aktualnym problemem człowieka jest przejście z pozycji mięsożercy-owocożercy w kierunku wszystkożercy z przewagą wegetarianizmu. Ta głęboka zmiana, związana z pojawieniem się upraw roślin, była początkowo środkiem przeciwdziałania klęskom głodu. Ale zamiast zniknąć razem z oddaleniem widma głodu, została niezręcznie przekształcona w ciągu ostatnich dziesięcioleci w środek walki z otyłością.

W istocie ewolucja życia społecznego skomplikowała w przeciągu stuleci procesy kierujące naturalnym poczuciem głodu. Cywilizacja zmusza nas do pewnych zachowań, dochodzą do tego przeróżne zachcianki, niestety coraz łatwiejsze do zaspokojenia dzięki szerokiemu dostępowi do bardzo zróżnicowanych pokarmów.

Istota ludzka, będąca mniej lub bardziej świadomą ofiarą cywilizacji niosącej wiele wynaturzeń, wypracowała sobie system odżywiania odpowiadający bardziej smakom niż potrzebom, odrzucając w ten sposób naturalny i instynktowny program odżywiania.

- *Jakość*

Wyraża się ona poprzez skład i naturę pokarmów, co tworzy pojęcie połączenia pomiędzy białkami, tłuszczami i węglowodanami, których nieskończona wręcz różnorodność pozwala odczuwać wrażenie dobrego smaku lub niesmaku.

To właśnie zmiany aktywności fizycznej w ciągu dnia powinny instynktownie pociągnąć za sobą modyfikacje tych połączeń. Niestety, w naszym współczesnym społeczeństwie zobowiązania społeczne i zawodowe przeciwstawiają się temu instynktowi i prowadzą do popełniania mniej lub bardziej poważnych błędów żywieniowych.

- *Ilość*

Powinna ona, podobnie jak jakość, odpowiadać bardzo dokładnie prowadzonej w ciągu dnia aktywności fizycznej. Trzeba więc, by ilość zwiększała się wraz z wydatkowaną energią, ale też powinna być brana pod uwagę przed podjęciem wysiłku i w czasie jego trwania, lecz nigdy po jego zakończeniu.

Przy takiej samej aktywności fizycznej ilość pożywienia będzie zależała od wielu czynników zależnych od morfologii człowieka i środowiska (regionu, szerokości geograficznej, komfortu), w którym on żyje.

- *Środowisko*

To właśnie ono, jak się nam wydaje, sprawia żywieniowcom najwięcej problemów, gdyż zawiera nieskończoną mnogość parametrów: wymieniłem już wcześniej szerokość geograficzną, region i komfort, dzielą się one jeszcze na wiele podczynników występujących w różnych konfiguracjach.

I właśnie tutaj przydałoby się uprościć sprawę, starając się wywołać instynkt jedzenia, który będzie odwoływał się do naturalnego łaknienia, a nie do zachcianek.

- *Morfologia*

Określana jest w zależności od parametrów objętości i wzrostu, które są rozstrzygające, zarówno jeśli idzie o określenie błędów żywieniowych, jak i o ich korygowanie.

Jest ona schematycznym odnośnikiem dla każdej badanej osoby. Pozwala na określenie, czy potrzebne jest korygowanie istniejących nieprawidłowości, a jeśli tak, to jakich w tym przypadku zmian jakościowych oraz ilościowych należałoby dokonać, aby odzyskać idealną równowagę funkcjonowania organizmu.

- *Aktywność*

Określenie jej intensywności i czasu pozwoli na zdefiniowanie potrzeb odżywczych.

Natura tej aktywności: fizyczna lub intelektualna wyznaczy jakość potrzebnych pokarmów.

- *Proces rośnięcia*

Zwiększa on zapotrzebowanie na pożywienie i modyfikuje jego proporcje jakościowe, aby pozwolić na funkcjonowanie procesów anabolicznych (rekonstrukcję komórek).

Powoduje, iż należy brać pod uwagę stosunek wagi do wzrostu, a nie oba te czynniki oddzielnie. W rzeczywistości dyskretne zwiększenie wagi ciała przy równoczesnym sporym wzroście będzie równoznaczne z zeszczupleniem.

Czynnik wzrostu jest więc kluczowym parametrem, do którego dochodzą wszystkie inne, synteza całości pozwoli na zharmonizowanie kształtów ciała i unormowanie wyników badania krwi.

- *Starzenie się*

Jest to nieuchronny proces, który można jednak zwolnić lub nawet zatrzymać poprzez stopniową zmianę sposobu odżywiania, pozwalającemu na przeciwstawienie się procesom katabolicznym (rozkładowi komórek).

W tym celu trzeba zwiększyć ilość dostarczanych białek oraz tłuszczów, aby organizm nie wyczerpał się, sięgając do rezerw. Pozostaje nam jeszcze tylko odkryć klucz do anabolizmu (rekonstrukcji komórek).

- *Ogólna ocena*

Dopiero po przebadaniu wszystkich tych parametrów będziemy mogli określić, indywidualnie dla każdego człowieka, jaki jest najlepszy dla niego sposób odżywiania za pomocą technik chronoodżywiania.

Już samo stwierdzenie, że odżywianie powinno iść w parze z naturalną chronobiologią, oznacza, że branie pod uwagę innych sposobów odżywiania jest równoznaczne z odrzuceniem owego wrodzonego mechanizmu regulacyjnego ludzkiej istoty.

Człowiek, stworzony mięsożercą, powinien nim pozostać, z wyjątkiem przypadków, w których poważne zaburzenia organiczne prowokują nietolerancję pewnych pokarmów, co usprawiedliwia doradzanie odżywiania niezgodnego z naturą.

- *Faza powolnego postępu*

Po fazie wstępnej, następującej dzięki chronoodżywianiu w jego najprostszej i najłatwiejszej do zastosowania w praktyce postaci, przejść należy do fazy postępu. Korzysta się w niej z chronoposiłków, powstałych dzięki podzieleniu na dwie części niektórych pokarmów, co pozwala na skomponowanie posiłku z dwóch dań.

Ale uwaga, chronoposiłki, które nie są jednodaniowe, wymagają więcej wysiłku przy trawieniu. Jest więc sprawą trudniejszą, by nie rzec prawie niemożliwą, zeszczupleć przy ich codziennym stosowaniu. Z drugiej strony, są one wielkim dobrodziejstwem dla osób cierpiących na brak łaknienia i będą bardzo przydatne, kiedy ustabilizowaną wagę oraz kształty ciała już osiągną.

Gwoli przypomnienia: wstępna faza chronoodżywiania trwa około roku. Niemniej jednak niektóre osoby, bardzo uważnie stosujące naszą metodę, o wiele szybciej wprowadzają pewne nawyki przestrzegania reguł właściwego odżywiania.

- *Od chronoodżywiania do morfoodżywiania*

    Kształty ciała są wiernym odbiciem naszych zwyczajów żywieniowych. Różne pokarmy – mięso, ryby, jaja, produkty mączne, sałatki, cukier i inne – spożywane w nieodpowiednim momencie dnia, wybierają swoiste miejsce odkładania się w naszym ciele.
    Morfoodżywianie jest sztuką i sposobem doskonałego zapanowania nad swoją sylwetką poprzez przestrzeganie reguł chronoodżywiania. Chodzi o jego ekstrapolację i kontynuację, dokładając do dobrego samopoczucia utrzymanie urody.
    Nie ma nic łatwiejszego niż żonglowanie ilością spożywanych pokarmów, aby zmniejszyć lub zwiększyć wymiary swego ciała w celu osiągnięcia słynnego morfotypu idealnego, o którym pisałem już w książce „Ładnie zeszczupleć". Trzeba pamiętać by nie dać się przy tym wciągnąć w pułapkę źle skomponowanego jedzenia, którego nadmiar lub niedobór doprowadzi do mniej lub bardziej nieestetycznych zmian sylwetki.

CHRONOBIOLOGIA ODŻYWIANIA

- *Wróćmy do schematu odziedziczonego po przodkach*

    Aby zharmonizować codzienne odżywianie, wystarczy po prostu przestrzegać naturalnych rytmów biologicznych własnego ciała.

Podobnie jak badanie morfologiczne jest kliniczną oceną normalnej lub patologicznej morfologii ciała, chronoodżywianie jest przystosowaniem do potrzeb współczesnego człowieka obowiązujących od tysiącleci zasad odżywiania, które pod wpływem współczesnej cywilizacji człowiek gdzieś zatracił. Dlatego właśnie chronoodżywianie dostosowuje się bardzo precyzyjnie do chronobiologii ludzkiego ciała.

Człowiek prymitywny był mięsożerno-owocożerny i przestrzegał, jak każdy przedstawiciel tego gatunku zwierząt, codziennego i sezonowego schematu odżywiania, pozwalającego mu przeżyć.

Odnalezienie tego schematu nie jest wcale takie trudne: wystarczy otworzyć jakikolwiek podręcznik zoologii opisujący instynkt zwierzęcy, który jest w rzeczywistości zaprogramowany przez matkę naturę.

Zwierzę mięsożerno-owocożerne będzie zawsze jadło pokarmy:

– **tłuste rano,**
– **gęste w południe,**
– **słodkie po południu.**

Dla uzyskania większej ilości informacji proszę przeczytać rozdział pt. „*Kiedy nauka znajduje zastosowanie w codziennym życiu*" (**str. 325**).

Jeśli odwołamy się do badań paleontologów, okaże się, że człowiek prymitywny, kierujący się wyłącznie instynktem, przestrzegał w swoim sposobie odżywiania stałej, codziennej kolejności. Mięsożerno-wszystkożerna istota, będąca zarazem myśliwym i zbieraczem, była zaprogramowana, aby:
– pić po obudzeniu się;
– iść następnie na polowanie i zabić swoją zdobycz;
– zjeść z tego, co upolowała, w pierwszej kolejności organy bogate w tłuszcz (wątroba, mózg) i węglowodany (wnętrzności wypełnione wstępnie przetrawionymi roślinami), jeśli ofiarą było zwierzę roślinożerne;

- pozostawić resztę swej zdobyczy do wysuszenia, wystawiając ją na działanie powietrza, słońca i wiatru, a następnie zjeść jej mięso, bogate w białka, czyli proteiny;
- w końcu, kiedy głód znów się pojawi w ciągu dnia – iść zbierać owoce, ziarna lub korzenie roślin, w zależności od pory roku i od zamieszkiwanego środowiska.

• Zmiana sposobu życia, zmiana odżywiania

W miarę upływających tysiącleci ten prosty schemat odżywiania był stopniowo zmieniany, a przede wszystkim stawał się coraz bardziej skomplikowany, gdyż wszyscy przeszliśmy od człowieka prymitywnego do współczesnego *Homo sapiens*. Jego przyzwyczajenia znacznie wyewoluowały w kierunku przedłużenia i zintensyfikowania codziennej aktywności, co uzasadniło pojawienie się nowego, wieczornego posiłku oraz zmodyfikowanie posiłku popołudniowego.

Również czas ludzkiego życia został znacznie wydłużony w przeciągu upływających wieków, i to pomimo znacznego zwiększenia codziennej aktywności człowieka.

W rzeczywistości poprawa warunków egzystencji spowodowała, że nie potrzebujemy już tak wiele energii na walkę z zimnem, upałem i innymi czynnikami nieprzyjaznego środowiska. Energia ta jest zużywana przez intensywniejszą i bardziej stresującą codzienną aktywność.

Aby więc zapewnić odpowiednią równowagę swego organizmu, współczesny człowiek powinien jadać w następujący sposób:
- tłuste pokarmy rano,
- gęste (syte) w południe,

- słodkie po południu,
- lekkie wieczorem.

Podczas moich pierwszych badań nie uwzględniałem podwieczorku, posiłku wykluczanego z codziennego życia przez większość dorosłych. Szybko zorientowałem się, że w moich schematach brakowało okazji, by dostarczyć organizmowi cukrów prostych i tłuszczów roślinnych. Z kolei trudno byłoby je umiejscowić bez ryzyka w dotychczasowym jadłospisie, jako wchodzących w skład posiłku bogatego w tłuszcze pochodzenia zwierzęcego.

Z drugiej strony, tendencja wielu osób w każdym wieku do podjadania w porze późnego popołudnia, co często przypisywane jest zmęczeniu lub po prostu chęci zrobienia sobie małej przerwy w pracy, dała mi klucz do rozwiązania tego problemu.

Dzięki badaniom profesora Rapina odkryliśmy, że cztery do pięciu godzin po posiłku zjedzonym w połowie dnia, niezależnie od tego, o której to było godzinie, występuje szczyt stężenia kortyzolu we krwi, co prowadzi do wydzielenia insuliny, powodując spadek poziomu cukru we krwi, co z kolei wyzwala potrzebę spożycia czegoś słodkiego.

Rozwiązanie narzuciło się samo: należy spożyć w tym momencie cukry proste z dodatkiem tłuszczu pochodzenia roślinnego, aby uniknąć odruchu zbyt intensywnego wydzielania wewnętrznego trzustki, pobudzając jednocześnie jej działanie zewnątrzwydzielnicze. Umiejscowiliśmy więc pomiędzy posiłkiem południowym i wieczornym tak zwany podwieczorek, składający się z owoców i tłuszczów roślinnych, które rozsądni rodzice dają do zjedzenia swoim dzieciom, ale o których spożyciu najczęściej sami zapominają. Pozostając przy tym samym naturalnym rytmie, wieczorem dorzucona jest lekka kolacja, jedzona ze względu na spore wydłużenie się fazy aktywności w naszym obecnym życiu i uzupełniająca pierwotny rytm odżywiania.

• *Chronobiologia współczesnego człowieka*

Chronobiologia zajmuje się wydzielaniem przez ludzki organizm enzymów i hormonów, których poziom we krwi nieodmiennie regulowany jest przez bodźce związane z okresami aktywności, światłem lub nocą, snem, zimnem, ciepłem, głodem lub sytością.

W ten sposób naukowcy mogli określić niektóre podstawowe bodźce działające na człowieka: wschód słońca, zachód słońca, zmęczenie, pragnienie, głód oraz od niedawna bodźce powiązane z początkiem lub zakończeniem aktywności poszczególnych organów trawiennych.

Z każdym z nich związane jest stymulowanie wydzielania enzymatycznego, pozostające w idealnej harmonii z zapotrzebowaniem energetycznym i kalorycznym człowieka. Bodźce i hormony dostrajają się do potrzeb funkcjonowania organizmu według następującego schematu:

Rano

- Silne wydzielanie lipaz potrzebnych do metabolizmu tłuszczów, które następnie będą używane podczas nocnego snu do produkcji błon komórkowych.
- Wydzielanie proteaz metabolizujących białka, które podczas snu nocnego wykorzystywane będą w procesie wytwarzania zawartości komórek.
- Te dwa wydzielania poprzedzone są wydzielaniem insuliny, która pozwala na zapoczątkowanie pod koniec snu procesu zużywania cukrów złożonych w celu zapewnienia ich stopniowego transportu i przede wszystkim tego, by od momentu obudzenia się dostarczyć potrzebną dawkę energii wszystkim aktywnym organom.

W południe

- Wydzielanie proteaz oraz amylaz.
- Rozpoczęcie procesu wytwarzania protein (białek) komórkowych.
- Magazynowanie rezerw białkowych oraz przeciwciał.

Po południu

Pojawienie się szczytu wydzielania insuliny, co pozwala na przetworzenie cukrów prostych i półzłożonych, aby uniknąć czerpania energii z zapasów białkowych i zapobiec zmęczeniu wynikającemu z pracy wszystkich narządów.

Wieczorem

Praktycznie układ trawienny zaprzestaje działalności wydzielniczej, co znacznie spowalnia przyswajanie pokarmów. Skoro już nie metabolizujemy i nie przyswajamy, będziemy odkładać i gromadzić!

Z drugiej strony, organizm zaczynając o tej porze swój cykl odnawiania komórek (proszę pamiętać, że rośniemy nocą!), nie będzie w stanie przyswoić wszystkich dostarczanych mu składników, zarówno jeśli idzie o ich jakość, jak i ilość. Wywołuje to bardzo przykre konsekwencje dla naszej sylwetki, gdyż czego nie uda się organizmowi przetworzyć i przyswoić, to zostanie w nim zmagazynowane!

- *Zaufać swojemu instynktowi*

Jak w przypadku odruchu Pawłowa nasz układ wydzielniczy działa automatycznie. Jednak w zależności od pory dnia głód wywołuje wydzielanie różnych substancji, a ich rodzaj wynika z określonych w tym czasie potrzeb organizmu. Znaczy to, że w danym momencie swojej dziennej aktywności człowiek potrzebuje pokarmu odpowiadającego tej porze dnia i wydziela w tym momencie odpowiedni enzym potrzebny do jego zużycia.

Cywilizacja zagłuszyła nasze instynkty i sprawiła, że zachcianki zaczęły górować nad potrzebami i to, co przyjemne, stało się ważniejsze od tego, co jest dla organizmu konieczne; wydzielanie wewnętrzne nie odpowiada więc w tej sytuacji zjadanemu pożywieniu. Produkty pokarmowe nie będąc przetworzone, są niepotrzebnie magazynowane.

To tak, jakby istniał rodzaj naturalnego mechanizmu karzącego; jeśli bodziec nie spowodował przyjęcia potrzebnego pokarmu, powstaje mniej lub bardziej dotkliwe uczucie niezaspokojenia, które wywołuje dwa możliwe scenariusze reakcji:

- **bulimię kompensującą**, odpowiedzialną za czasami dosyć spektakularne przybieranie na wadze;
- **odporność na uczucie głodu**, co bardzo szybko wywołuje stan utajonej lub widocznej depresji.

Pierwsza z tych dwóch możliwości tłumaczy praktycznie stałe niepowodzenia przy stosowaniu diet polegających na zmniejszaniu ilości pożywienia, a druga – występowanie częstych stanów depresyjnych, zaobserwowanych podczas stosowania wyżej wymienionych diet; depresje są tym cięższe, im bardziej ścisła była dieta.

Modyfikacja sposobu odżywiania się, stosowanie chronoodżywiania, wydaje się być najbezpieczniejszym i najpewniejszym sposobem odnalezienia równowagi fizycznej i psychicznej bez podejmowania ryzyka, gdyż chronoodżywianie jest logicznym wyrażeniem pokarmowej chronobiologii człowieka.

Mimo tej prostoty złożoność sposobów życia i aktywności każdego człowieka we współczesnym społeczeństwie sprawia, że zadanie terapeuty pozostaje sprawą delikatną. W przypadku każdego osobnika, wychodząc od bazy obowiązkowo identycznej dla wszystkich, można dorzucić tysiąc i jeden sposobów pozwalających na wprowadzenie równowagi w jego ciele bez ryzyka rozstrojenia jego stanu ducha.

Kiedy owo delikatne i czasami trudne zadanie powtórnego zreorganizowania sposobu odżywiania zostanie wypełnione, pozostanie tylko kontynuować chronoodżywianie. W tym celu odwołamy się do morfoodżywiania, wykreślając morfotyp początkowy, a następnie dalsze morfotypy, pozwalające w precyzyjny sposób określić zachodzące zmiany sylwetki równocześnie ze zmianą wagi ciała.

W rzeczywistości porównywanie morfotypów wykreślanych na podstawie sukcesywnie robionych pomiarów usuwa praktycznie każde źródło błędu ze strony morfożywieniowca i pozwala mu równocześnie odkryć uchybienia w systemie odżywiania, nawet jeśli byłoby ono pieczołowicie ukrywane przez osobę przez niego prowadzoną.

I dlatego właśnie owo badanie kliniczne jest podstawowym punktem odniesienia w odżywianiu.

- *Potwierdzenie naukowe*

Od 1987 roku wszystkie badania kliniczne wskazywały na konieczność nauczenia ludzi sposobu naturalnego odżywiania, gdyż rezultaty stosowania tej metody w praktyce dowiodły jej skuteczności. Pozostało tylko potwierdzić naukowo te niezbite fakty kliniczne.

Moje spotkanie w 1994 r. z profesorem Jeanem-Robertem Rapinem na gruncie tematyki przemiany materii pozwoliło mi śledzić z największym zainteresowaniem wszystkie zbieżności moich obserwacji klinicznych i jego licznych badań naukowych. Wnioski z nich płynące pozwoliły wprowadzić pojęcie chronobiologii do dziedziny odżywiania. Wyniki jego teoretycznych badań były lustrzanym odbiciem moich klinicznych przemyśleń.

Ja odkryłem JAK, a Jean-Robert Rapin odkrył DLACZEGO; tak jak pragmatyk Edison wspomagany był przez naukowca Ampera.

Badania profesora Rapina potwierdziły wnioski, do których doszedłem, pozostało tylko dokończyć dzieła, opracowując schemat odżywiania, który mógłby być następnie zastosowany we wszystkich okolicznościach i przypadkach codziennego życia.

Nie będę ukrywał, jak cenna dla mnie była, oraz jest nadal, zarówno pomoc naukowa, jak i wierna przyjaźń profesora Jeana-Roberta Rapina. Naukowa ścisłość plus przyjacielskie porady są niekwestionowanym wkładem profesora, którego pomoc umożliwiła mi dopracowanie praktycznego zastosowania chronoodżywiania i udoskonalenie go aż do opracowania całości systemu naturalnego odżywiania.

Ponadto owa chronobiologia miała tę bardzo dobrą stronę, że była potwierdzona na drodze badań naukowych profesora Rapina. Empiryzm mojego rozumowania, opierającego się na obserwacjach, który bardzo często był celem drwin mających źródło u nie zawsze pozytywnie do mnie nastawionych kolegów po fachu, został w sposób nie do podważenia ostatecznie potwierdzony.

3.

Wdrożenie zasad chronoodżywiania, czyli odżywiania zsynchronizowanego z rytmami biologicznymi

Nauczenie się odżywiania zgodnego z rytmami biologicznymi oznacza, że będzie się jadało wszystko z radością, bez żadnego ograniczania się, a każdy z produktów będzie dobry, zdrowy, naturalny i przygotowany z łatwością; oznacza to również, że nauczymy się na nowo przestrzegać logicznej kolejności posiłków, dostrzeżemy przydatność poszczególnych produktów oraz będziemy umieli wsłuchać się w swój organizm i nie przeciwstawiać się mu, zarówno kiedy odczuwamy głód, jak i sytość.

Dzięki temu nie będziemy już ulegać syrenim śpiewom ucywilizowanego (może aż za bardzo?) mózgu, który szuka pocieszenia oraz zwalcza stres za pomocą niepotrzebnego pobudzania do pracy ust i żołądka w kierowanym przez siebie ciele.

Napisałem już, że będziemy jadać rzeczy **przydatne**, dorzucę jeszcze, że będziemy **jadać z przyjemnością** i już nigdy więcej nie będziemy się umartwiać, ani jeść „na smutno", aby zeszczupleć. Wyrzucimy do kosza lub podarujemy naszym najgorszym wrogom te wszystkie pięknie opakowane słodziki, substytuty chleba, produkty odtłuszczone, podrobione, produkty „light" i całą inną przemysłowo produkowaną żywność.

Pójdziemy do rzeźnika, masarza, piekarza, sklepu nabiałowego, warzywniaka, sklepu rybnego, a nawet do cukiernika czy sprzedawcy win, aby móc przygotować wystawną ucztę... na którą rzetelnie zasłużyliśmy!

- *Jak nauczyć się planować codzienne odżywianie*

Chodzi o prowadzenie zupełnie normalnego życia, które można zaplanować według własnego uznania.

Na początku należy ustalić rytm codziennych posiłków i nauczyć się rozpoznawać reakcje ciała na zmiany pożywienia.

Następnie można będzie bez żadnego ryzyka dodać różne możliwe ozdobniki do podstawowego schematu odżywiania, wspólnego pnia, wzbogacanego przez osobiste upodobania każdej osoby.

Nauczyć się prowadzić samochód nie jest rzeczą zbyt trudną, ale nie każdemu jest dane stać się kierowcą rajdowym Formuły 1!

Celem każdego człowieka powinno być dążenie do bardzo osobistego zarządzania sposobem odżywiania się. Dlatego nasz instytut przez długie lata, raz na miesiąc, dostarczał wszystkim jego członkom po dziesięć nowych przepisów kulinarnych, z myślą zarówno o śniadaniach, obiadach, podwieczorkach i kolacjach, jak i posiłkach świątecznych. Możecie znaleźć kilka przykładów (**str. 255–306**), a są ich setki w naszych dwóch książkach kucharskich, z których jeden egzemplarz zawsze ofiarowujemy każdemu nowemu członkowi instytutu.

- *Zwalczyć monotonię*

Pragnąc wskazywać drogę i doradzać wszystkim, którzy chcieliby zharmonizować swój sposób odżywiania, moi koledzy w 1997 roku przekonali mnie, abym otworzył instytut naukowy dla szerokiej publiczności. Jego zadaniem jest unikanie stopniowego i bardzo często spotykanego wypaczania naszego systemu żywienia, zmierzającego do dyktowania sztywnych zasad i opierającego się na bardzo mało zróżnicowanych pokarmach, co wynika ze strachu przed popełnieniem nieumyślnego błędu.

Postawa ta byłaby niebezpieczna z dwóch powodów:

- pierwszy, to ryzyko, że wystąpią braki potrzebnych organizmowi składników. Proszę pomyśleć o niedożywieniu spotykanym u starszych osób: praktycznie we wszystkich przypadkach jest ono związane z monotonią przyjmowanych posiłków, zawsze o tych samych godzinach i tak samo skomponowanych;

- drugi, to ryzyko znudzenia się i odrzucenia sposobu odżywiania, który w dużej części pozbawiony byłby fantazji i uroku.

• *Granice dietetyki*

Wyjaśnia to, dlaczego dietetyka tak szybko dotarła do swojego kresu. Po osiągnięciu pewnej wagi, z góry zaleconej każdemu pacjentowi bez zwrócenia uwagi na jego sylwetkę, nieszczęśnik ten ma tylko jedno w głowie: powrócić jak najszybciej do poprzedniej swobody i zwyczajów związanych z jedzeniem.

Stąd biorą się często jakże spektakularne nawroty, kiedy większość ludzi nabiera bardzo szybko swoich poprzednich krągłości, nawet jeszcze większych niż na początku, z wyjątkiem kilku tylko dzielnych lub upartych osobników, dla których szczupła sylwetka warta jest wszelkich poświęceń. Dlatego często zdarza się nam widzieć w telewizji niektóre gwiazdy ekranu oraz prezenterów, regularnie przechodzących od pulchności do szczupłości i od szczupłości do krągłości kształtów, od radości do smutku i od młodości do niepokojącego stanu wyniszczenia!

Aby więc oszczędzić ci tej niezbyt przyjemnej huśtawki, zalecamy powrót do sedna – żebyś nie musiał dzielić smętnego losu tych biedaków, których jedynym błędem było stosowanie się do porad dietetyków, zmieniających swoje zalecenia równie często, jak zmienia się kobieca moda!

- **Błędy „dobrego jedzenia"**

Opisano mi menu dietetyczne, które proponują niektóre przyzakładowe restauracje, zaliczane do najlepszych w regionie paryskim. Przy takim menu można popełnić zbiorowe samobójstwo lub dokonać rytualnego mordu na dietetykach, którzy – tak jak kiedyś kaci w salach tortur – obecnie pastwią się nad ludźmi w restauracjach i stołówkach.

Nie byłem więc zbyt zdziwiony, kiedy kilka lat temu, na spotkaniu restauratorów z naukowcami, zorganizowanym w celu opracowania modelu odżywiania się Francuzów, pewien profesor wydziału medycyny stwierdził, że za bardzo nie wie, co właściwie na tym spotkaniu robi. I dodał: „Pomiędzy waszym jedzeniem dla przyjemności a moim rozsądnym odżywianiem się istnieje olbrzymia przepaść. Wy nie możecie zastosować tego, czego ja nauczam moich pacjentów; ja zaś nie mogę im pozwolić jadać zgodnie z waszymi zasadami, według których przyjemności są ważniejsze od potrzeb!".

Przyznam, że taka szpitalno-uniwersytecka wizja odżywiania się, gdzie jedzenie jest karą a nie przyjemnością, głęboko zaszokowała szczupłego smakosza, którym jestem. Wizja ta potępia jadanie w restauracjach, miejscach zguby, które przyczyniają się do niezliczonych przypadków otyłości.

Idea głosząca, że „aby dobrze schudnąć, należy źle jadać" jest nam zupełnie obca; wręcz przeciwnie, stworzyliśmy w IREN Dział Odżywiania Stosowanego. Jego kierownictwo początkowo powierzone Pierre'owi le Patezourowi, zostało następnie przekazane mojej małżonce Guylene Neveu-Delabos, będącej autorką wszystkich przepisów kulinarnych, z których korzystają do dziś tysiące smakoszy, zadeklarowanych miłośników jej kuchni. Guylene Neveu-Delabos jest również odpowiedzialna za przekazywanie wszystkim chętnym praktycznej wiedzy, że można stać się szczupłym, nauczywszy się gotować inteligentnie i takim pozostać bez stosowania diet i bez nabywania kompleksów!

- *Nie odrzucajmy już nigdy więcej „bogatych" dań*

Doświadczenia kliniczne pokazują, że w rzeczywistości chrono-odżywianie zamiast pogłębiać nierównowagę pokarmową, tak jak to robią diety odchudzające, przeciwnie – pomaga organizmowi wyregulować metabolizm, zapewniając również powrót do normalnej sylwetki.

Proponujemy logiczny sposób odżywiania, ale nasz mózg przypomina komputer, w którym *a priori* znajduje się dużo błędnych bodźców i informacji dotyczących żywienia. Kiedy zmienimy nasze «oprogramowanie» poprzez zastosowanie nowego sposobu odżywiania, sprawimy, że organizm automatycznie powróci do naturalnego programu swojej fizjologii.

Nie należy zapominać, że – jak już wspominałem – kiedy twoja sylwetka się zmienia, nie jest to wynikiem przypadku, tylko konieczności. Istnieją poważne podstawy do obaw, iż dietetyczne jedzenie – zamiast łagodzić – tylko pogłębia zakłócenia przemiany materii.

Najbardziej uderzającym przykładem jest dieta beztłuszczowa stosowana w celu obniżenia poziomu cholesterolu: z im większą zawziętością ją stosujemy, tym bardziej poziom cholesterolu rośnie, lub w najlepszym przypadku pozostaje bez zmian, i to za cenę przestrzegania trudnej do wytrzymania dyscypliny pokarmowej. Stosujące ją osoby ryzykują równocześnie, że pojawi się wspomniana wcześniej depresja.

Pozwólmy lekarzom przedyskutować techniczne problemy medycyny w ich własnym gronie i bez kompleksów nauczmy się, jak zeszczupleć i pozostać szczupłym.

> **Krótko mówiąc:**
>
> Należy spożywać odpowiednie pokarmy, w odpowiednim momencie i w odpowiednich ilościach:
> - tłuste rankiem
> - gęste w południe
> - lekkie po południu
> - a wieczorem... nie jeść kolacji albo zjeść lekką kolację.

Dzięki zastosowaniu tego schematu odżywiania rozpoczniesz dzień od dostarczenia twojemu organizmowi wystarczającej dawki tłuszczów potrzebnych do przetrzymania całego przedpołudnia. Spożycie konkretnego posiłku w południe i słodkiego w porze podwieczorku pomoże ci panować nad głodem i zapobiegnie chęci podjadania co godzinę przez całe popołudnie. Ponadto unikniesz w ten sposób zbyt obfitego posiłku wieczorem, co jest bardzo powszechnym błędem, nieuchronnie prowadzącym do niechcianego przybierania na wadze.

- *O której godzinie?*

Przede wszystkim nie powinna być to sprawa godziny, ale odpowiedniego momentu.

Twój dzień rozpoczyna się od wstania z łóżka i jest liczony począwszy od tej chwili, dzieląc się następnie na mniejsze przedziały czasowe. To powoduje, że zaplanowanie z góry godzin posiłków staje się nie do przyjęcia. Rytualizacja ta jest głównym źródłem utraty równowagi w odżywianiu, a wprowadzenie zmian jest zazwyczaj trudne, gdyż najczęściej jest ona rodzinną niepodważalną tradycją.

Należy więc przestrzegać nie tyle godzin, ile właściwych momentów spożywania posiłków, i nieważne w jakim stopniu przewróci to do góry nogami twoje przyzwyczajenia!

Trzeba wobec tego:
- niezależnie od pory, o jakiej wstajesz z łóżka, zjeść w ciągu najbliższej godziny śniadanie; pamiętając oczywiście, iż rozsądnie jest wstawać przed 8.00, nawet gdy balowało się przez większą część nocy!
- następnie odczekać co najmniej pięć godzin do obiadu;
- zjeść podwieczorek co najmniej pięć godzin po obiedzie i tak późno, jak ci się to podoba, czy to późnym popołudniem, czy wczesnym wieczorem, czy nawet w nocy;
- wieczorem zjeść kolację co najmniej półtorej godziny po podwieczorku i to tylko wtedy, gdy odczuwasz głód, na co najmniej półtorej godziny przed pójściem spać. Znaczy to, że można jeść podwieczorek nawet później niż w porze kolacji, gdyż jako bardzo łatwo przyswajalny, może ją doskonale zastąpić, szczególnie w przypadku, kiedy owoce i inne słodkości jedzone są bez ograniczeń.

Ogólnie rzecz biorąc posiłki powinny być skomponowane w następujący sposób:

Śniadanie:
- ser
- chleb
- masło

do których można w niektórych przypadkach dorzucić jajka i wędliny

Obiad:
- samo mięso lub mięso i ryba
- produkty mączne lub w niektórych przypadkach jarzyny

Podwieczorek:
- tłuszcze pochodzenia roślinnego
- owoce i słodkości

Kolacja:
- ryba, owoce morza lub trochę drobiu
- jarzyny

- **Dwa posiłki-dżokery w ciągu tygodnia**

Pomyśl, proszę, że masz prawo do dwóch posiłków-dżokerów w ciągu tygodnia i możesz wtedy jeść wszystko, na co przyjdzie ci ochota. Wszystko jest dozwolone.

Oto typowe dzienne menu skomponowane według zasad IREN-u. Uwaga: ilości pokarmów należy dostosować do twojego wzrostu i prowadzonej aktywności. Zalecane dla ciebie ilości sprawdź w tabelach:

- śniadanie, **str. 91**,

- obiad, **str. 112**,

- podwieczorek, **str. 138**,

- kolacja, **str. 151**.

- *Kilka drobnych rad*

Proszę, przeczytaj je uważnie zanim siądziesz do stołu. Nawet jeśli już nas dobrze znasz i wiesz o co chodzi.

Z wielką odwagą oceniłeś swój aktualny morfotyp, czytając „Ładnie zeszczupleć". Zobaczyłeś, jaka droga prowadzi do osiągnięcia harmonijnych kształtów ciała i być może uroniłeś kilka łez. Nie martw się, jeśli wykazane szkody są dosyć rozległe, w rezultacie pozbędziesz się ich po jedynie trochę dłuższej praktyce.

Skądinąd bardzo szybko z wielką radością zdasz sobie sprawę z tego, że proponowane rozwiązanie, nawet jeśli wymaga dyscypliny, nie przeszkodzi ci w żadnym wypadku pozostać smakoszem i smakoszką, tak jak to ci już obiecałem na początku tej książki.

Tymczasem chciałbym dać ci kilka wstępnych porad, abyś mógł uniknąć wszelkich błędów, stosując przepisy zawarte w naszej książce:

- Nawet jeśli nie masz problemów z przemianą materii ani nie cierpisz na niedobory, przeczytaj uważnie punkty „Dobrze wiedzieć", umieszczone pod każdym przepisem, jeszcze przed przystąpieniem do jego realizacji. Niektóre potrawy nie są przeznaczone dla osób cierpiących na cukrzycę, inne nie nadają się dla osób z nadmiarem cholesterolu albo kwasu moczowego we krwi. W rubryce „Dobrze wiedzieć" są również inne informacje, użyteczne dla pozostałych czytelników i czytelniczek.

- Przepisy zostały opracowane z myślą o osobie mającej 170 cm wzrostu i prowadzącej aktywne życie zawodowe. Dla każdego innego przypadku proszę odnieść się do tabeli z zalecanymi ilościami pokarmów. Należy uwzględnić wzrost oraz stopień aktywności, aby określić przysługujące ci ilości. Przestrzegając tego będziesz pewien, że możesz rozkoszować się wszystkim, panując jednocześnie nad swoją wagą, sylwetką oraz zdrowiem.

– Proszę zwrócić baczną uwagę na piktogramy umieszczone obok przepisów: ten mały rysuneczek będzie potrzebny, aby móc raczyć się daniem w odpowiednim momencie dnia. Zauważ, że niektóre przepisy posiadają dwa piktogramy i tak oznaczone potrawy mogą być spożywane zarówno na obiad, jak i na kolację. W tym przypadku w rubryce „Dobrze wiedzieć" znajdziesz informacje dotyczące proporcji i sposobu przyrządzania, według których danie to powinno być jedzone na obiad czy na kolację.

Teraz możemy już wkroczyć w dziedzinę codziennego planowania naszego naturalnego odżywiania się; mam nadzieję, że dostatecznie jasno wytłumaczyłem, na czym ono polega i jak je stosować.

Miejmy te wszystkie wyjaśnienia zawsze w pamięci, aż do wypracowania niezbędnych odruchów żywieniowych.

Żebyś wiedział z jaką łatwością o tym wszystkim na początku się zapomina – niestety, dobrze ilustruje to stare przysłowie: „Przegoń naturę, a sama powróci galopem!".

4.
Twój typowy dzień

ŚNIADANIE

Fundament dnia

Twoje ciało, będąc wspaniałym mechanizmem, wymaga zapewnienia mu należytej opieki.

Dzięki śniadaniu można przyjemnie rozpocząć każdy dzień. Jeśli masz to szczęście, że nie musisz się rano spieszyć, jedzenie śniadania pomoże ci łagodnie wkroczyć w działanie. Zasiądź do niego w przyjemnym otoczeniu, sam lub z najbliższymi, w ciszy albo z delikatną muzyką płynącą z dobrej płyty, czy z sympatycznym akompaniamentem ulubionej stacji radiowej, u siebie w domu lub w najbliższej kafejce.

Jeśli należysz do osób, które rozpoczynają dzień w biegu, mimo tego nie zapominaj o śniadaniu, gdyż skazałoby cię to na odczuwanie głodu aż do wieczora.

Dla wszystkich porannych ofiar budzika przewidzieliśmy śniadania, które można równie dobrze przygotować poprzedniego wieczora, aby móc je szybko spożyć wcześnie rano w domu, albo jeśli zajdzie taka potrzeba w metrze, autobusie czy samochodzie. Przewidzieliśmy też śniadania starannie przygotowane rano i przeznaczone do długiego delektowania się.

Nie odmawiaj sobie zaspokojenia głodu zaraz na początku dnia i wiedz, że jeśli tego nie zrobisz, twój żołądek przypomni ci o tym jeszcze przed upływem poranka, a nawet dobitnie da znać, że nie słuchając go – nie miałeś racji!

Śniadanie stanowi podstawę na cały dzień, bo dostarcza organizmowi pierwszych elementów potrzebnych do jego codziennej odbudowy. Wyposażyłem je w maksimum energii, podanej w jak najbardziej skondensowanej formie, aby nie przeciążać organizmu, przyzwyczajając cię równocześnie do zjedzenia wystarczająco dużo, abyś nie cierpiał z głodu pod koniec poranka.

Może być ono nawet jeszcze bogatsze, jeśli już jesteś przyzwyczajony do jedzenia obfitych śniadań i dlatego dopuściłem możliwość dołożenia do niego jajek i/lub wędliny.

Jeśli nie udaje ci się go zjeść, lub co gorsza, kiedy świadomie ten pierwszy posiłek omijasz, zakłócasz tym samym swój dzienny rytm chronobiologiczny – nie miej więc później pretensji o to, iż nie możesz zapanować nad swoją wagą i figurą, ani też, że masz problemy ze zdrowiem.

Wszyscy znamy przysłowie: „Kto rano wstaje, temu pan Bóg daje".

Dorzuciłbym jeszcze dwa inne powiedzenia, wzięte z mojej praktyki geriatry: „Kto rano wstaje, ten dłużej żyje" oraz przede wszystkim jako uzupełnienie tego, co powiedziałem powyżej: „Regularnie zażywaj ruchu, a będziesz się wolniej starzał".

Uprzedzam więc wszystkich niepracujących oraz emerytów: jeśli, stosując się do mych zaleceń, zjadłeś śniadanie wystarczająco wcześnie, proszę nie kładź się z powrotem po śniadaniu do łóżka. Ci, którzy chodzą do pracy, niech się nie śmieją, wbrew pozorom jest to często spotykany przypadek i niekiedy mam wiele trudności, aby mnie w tej sprawie usłuchano. Należy więc dobrze to sobie zapamiętać, czy to na najbliższą przyszłość, czy też na jeszcze później, w zależności od twojego obecnego wieku.

W zależności od tego, czy jesteś osobą młodą czy starszą, mężczyzną czy kobietą, wysokim lub niskim, domatorem czy człowiekiem aktywnym, wybierz odpowiednie menu na śniadanie z tabeli poniżej; dotyczy to również dzieci począwszy od dwóch lat wzwyż (jest to wiek odstawiania od piersi). Rodzice powinni pozwalać najadać się dzieciom do syta, aby zachowały swój naturalny instynkt, będący o wiele lepszym przewodnikiem niż nasze nauki.

A jeśli o was, dorosłych, idzie – nawet gdy wydaje się, że to za dużo... jedzcie bez obaw.

Niech żyją kanapki!

Wcale nie śnisz; oto menu twojego pierwszego posiłku, prawdziwego posiłku złożonego z chleba, masła, sera. Możesz degustować przeróżne kanapki, smakowite i chrupiące, z zupełnie czystym sumieniem.

Menu śniadaniowe
(dla osoby mającej 1,70 m wzrostu, wykonującej aktywny zawód)

Zwykły ranek	Poranek przedłużony dodać:
– 100 g sera;	– 2 jajka;
– 70 g chleba;	i/lub
– 20 g masła;	– 100 g wędliny;

Herbata, kawa, herbatka ziołowa albo woda gazowana lub bez gazu do woli, bez cukru i mleka

Śniadanie
Zalecane ilości

Należy przestrzegać ilości w zależności od wzrostu i od aktywności; wiek i płeć nie gra roli

	Zwykły ranek		Poranek przedłużony	
Wzrost	Ser	Chleb	Masło	Jajka i/lub wędliny
1,50 m	60 g	50 g	10 do 20 g	1 lub 60 g
1,60 m	80 g	60 g	10 do 20 g	1 i/lub 80 g
1,70 m	100 g	70 g	10 do 20 g	2 i/lub 100 g
1,80 m	120 g	80 g	10 do 20 g	3 i/lub 120 g
1,90 m	140 g	90 g	10 do 20 g	4 i/lub 140 g

Ilości jedzenia na śniadanie rozpoczynające dzień są dostosowane do twojego wzrostu. Jeśli jednak położysz się po jedzeniu z powrotem do łóżka – ciągle zwracam na to uwagę – albo kiedy zjesz je krótko przed obiadem, w obu tych przypadkach ryzykujesz doznanie nieprzyjemnego efektu odkładania się zapasów.

Nie zapominaj, że potrzeba pięciu do sześciu godzin przerwy pomiędzy pierwszym a drugim posiłkiem dnia. Wiedz, że ilość jest wyliczona w odniesieniu do twojego wzrostu, aby dostarczyć ci odpowiednią ilość energii w stosunku do twoich osobistych potrzeb.

Poza wzrostem weźmiemy jedynie pod uwagę – niezależnie od tego, czy chodzi o osobę wysoką czy niską, kobietę czy mężczyznę, dziecko czy dorosłego, osobę strasząc czy młodszą – ewentualne przedłużenie przerwy pomiędzy śniadaniem a obiadem.

Jeśli zorientujesz się, że pomimo zjadania zalecanych ilości jesteś jednak bardzo głodny, co najmniej półtorej godziny przed drugim posiłkiem, będziesz mógł sobie pozwolić na dorzucenie jednego czy dwóch jajek lub trochę wędliny do śniadań w następne dni. Ale w żadnym wypadku nie należy zwiększać czy zmniejszać ilości sera bez skontaktowania się z chronożywieniowcem.

Ilość masła będzie zawarta, w zależności od twoich upodobań, pomiędzy 10 a 20 g, bez wykluczania go z porannego jadłospisu, i bez nadmiaru. Masło może być zwykłe lub solone – w zależności od twego upodobania – z wyjątkiem osób cierpiących na nadciśnienie tętnicze (które są zmuszone do ograniczania ilości soli).

Nie obawiaj się, że zabraknie ci witaminy C, zapewniam cię, że występuje ona w chlebie w wystarczającej ilości, potrzebnej do rozpoczęcia codziennych czynności.

Istota ludzka jest z natury zarówno złożona, jak i nieprzewidywalna; dotyczy to także jej smaku, więc tym, którzy nie lubią jeść śniadań na modłę „francuską", trzeba będzie zaproponować coś innego.

Dla nich wszystkich przygotowaliśmy przepisy śniadaniowe, z których każdy będzie mógł czerpać w zależności od gustu i fantazji.

- *Sery: 100 g*

Pożyteczne tłuszcze

Ciało człowieka o wzroście 1,70 m ma minimalne życiowe zapotrzebowanie 30 g czystych tłuszczów na dzień, to znaczy 100 g sera.

Śniadanie powinno więc być tłuste, gdyż należy **rano jeść tłusto.**

Ten kluczowy posiłek jest niezbędny do wytwarzania błon komórkowych, których podstawowym składnikiem są tłuszcze. Pozwala on również na uniknięcie dobrze znanego wszystkim uczucia zmęczenia przed południem.

W godzinach następujących po obudzeniu się wytwarzamy cement potrzebny do odbudowy „ludzkiej maszyny", która jest konstruowana począwszy od narodzin aż do wieku dorosłego i ciągle naprawiana, aby się nie zużyła.

W ten sposób wszyscy podlegamy chronobiologii, której wyrażeniem w codziennym życiu jest chronoodżywianie (patrz str. 61).

Jestem pewien, że kiedy przeanalizujesz swoje liczne poranne posiłki – na wakacjach, w podróży, przed pójściem do pracy – podczas całego ranka dostrzeżesz ogromne różnice w odczuciach twojego ciała, w zależności od tego, jakie zjadłeś śniadanie.

Po wypróbowaniu naszego nowego śniadania będziesz zaskoczony swoim dobrym samopoczuciem, które towarzyszyć ci będzie aż do obiadu.

Zapomnij o cukrze przy śniadaniu!

Cukier staje się naszym wrogiem, jeśli zostanie spożyty na śniadanie. Poranne osłabienie jest najczęściej powodowane niższym niż normalnie jego poziomem we krwi, czyli niedocukrzeniem. Oto wytłumaczenie tego zjawiska:

Przypomnijmy, że cukier jest bardzo szybko przetwarzanym paliwem i zarazem wspaniałym środkiem na usunięcie zmęczenia, jeśli jest on spożyty w odpowiednim momencie dnia. I tak, wydzielanie insuliny po południu powoduje spadek poziomu cukru we krwi, co wywołuje mniej lub mocniej odczuwalny spadek sił lub zły humor pod koniec popołudnia, czego unikniesz dzięki słodkiemu podwieczorkowi.

W przeciwieństwie do tego, zaraz rano, po obudzeniu, nawet jeśli czasami na myśl, że trzeba będzie stawić czoła całemu dniowi, masz ochotę wrócić do łóżka, nie chodzi o zmęczenie związane z niedoborem szybko przyswajalnych cukrów, ale o poranne psychiczne osłabienie, które się objawia trudnością w rozruszaniu się.

Przedpołudniowe zmęczenie nie jest wynikiem braku cukru; wręcz przeciwnie, konsekwencją nadużycia cukrów prostych w momencie, gdy organizm potrzebował szczególnie tłuszczów i białek. Dostarczenie cukrów prostych rano prowokuje nadmierne wydzielenie insuliny, które pociągnie za sobą spadek poziomu cukru we krwi i sprowokuje w mniejszym lub większym stopniu złe samopoczucie.

Rozpoczynanie dnia od konfitur i od słodkich wypieków jest więc wielkim błędem, lecz niestety uwarunkowania kulturowe we Francji powodują, że powtarzamy ten błąd w nieskończoność. Jeśli jednak uda ci się przeżyć kilka dni spożywając nasze śniadanie, bardzo szybko zapomnisz o chęci na poranne słodkości. I nie bój się, konfitury również będą miały swoją rolę do odegrania, tak jak i inne słodycze, ale później, w porze podwieczorku, jak to zobaczysz kilka rozdziałów dalej.

Przyzwyczaj się do rozpoczynania dnia od spożycia tłuszczów w towarzystwie węglowodanów, które przyswajane są powoli, będąc cukrami złożonymi.

Do porannego uruchomienia silnika **potrzebne są więc wolno przyswajalne cukry, czyli węglowodany i tłuszcze** oraz **białka, czyli proteiny** do zapoczątkowania procesu dostarczania organizmowi cegiełek, kiedy dysponuje on już cementem.

W tej sytuacji to właśnie masło, chleb i ser powinny znaleźć się na twoim stole w porze śniadania.

Odważ się przejść do jadania śniadań, jakie proponuję, a twoje ranki będą o wiele przyjemniejsze, niż były do tej pory. Słodkie potrawy pozostaw na inne pory dnia. Zlikwidują one osłabienie lub złe samopoczucie pod koniec popołudnia.

Wielka różnorodność serów

We Francji ser jest rytualną potrawą, serwowaną na koniec posiłku jedzonego w południe. Jest on nawet, w towarzystwie sałaty lub zupy – posiłkiem wieczornym. Jest więc spożywany w godzinach, które nie odpowiadają naszemu metabolizmowi i będzie tym chętniej odkładał się w ciele, im później zostanie zjedzony; najgorszym zaś ze wszystkich błędów żywieniowych jest zupa cebulowa podawana o świcie na zakończenie przedłużonych imprez wieczornych.

Cholesterol

Twoje ciało potrzebuje cholesterolu do odbudowy, wszyscy to wiedzą.
Ale ciało nie odbudowuje się w tym samym rytmie przez 24 godziny na dobę, co jest ważnym odkryciem chronobiologii żywienia.
W przeciągu kilku godzin od obudzenia się metabolizm cholesterolu jest w maksymalnej fazie aktywności.
Po czterech-sześciu następnych godzinach zapotrzebowanie na tłuszcze powróci, będzie ono jednak mniejsze, podczas gdy zapotrzebowanie na białka będzie w tym momencie bardzo duże.
W końcówce popołudnia lub na koniec dnia wystąpi niezbyt wysoki szczyt wydzielania insuliny we krwi.
Niewielka ilość cukrów prostych będzie w tym momencie mile widziana. Ale o tej porze jest już za późno na dostarczenie organizmowi tłuszczów nasyconych, czyli pochodzenia zwierzęcego, i białek – chyba że zamierza się je magazynować!

Jedzony rano ser ma wiele zalet. Znajdziemy w nim dużo białek, do których dodamy białka roślinne i wolno przyswajalne cukry złożone zawarte w chlebie. Otrzymamy w ten sposób należną naszemu organizmowi ranną porcję wyżywienia.

Wszystkie sery są dobre i pożyteczne. Powinniśmy je wybierać według naszych upodobań i chęci, nigdy nie martwiąc się, ile tłuszczu zawierają.

Najważniejsze jest, aby zjeść każdego ranka 100 g sera, które należy starannie odkroić i zważyć, dzieląc na odpowiednią ilość części zawartość opakowania według wagi podanej na pudełku czy na papierze. Jeśli kupujesz ser krojony, poproś sprzedawcę, aby podzielił go na porcje po 100 g.

Przyzwyczaj się do mierzenia, a nie do ważenia: dzięki temu bardzo szybko zapanujesz nad potrzebnymi ilościami, nie gubiąc się, gdy nie będziesz mieć wagi w zasięgu ręki!

Można oczywiście mieszać różne sery i rozkładać je na 5 części po 20 g na takiej samej ilości kromek różnego rodzaju chleba.

Spraw sobie przyjemność dzięki setkom gatunków sera dostępnych we Francji: miękkich o gładkiej skórce (maroilles, livarot, pont--l'évêque), odciskanych i gotowanych (beaufort, comte), serów topionych (z orzechami, szynką, ze szczypiorkiem), miękkich z omszałą skórką (brie, camembert, coulommiers), pleśniowych (roquefort, bleu d'Auvergne, fourme d'Ambert), odciskanych surowych (Saint-nectaire, reblochon, cantal), kozich (chabichou, rocamadour, pouligny--saint-pierre)... i dołóż do tej listy, jeśli lubisz, sery zagraniczne: holenderskie, szwajcarskie lub inne.

Nie biorę pod uwagę ich procentowej zawartości tłuszczu, wolę pozostawić ci wybór w zależności od ich smaku i konsystencji.

Dostosuj się do zmieniających się pór roku i odkryj przyjemność jedzenia sera krowiego jesienią czy sera koziego na wiosnę. Wiele sklepów regularnie robi promocje: nie wahaj się korzystać z nich i zamrażaj sery zawinięte w przystosowane do tego opakowanie; większość z nich zniesie to bardzo dobrze. Na czele serów dobrych do zamrażania plasują się te, które zawierają mniej wilgoci (comte, beaufort, tomme, saint-nectaire), a następnie: munster, reblochon, kozi i camembert.

Zamrożony ser należy wyjąć z lodówki poprzedniego dnia wieczorem i pozostawić bez opakowania w pokojowej temperaturze.

Jeśli nie odpowiada ci zbyt mocny smak niektórych serów, spróbuj delikatnych typu Kiri, Chavroux, Pave d'Affinois czy Caprice des Dieux, którego nie jada się we dwoje, jak to mówi popularna reklama, tylko powinno się go jeść we troje..., gdyż waży on 300 g!

I proszę teraz mi nie mówić, że nie możesz znaleźć niczego godnego twojego podniebienia pośród tych wszystkich smakowitych francuskich czy zagranicznych wyrobów nabiałowych!

Zapewniam cię, że osiem dni wystarczy, aby bez problemów wprowadzić je do twoich porannych przyzwyczajeń żywieniowych i aby stały się one niezbędne dla twego dobrego samopoczucia.

Jeśli jednak chciałbyś zachować wrażenie śniadania-deseru, możesz podjąć się przygotowania następujących potraw: *croque-monsieur wiejski z serem brie pochodzący z Meaux, tourte z serem munster, quiche z serem coulommiers, tartinki z masłem i zapiekanym leerdammerem przyprawione pieprzem.*

Takie smakowite śniadanko pozwoli ci na stawienie czoła wszelkiemu zmęczeniu i wydatkom energii podczas całego przedpołudnia. Dzięki temu zupełnie odprężony doczekasz południowego posiłku.

A jeśli nie lubisz sera

Pierwsze rozwiązanie. Bez wątpienia najbardziej skuteczne i równocześnie najprzyjemniejsze: ukryć ser, którego wygląd, zapach lub obydwie te rzeczy naraz sprawiają, że odrzuca cię od zapiekanek croque-monsieur i wszystkich słonych wypieków (przepisy na **str. 255– –306**). Może cię to zaskoczy, ale skoro rano koniecznie trzeba jeść potrawy zawierające tłuszcze, lepiej jest dorzucić do śniadania szynkę, najlepiej surową, niż konfitury, o których wiemy, że wywołają fatalny skutek w tym momencie dnia.

Z drugiej strony, sprecyzujmy, że wolimy proponować ci ser, gdyż ma on wielkie znaczenie w metabolizmie wapnia: 100 g sera uchroni was, moje drogie panie, od ryzyka pojawienia się osteoporozy, a zorientowano się zupełnie niedawno, że należy zabezpieczać się przed nią co najmniej na dwadzieścia lat przed menopauzą, czyli będąc jeszcze zupełnie młodą kobietą.

Tak przygotowane dania będą mieć tę zaletę, iż przypominać będą raczej desery, oraz że zupełnie zmieniają smak i powodują ulotnienie się zapachu sera dzięki jego obróbce termicznej.

Inne śniadania

- 2 zapiekanki z żółtym serem, str. 255

lub
- 1 część tarty z serami pont-l'évêque i livarot, str. 256

lub
- 12 do 15 małych tartinek z serem neufchatel, str. 257

lub
- 2 kanapki z serem Rouy i z sezamem, str. 258

lub
- 1 część placka lotaryńskiego, str. 259

lub
- 2 jajka na miękko i grzanki z niespodzianką, str. 260

Jeśli masz jeszcze inne pomysły kulinarne, nie wahaj się ich wypróbować, najważniejsze, aby przestrzegać proporcji zalecanych składników. Pozwoli to przy odrobinie wyobraźni na pogodzenie się z serem bez większych cierpień, a tym, którzy za serem nie przepadają, na znalezienie innego rozwiązania bez popadnięcia w niebezpieczną pułapkę płatków zbożowych zalanych mlekiem, które to danie kumuluje w sobie wady i mleka, i cukru (za dużo laktozy i szybko przyswajalnych cukrów).

Drugie rozwiązanie. Możesz spróbować stopniowego przyzwyczajania się do sera, zaczynając od przygotowania zmiksowanego łagodnego sera z łyżką śmietany, gdyż sam tylko biały ser nie zawiera wystarczająco dużo tłuszczu, aby zaspokoić jego wymaganą rankiem ilość. Pomyśl o obojętnie jakim serze, byleby nie zawierał zsiadłego mleka. Zapomnij więc o jogurtach, będących pokarmem dla małych dzieci. Rzeczywiście, laktoza zawarta w jogurcie jest użyteczna w przypadku dzieci, gdyż pozwala im na magazynowanie zjedzonych tłuszczów oraz na równoczesne budowanie ciała: rośnięcie i przybieranie na wadze, to normalne. Ale co jest dobre dla małego dziecka, niekoniecznie musi być dobre dla dorosłego człowieka.

Poślizg... kontrolowany!

Wyjątkowo w niedziele rano, jeśli obudziłeś się późno i nie zapowiada się bardzo aktywny dzień:

1 chińska miseczka białego sera
+ 1 łyżeczka śmietany
+ 1 łyżeczka posiekanej bazylii

Trzecie rozwiązanie. Śniadanie niemieckie lub angielskie: zastępujemy ser wędliną, jajkami, szynką surową lub duszoną (biała szynka nie jest wystarczająco tłusta) lub każdym innym tłustym mięsem, na które przyjdzie nam ochota, spożytym na ciepło lub na zimno.

Nie zapominaj, że będąc w podróży służbowej lub turystycznej, masz możliwość zjedzenia śniadania, które stosuje się do zasad chronoodżywiania w każdym z międzynarodowych hoteli.

Na nieszczęście fantazja kucharzy hotelowych inspiruje ich, aby dokładać do tego schematu wielką ilość mniej lub bardziej szybko przyswajalnych cukrów, zawartych w sokach owocowych, konfiturach, świeżych lub suszonych owocach, przecierach owocowych, mlecznym chlebie, maślanych bułeczkach, płatkach zbożowych itp., które należałoby wykreślić z porannego jadłospisu. Nie mówię nawet o cukrze zawartym w jogurtach i mleku, które to potrawy również należy wykluczyć z naszego jadłospisu – przekształcenie się zawartej w nich laktozy w galaktozę i glukozę zalewa nasz organizm cukrami prostymi, i to nawet nie wolno przyswajalnymi, jak sądzą niektórzy, ale tylko o trochę opóźnionym (ale szybkim) przyswajaniu i gotowymi do natychmiastowego użycia.

Śniadanie angielskie:

- 2 jajka sadzone
- 2 plasterki bekonu lub wędzonej szynki
- 4 kromki pełnoziarnistego pieczywa obficie posmarowanego masłem
- herbata bez ograniczeń, bez cukru i mleka

Śniadanie niemieckie:

- jajecznica lub omlet z 2 jajek
- 2 kiełbaski
- 1 plasterek baleronu
- 70 g wiejskiego chleba
- kawa bez ograniczeń, bez cukru i mleka

- *Chleb: 70 g*

Powróć do dobrego chleba!

O ile cukry proste spożyte na śniadanie są za szybko spalane przez organizm, o tyle cukry wolno przyswajalne będą paliwem bardzo użytecznym i pozwolą na zapoczątkowanie przetwarzania tłuszczów. W słomianym ogniu z cukrów prostych spaliłoby to tylko na panewce.

Każdy chleb jest dobry, byleby nie było w nim dodatku cukrów prostych, czyli przyswajanych natychmiast, co jest często stosowaną sztuczką jego producentów, aby przywiązać do siebie klienta i wywołać u niego uzależnienie – zjawisko dobrze znane żywieniowcom oraz dietetykom.

Uwaga na sucharki i chleby tostowe, które zawierają cukier; chleby wytwarzane przemysłowo, opiekane czy nie, jeśli są uczciwie zrobione, bez dodatku cukru, są *a priori* jadalne.

W zamian za to możesz rozkoszować się 70 g dobrego, chrupiącego jasnego pieczywa, co odpowiada 1/3 bagietki lub równoważnej ilości chleba wiejskiego, z otrębami, z ziarnami zbóż, rustykalnego i wielu innych jego gatunków, wliczając w to chleb z orzechami – jeśli ma się ochotę zjeść go z serem roquefort.

Jeśli cierpisz na problemy przewodu pokarmowego, zrezygnuj z jasnego pieczywa i wybierz chleb bogaty w błonnik: z ziarnami zbóż, z otrębami, pełnoziarnisty.

Jeśli nie przepadasz za chlebem

Nie ma problemu, możesz go zastąpić, tak jak już to pisałem powyżej, innymi słonymi wypiekami, nadziewanymi serem, obojętnie – kruchymi czy z ciasta francuskiego, ale nigdy słodzonymi.

Tylko bez płatków śniadaniowych i w żadnym wypadku bez sucharków, gdyż zawierają one szybko przyswajalne cukry!

Należy dorzucić do chleba dobre nasycone kwasy tłuszczowe, bogate w witaminę A (masło), które są dobrodziejstwem rano, a toksyczne wieczorem.

- *Masło: 20 g*

Odnajdź przyjemność smarowania

Jedzmy masło na śniadanie, **ale nie później**, zwykłe normalne masło, półsłone lub solone, szczególnie to ze wspaniałą morską gruboziarnistą solą z Guerande, tak pełną jodu, że aż słyszy się szum morza i krzyki mew, kiedy ma się ją na języku, dobre masło z Echire, nantejskie z Isigny lub każde inne autentyczne masło.

Nadciśnienie

Uwaga! Jeśli cierpisz na nadciśnienie tętnicze, szczególnie przy zbyt wysokiej minimalnej wartości ciśnienia, wtedy przyjemność płynąca z jedzenia soli będzie ci zabroniona, i bardzo proszę cię o słuchanie w tej kwestii twojego lekarza.Ta chwila rozkoszy może być dla ciebie przyczyną wielu kłopotów!

Masło produkowane wiosną, złocistożółte i pachnące, masło z lata o wyrazistym smaku, masło zimowe, prawie białe – każde jest dobre, byleby było naturalne, wysokiej jakości i w umiarkowanych ilościach: 20 g w zupełności wystarczy.

Pomyśl poprzedniego dnia wieczorem o wyjęciu masła z lodówki, aby ułatwić sobie poranne smarowanie kanapek.

Ale uciekaj od masła zbyt łatwego do rozsmarowywania!

Czy wiesz, co dodaje się do masła łatwego do smarowania, tak jak do wielu innych produktów nazywanych „lżejszymi"? Wodę i algi. Jeśli jedzenie alg sprawia ci przyjemność, to możesz to robić, są one nieszkodliwe. Ale nie mają żadnej wartości odżywczej, szczególnie kiedy się wie, że te krasnorosty, nazywane również mchem irlandzkim, owe wielkie żółte algi płożące się wstęgami na setkach metrów wybrzeży północnego Atlantyku, zbierane są całymi tonami, ubijane w olbrzymich ładowniach statków, a następnie przerabiane w wyspecjalizowanych fabrykach na metry sześcienne przezroczystej substancji o konsystencji żelatyny.

Jeżeli nie lubisz masła

Zwiększ o 20 g twoją porcję sera. Trudno, witaminę A znajdziesz w innych pokarmach jedzonych później w ciągu dnia (wątroba, żółtka jajek, marchew, szpinak, pomidory, morele).
Połóż po prostu ser bezpośrednio na chlebie albo używaj serków przeznaczonych do smarowania, chociaż daleko im do tych uważanych za najlepsze przez każdego szanującego się smakosza.

- *Napoje*

Odkryj ponownie herbatę, kawę lub napary ziołowe!

Najlepszymi starterami na rozpoczęcie dnia będą: kawa ze swoją kofeiną i herbata ze swą teiną, ale nie zadowalaj się tylko samym napojem pobudzającym, lecz połącz go z użytecznymi tłuszczami, białkami zwierzęcymi i roślinnymi oraz wolno przyswajalnymi cukrami (węglowodanami), które pozwolą na przedłużenie działania tłuszczów, dodając nam energii.

Można więc wypić przy śniadaniu tyle herbaty, kawy, wody gazowanej lub niegazowanej, naparu ziołowego czy herbatki owocowej, na ile się będzie miało ochotę.
Napoje te pije się bez cukru i mleka. Dla zatwardziałych zwolenników mleka kuszące jest dodanie choćby kropelki, jak powiedziałby skąpiec, łezki – powiedziałaby smutna kobieta, podejrzenia – rzekłaby zazdrosna żona, chmurki – według słów marzycielki. Lepiej jest jednak zastąpić je łyżką śmietany; będzie to o wiele bardziej pożyteczne, a przede wszystkim mniej szkodliwe dla funkcjonowania organizmu.

Mleko jest **fałszywym przyjacielem**, zawiera stosunkowo dużą ilość **laktozy**, półszybko przyswajalnego cukru, zupełnie nieobecnego w serze i rozkładanego w jelicie na dwa cukry proste: glukozę i galaktozę. A kiedy podamy dużą ilość glukozy w momencie, kiedy organizm ma zapotrzebowanie na tłuszcze, zaburzy to ich prawidłowy proces metabolizmu.

Cukry proste, inaczej mówiąc **szybko przyswajalne, powodują, że organizm angażuje się na niewłaściwym odcinku przemiany materii.** Dzieje się tak, gdyż nasz osobisty komputer jest leniwy: jeśli ma do wyboru szybką drogę oraz wolną, wybierze zawsze tę łatwiejszą. Funkcjonuje on bez odgórnej kontroli, odłoży na bok poranne zadanie odbudowy organizmu przy udziale wolno przyswajalnych cukrów (cukrów złożonych), aby rzucić się na cukry szybko przyswajalne, które zostaną bardzo szybko spalone, co wyjaśnia odczuwane wtedy poranne zmęczenie.

A co w tej sytuacji dzieje się ze wszystkimi niezużytymi tłuszczami i białkami?

Będą bezlitośnie magazynowane, śniadanie dołoży się do wieczornego posiłku z poprzedniego dnia i powiększy rezerwy organizmu, umiejscawiając się w okolicach ciała, w których wcale nie chciałbyś się zaokrąglać!

Porzuć namiastki cukru i słodziki!

Nigdy nie należy oszukiwać swojego organizmu, jeśli chcesz skutecznie pozbyć się uzależnienia od glukozy.

Naucz się raczej przygotowywać herbatę i kawę w inny sposób, ponieważ jeśli musisz do nich dosypywać cukier, to znaczy, że bez niego nie nadają się do wypicia, gdyż po prostu za mocno je zaparzyłeś.

Człowiek prymitywny nie znał smaku cukru, z wyjątkiem rzadkich okazji, gdy znajdował go w miodzie albo sezonowo, w owocach.

Wystarczy tydzień, aby twoje kubki smakowe zapomniały o tym cywilizacyjnym wynalazku i powróciły do pierwotnych kryteriów smaku.

Kawa

Kawa powinna być słaba! Aby kawa była dobra, nie może być czarna jak smoła; oprócz tego mocna kawa bardzo przyspiesza rytm serca. Zbyt czarna, a więc zbyt mocna, powoduje dodatkowo spadek poziomu cukru we krwi, co wpływa na złe samopoczucie, wynikające z chemicznego oddziaływania kofeiny. Kofeina jest substancją pobudzającą centralny system nerwowy, który potrzebuje wtedy większych dawek glukozy.

Należy wyjść od zasady, iż jeśli odczuwasz nieodpartą potrzebę osłodzenia kawy, to znaczy, że jest ona za mocna.

Można zastosować następującą regułę postępowania: należy wlać gorącą kawę, jaką zwykłeś sobie robić, do dwukrotnie większej filiżanki i dodawać do niej po trochu wrzątek, aż jej smak okaże się znośny. Możesz oczywiście, jeśli pijasz kawę rozpuszczalną, zmniejszyć ilość wsypywanego proszku, albo też dolać później do niej więcej wody, chociaż w tym wypadku ryzykujesz, że przesadzisz z ilością płynu i nieodwracalnie otrzymasz ohydną ciecz w kolorze brudnej ścierki!

Jeżeli odważysz się zrezygnować z używania cukru do kawy przez osiem dni z rzędu, nie będziesz już w stanie włożyć do niej ani jednej kostki przez resztę życia, tak bardzo wyda ci się ona niesmaczna, gdybyś ponowił próbę jej posłodzenia.

Jeśli moc kawy jest czynnikiem mającym związek z jej słodzeniem, jej smak wywiera na to mniejszy wpływ: łagodna kawa boliwijska albo subtelna peruwiańska nie będą tak cierpkie, jak mocna kawa afrykańska, której siłę trzeba szczególnie łagodzić.

Aby odzwyczaić się od słodzenia kawy, można pić arabikę, która mniej wymaga osładzania czy rozcieńczania wodą. Później, po kilku miesiącach doświadczeń, powrócisz być może do robusty.

Herbata

Urozmaicaj wypijaną herbatę, kupuj ją na wagę i popróbuj mieszać różne gatunki, nie przesadzając z ilością. Jeśli jest za mocna, a więc też za gorzka, niepotrzebnie dolewa się do niej mleka lub dorzuca cukier, aby zmniejszyć trochę dziwne uczucie kurczenia się błony śluzowej w ustach.

Należy nauczyć się nie dopuszczać do niepotrzebnego macerowania liści herbacianych we wrzątku, co powoduje wydostanie się najbardziej skondensowanej części ich soków, których gorycz jest mało przyjemna.

Są herbaty indyjskie, chińskie, suszone, zielone, wędzone, cejlońskie (ze Sri Lanki), różnego rodzaju herbaty zapachowe, wybór jest naprawdę szeroki.

Moimi ulubionymi są chińskie herbaty wędzone:
- Lapsang Souchong, najbardziej znana, którą szczególnie upodobałem sobie wieczorem, jako dodatek do piklingów, których smakiem się ona nasyca i jeszcze go podkreśla na tle innych smaków;
- Be Jung o białych końcówkach listków, bardziej intensywna, której przenikający aromat, jak to uważają niektórzy, wspomaga trawienie oraz przyswajanie tłuszczów.

Jeśli zaś idzie o herbaty cejlońskie (ze Sri Lanki), określane są nie tylko nazwami regionów, jak w Indiach, czy prowincji, jak w Chinach, z których pochodzą, ale również wysokością nad poziomem morza, na której są uprawiane.

Herbata przeznaczona do picia powinna mieć kolor pomarańczowy, a nie ciemnobrązowy, jeśli chcemy, aby jej degustacja była przyjemnością niewymagającą ani słodzenia, ani żadnych dodatków. W tym celu należy zaparzać torebkę, siateczkę, lub filtr do herbaty przez 5 minut, nie więcej.

Można herbatę pijać zarówno na zimno, jak i na ciepło, można ją też schłodzić i popijać mrożoną podczas długich letnich dni.

Napary ziołowe

Paleta ich smaków w ciągu paru ostatnich lat bardzo się powiększyła: można pić zamiennie tymianek, rozmaryn, lipę, ale również, jeśli są bliższe twemu sercu, dziesiątki innych mieszanek ziołowych w torebkach, łatwo dostępnych obecnie na rynku.

Woda

Woda, niegazowana albo **gazowana,** jest nie do zastąpienia. To jedyny napój konieczny z fizjologicznego punktu widzenia.

Świeża i gasząca pragnienie zastępuje z wielką korzyścią każdy inny napój o tej porze dnia. Wszystkie słodzone napoje stanowią niebezpieczny koktajl łączący cukry proste z tłuszczem występującym w serach.

Zupy

Są stanowczo odradzane w południe, z wyjątkiem szczególnych okoliczności i kategorycznie zabronione wieczorem; ich amatorzy pozbawieni tego przysmaku przy kolacji mogą się nimi delektować przy śniadaniu, kiedy nie pociągają za sobą żadnego niebezpieczeństwa.

Trzeba pamiętać o zmniejszeniu porcji chleba do 50 g (mniej bagietki), jeśli zupa zawiera produkty mączne albo skrobię (ziemniaki, tapiokę albo makaron), nie należy też przekraczać ilości jednego niewielkiego talerza i do jej przyprawienia użyć jak najmniej soli.

Przedpołudnie rozpoczęte od tak solidnego śniadania, nawet jeśli będzie mocno wypełnione zajęciami, wyda ci się od razu o wiele krótsze.

Po kilku dniach zorientujesz się, że zostałeś uwolniony od dobrze znanego ssania w żołądku, które powoduje, że po kilku godzinach od wstania z łóżka ciągle spoglądasz na zegarek, wyczekując na chwilę, kiedy można będzie rzucić się jak dzikus na ratujący życie obiad. Dopuść do głosu swą wyobraźnię, urozmaicaj swoje kanapki z serem w nieskończoność i zanurz się w świecie swej własnej kuchni, odkrywając codziennie inne smaki.

> **Jeśli ranek jest zbyt długi**
>
> Wyjątkowo, jeśli planujesz bardzo późny obiad i gdy zapowiada się, że twoje przedpołudnie będzie zbyt długie, możesz zjeść nieduży kawałek czarnej czekolady na godzinę przed obiadem i popić ją szklanką wody, zamiast przegryzania tej czekolady do kawy na koniec obiadu, co niewątpliwie nie będzie dobrym pomysłem!

OBIAD

Wykorzystaj obiad, aby umocnić fundamenty twojego dnia

Obiad służy do zakończenia odbudowy komórek, która rozpoczęta została rano. Powinien uzupełnić dostawy energii oraz aminokwasów ze śniadania. Dzięki nim organizm wzmacnia swoje ośrodki obronne i magazynując je będzie mógł używać ich później w nocy, kończąc swój codzienny cykl odbudowy.

Z tego powodu obiad jest jednym z najważniejszych momentów dnia stworzeń mięso- i owocożernych, którymi jesteśmy, zostając wegetarianami raczej przez upodobanie, niż z bezwzględnej konieczności; na szczęście rzadko stajemy się weganami, ulegając ideologii intelektualnie bardzo szczytnej, ale niedopuszczalnej z biologicznego punktu widzenia.

Nieskomplikowany, odżywczy, smakowity, prosty obiad powinien składać się z białek pochodzenia zwierzęcego oraz z produktów mącznych.

Nie powinien być rozwlekły, ale solidny i skuteczny. W ten sposób nie wywoła ani senności, ani ociężałości, co mogłoby wyniknąć z posiłku zbyt obfitego albo z błędnymi proporcjami.

Jeść solidnie, nie jedząc przy tym za dużo, ani nie jedząc źle, to znaczy przede wszystkim jeść jak najprościej.

Menu obiadowe

(dla osoby mającej 170 cm wzrostu i wykonującej aktywny zawód)

- Czerwone mięso: 240 g
- albo białe mięso lub drób: 280 g
- albo wędlina: 260 g
- albo jajka (nie więcej niż 1 raz w tygodniu): 4 jajka na raz
- produkty mączne, czyli zawierające skrobię (ryż, makaron, frytki): 1 salaterka 250 ml

bez przystawek (z wyjątkiem sytuacji, gdy rozdzielamy ilość mięsa pomiędzy przystawkę i danie główne),
bez sałatki,
bez sera,
bez deseru,
bez wina,
bez chleba (chyba że chcemy zastąpić chlebem wyroby mączne, w tym wypadku maksymalnie 50 g pieczywa, co odpowiada 1/4 bagietki)

Tabela na **str. 115** podaje wartości dla jednej kategorii osób, należy zatem odnieść się do szczegółowych tabel z różnymi ilościami produktów, odpowiadających twojemu wzrostowi oraz aktywności fizycznej, jeśli chcesz naprawić błędy i osiągnąć zharmonizowany morfotyp!

Obiad jest w dzisiejszych czasach traktowany bardzo niepoważnie w szybkich jadłodajniach, ośmieszany w budkach z kanapkami, zaniedbywany przez nas samych na rzecz zakupów, albo zastępowany godziną gimnastyki. Jest to bardzo zła arytmetyka, gdyż zapominanie o obiedzie na dłuższą metę przyniesie niemiłe konsekwencje dla twej sylwetki i zdrowia.

Jako że pod koniec popołudnia twój organizm obowiązkowo zrobi rozliczenie jakości oraz ilości dostarczonego mu pożywienia, chybiona będzie próba oszukiwania go poprzez nagromadzenie produktów lekkich lub odchudzających, przeznaczonych do tego, aby zajęły jak największą objętość. Nasz organizm, jak dobrze naoliwiona maszyna, potrafi dokładnie ocenić ilość potrzebnego mu paliwa i jeśli czegoś będzie brakowało, przygotuj się na najgorsze!

Staniesz się ofiarą problemów, przykrych dla ciebie i twego otoczenia: zły humor, ciągły głód po przejściowym poczuciu zadowolenia, wieczorne uczucie głodu nie do zaspokojenia i ciężkie noce. W końcu, jeśli będziesz dalej iść tą zdradliwą drogą źle skomponowanych obiadów lub ich braku, przygotuj się na nieubłagany wzrost wagi i wymiarów, co będzie poprzedzone najczęściej czasowym schudnięciem, i wcześniej czy później odrobione z naddatkiem podczas okresowych, niemożliwych do opanowania napadów bulimii.

Aby uniknąć tych wszystkich niedogodności, obiad powinien składać się z większej ilości białek pochodzenia zwierzęcego, a z mniejszej ilości tłuszczów niż śniadanie oraz z niewielkiego dodatku białek pochodzenia roślinnego i wolno przyswajalnych cukrów.

Obiad
Zalecane ilości

Należy przestrzegać ilości w zależności od wzrostu i od aktywności, wiek i płeć nie gra roli

Pokarmy	Twój wzrost	Proteiny pochodzenia zwierzęcego			
		Nieaktywni emeryci i rekonwalescenci	Praca siedząca i aktywni emeryci	Aktywne profesje	Praca fizyczna i sportowcy zawodowi
Czerwone mięso	1,50 m 1,60 m 1,70 m 1,80 m 1,90 m	150 g 160 g 170 g 180 g 190 g	170 g 180 g 190 g 200 g 210 g	210 g 220 g 230 g 240 g 250 g	250 g 260 g 270 g 280 g 290 g
Białe mięso i drób	1,50 m 1,60 m 1,70 m 1,80 m 1,90 m	190 g 200 g 210 g 220 g 230 g	220 g 230 g 240 g 250 g 260 g	260 g 270 g 280 g 290 g 300 g	310 g 320 g 330 g 340 g 350 g
Wędliny (nie więcej, niż 3 razy na tydzień)	1,50 m 1,60 m 1,70 m 1,80 m 1,90 m	170 g 180 g 190 g 200 g 210 g	190 g 200 g 210 g 220 g 230 g	230 g 240 g 250 g 260 g 270 g	270 g 280 g 290 g 300 g 310 g
Jajka (nie więcej, niż 1 raz na tydzień)	1,50 m 1,60 m 1,70 m 1,80 m 1,90 m	1 2 3 4 5	1 + 1/2 2 + 1/2 3 + 1/2 4 + 1/2 5 + 1/2	2 3 4 5 6	3 4 5 6 7

Produkty mączne i zawierające skrobię		
Twój wzrost	Nieaktywni emeryci i rekonwalescenci - praca siedząca i aktywni emeryci	Aktywne profesje, praca fizyczna i sportowcy zawodowi
1,5 m	1/2 małej chińskiej miseczki 25 cl	2/3 małej chińskiej miseczki 25 cl
1,6 m	2/3 małej chińskiej miseczki 25 cl	1 mała chińska miseczka 25 cl
1,7 m	1 mała chińska miseczka 25 cl	1 salaterka 33 cl
1,8 m	1 wypełniona mała chińska miseczka 25 cl	1 wypełniona salaterka 33 cl
1,9 m	1 salaterka 33 cl	2 małe chińskie miseczki 25 cl

* 1 cl = 10 ml

Z drugiej strony, w zależności od twojego morfotypu, w szczególnych przypadkach twój morfożywieniowiec będzie mógł zaproponować ci zastąpienie produktów mącznych i zawierających skrobię porcją bezskrobiowych jarzyn. Ale na razie, bez otrzymania zindywidualizowanych wskazówek, powstrzymaj się proszę od tego typu inicjatyw, które mogą okazać się dużym błędem; nawet jeśli niektórych z was zachęca do tego występująca latem obfitość świeżych warzyw.

Nie zapominaj, że latem nic nie stoi na przeszkodzie, aby jadać produkty mączne ugotowane i podane na zimno z sosem winegret!

Dajmy pierwszeństwo posiłkom jednodaniowym!

Obiad powinien zawierać **większą ilość białek zwierzęcych i mniejszą ilość tłuszczów niż śniadanie**. Powinno się do niego dodać **niewielką ilość białek pochodzenia roślinnego i wolno przyswajalne cukry (węglowodany)**.

Najlepszym wyborem będzie więc **mięso** w połączeniu z produktami **mącznymi, czyli skrobiowymi**, z wykluczeniem wszystkich innych potraw (ale nie wykluczając dodatków, patrz **str. 131**). Nie można też zapominać, że mięso jest niezbędnym składnikiem, który należy zjeść w pierwszej kolejności, aż do zaspokojenia głodu, przechodząc dopiero później do towarzyszących mu produktów.

Większość francuskich dań regionalnych to wspaniałe przykłady takich posiłków: baleron z soczewicą, cassoulet (gotowana wieprzowina z fasolką i warzywami), choucroute (gotowana kiszona kapusta z mięsem i wędlinami), pot-au-feu (rosół z mięsem), potee (kompozycje różnorakich mięs z warzywami).

Aby osiągnąć ideał obiadu, podstawowa zasada brzmi:
- nic innego przed
- nic innego w trakcie
- nic innego po

co oznacza, że jest on jedzony: **bez przystawek, chleba, sałatki, sera, deseru**, co pozwoli na spożycie wystarczającej ilości składników niezbędnych do zapewnienia prawidłowego metabolizmu.

W niektórych okolicznościach można podzielić obiad na przystawkę oraz na danie główne, jak to zobaczymy później.

Proszę dobrze zapamiętać:
Mięso i wszystkie inne białka pochodzenia zwierzęcego waży się na surowo, a jajka liczy się na sztuki – jeśli chodzi o jaja kurze, wiedząc, że jajo gęsie równoważne jest dwóm jajom kurzym i dwunastu jajkom przepiórczym. Być może któregoś dnia pojawi się na twoim stole jajo strusia, ale przyznaję, że nie miałem jeszcze okazji go spróbować.

Produktów mącznych, czyli skrobiowych, nie waży się, tylko odmierza już po ugotowaniu. Punktem odniesienia jest mała chińska miseczka o pojemności 250 ml; pamiętamy, że jedna miseczka równa jest czterem pełnym łyżkom do zupy i oczywiście 1/2 miseczki równe jest dwóm łyżkom, co jest bardzo praktyczne, szczególnie przy odmierzaniu składników podwieczorku.

Zastanawiam się nawet, czy nie mógłbym wam zaproponować małych salaterek dostosowanych pojemnością do wzrostu, gdyż wielu z was, postępując niezbyt rozsądnie, wykorzystuje sytuację, zaokrąglając mocno w górę ilości przeznaczonych dla niego wyrobów mącznych.

Nie bądź zdziwiony, że do nieznacznie większej ilości tych wyrobów mają prawo jedynie osoby bardzo aktywne zawodowo. Trzeba pamiętać, że produkty mączne zawierają „krótko działające pożywienie", w co mięso jest gorzej zaopatrzone: są to owe słynne wolno przyswajalne cukry, o których mówi się zarówno wiele złego, jak i dobrego. Jedni polecają je w celu zwiększenia siły u sportowców, inni oskarżają je o powodowanie poważnej otyłości, i wszyscy zarówno mają rację, jak i nie mają, gdyż nie chodzi o to, aby je zupełnie wykluczyć albo z nimi przesadzać, ale żeby spożywać je w potrzebnych do funkcjonowania organizmu ilościach.

Tak więc w przypadku zużycia większej ilości energii należy zwiększyć ilość produktów mącznych, aby organizm nie musiał czerpać ze swoich rezerw białek, nie zapominając przy tym, że przed dużym wysiłkiem fizycznym trzeba będzie zapewnić swojemu ciału dostawę szybkiej energii, o czym porozmawiamy przy okazji podwieczorku.

Dodatek czy uzupełnienie

Różnica między nimi znajduje się w objętości tego, co dokładamy do potrawy głównej.

Uzupełnienie jest częścią potrawy, towarzyszącej głównemu jej składnikowi, jak np.:
- mała chińska miseczka produktów mącznych do obiadu,
- mała chińska miseczka niemącznych jarzyn do kolacji.

Dodatek, bardziej dyskretny, jest ozdobą uzupełnienia. Nie wpływa na ogólną objętość posiłku, lecz sprawi, że będzie on przyjemniejszy.

Na przykład: gdy podamy na obiad żeberka wołowe z kurkami, kurki będą dodatkiem, podczas gdy uzupełnienie stanowić będzie mała chińska miseczka produktów mącznych.

Można więc dołożyć trochę jarzyn do mącznego uzupełnienia obiadu, pod warunkiem, że dołożona część jarzyn będzie mniejsza niż część mączna.

Proszę uważać przy kolacji: można dołożyć trochę produktów mącznych jako dodatek, albo w sosach, lecz nie za dużo.

Dodatek nie powinien stać się uzupełnieniem, gdyż w tym wypadku ryzykujemy przekroczenie zalecanych ilości.

- *Mięso*

Przed rozpoczęciem tej metody odżywiania upewnij się u swojego lekarza prowadzącego, czy możesz jadać mięso; potwierdzi to proste badanie krwi, polegające na sprawdzeniu twojego poziomu kreatyniny we krwi. Poziom kwasu moczowego pozwoli na określenie, czy wszystkie rodzaje mięs są dla ciebie dozwolone, czy raczej trzeba będzie, jeśli jest on zbyt wysoki, unikać podrobów, koniny i wędlin.

Najpierw mięso!

Pamiętasz, jak mówiono ci w dzieciństwie: „Zjedz najpierw mięso, jarzyny zjesz później!". Jest to ludowa mądrość i rodzicielska rada, której – kiedy dorosłeś – często starasz się robić na przekór!

Pierwszy głód należy zaspokajać mięsem, a nie dodatkami mącznymi czy jarzynami.

Oto zasady określania jego ilości: wagę białego mięsa w gramach otrzymuje się dodając 100 gramów do twojego wzrostu wyrażonego w centymetrach, a w przypadku mięsa czerwonego minimum w gramach stanowi twój wzrost w centymetrach, niezależnie od płci i wieku.

Dla mężczyzny czy kobiety, osoby młodej czy starszej, mającej 170 cm wzrostu, minimalna ilość czerwonego mięsa wynosi 170 g, a maksymalnie przy tym wzroście można zjeść 170 g + 100 g = 270 g mięsa, jeśli stale przejawia się intensywną aktywność fizyczną.

Większość z was może być zdziwiona aż taką ilością, bo wydaje się być sprzeczna z naszymi przyzwyczajeniami, ale jest ona zupełnie normalna, należna i wystarczająca, jeśli będziemy pamiętać, że razem z tym mięsem zjemy tylko niewielką porcję produktów mącznych i nic więcej.

Jaki rodzaj mięsa

Można zjadać każde mięso bez wyjątku: czerwone lub białe, wieprzowinę, baraninę, drób, wołowinę, koninę, podroby, wędliny, dziczyznę, czy zwierząt hodowlanych, nieważne, czy będzie ono gotowane, pieczone, grillowane, smażone, **z dodatkiem różnego rodzaju sosów**: ciepłych lub zimnych.

Polecam mięso z etykietą, która gwarantuje wyroby dobrej jakości.

Przypominam jeszcze raz, że nie chodzi tu o żadną dietę, możesz więc zaufać swojemu instynktowi, popuszczając wodze fantazji, aby złagodzić trochę dyscyplinę jednodaniowych posiłków.

Powiedziałem, że każdy rodzaj mięsa jest dobry, ale oczywiście są one mniej lub bardziej sycące. Trzeba więc będzie zjeść białe mięso z sosem lub panierowane, aby odpowiednio się pożywić, w stosunku do takiej samej ilości czerwonego mięsa.

Jest również oczywiste, że lepiej jest jadać tłusto zimą, aby wspomóc swój organizm w walce z chłodem, a chudo latem, z wyjątkiem sytuacji, kiedy jest szczególnie zimno! Smakowity rosół z mięsem zaspokoi najbardziej wyszukane gusta, nawet jeśli spożyty jest na Wielkanoc czy w środku sierpnia, w zależności od wahań pogody.

Mięsa

Mięso czerwone:
- **jagnięcina**
- **wołowina**
- **konina**
- **baranina**
- **podroby (ozorek, cynaderki, wątróbka)**

Mięso białe:
- wieprzowina
- cielęcina
- królik
- drób

Mięso czarne:
- dziczyzna

Ważne jest, aby różnicować spożywane mięsa. Jeśli jadłbyś codziennie to samo mięso, nie dość, że by ci się znudziło, to jeszcze ryzykowałbyś, że zacznie ci brakować pewnych składników pokarmowych, a innych będzie w organizmie nadmiar. Nie zaleca się na przykład jadania podrobów częściej niż dwa razy w tygodniu.

Jak gotować?

Należy wystrzegać się obiegowych opinii: grillowanie mięsa jest przyjemne, ale nie jest ono obowiązkiem i nie przekształci tłustego mięsa w chude.

Trzeba wiedzieć, że w rzeczywistości **grillowany antrykot jest bogatszy w tłuszcz niż duszona wołowina**, a przede wszystkim, że przy zbyt częstym jadaniu zbyt mocno zgrillowanego mięsa lub innych produktów występuje zwiększone ryzyko nabawienia się raka jelita grubego. Powinno się więc unikać systematycznego grillowania.

Podobnie jest z dziczyzną, jest ona zawsze chuda, z wyjątkiem mięsa pochodzącego ze zwierząt hodowanych w parkach, które jest równie tłuste, jak mięso zwierząt udomowionych.

Powinno się wybierać to, co uzna się za rozsądne i zgodne ze swoim apetytem, ale lepiej polegać na własnym instynkcie, niż narzucać sobie zbyt ostrą dyscyplinę.

Twoje obawy

Miewam często spore trudności, aby przekonać osoby otyłe do właściwego jadania. Przypominam sobie stwierdzenie jednej pacjentki, która mówiła mi z bardzo zatroskaną miną:
„Ależ panie doktorze, ja nigdy nie będę w stanie zjeść tego wszystkiego!".
„Niestety! Pani zjada w rzeczywistości cztery do sześciu razy więcej pożywienia w ciągu dnia, ale co mam zrobić, by pani zdała sobie z tego sprawę, jednocześnie nie wstrząsając panią za bardzo, oraz jak sprawić, aby zaczęła pani słuchać moich rad?".
Proszę więc, abyś od nowa znalazł przyjemność w jedzeniu prawdziwego posiłku, równie apetycznego, co prostego, w porze obiadowej; zobaczysz, że gdy nasycisz się w ten sposób, będzie ci o wiele łatwiej zmagać się z zachciankami podjadania w tym czasie. Jeśli chodzi o kalorie, to zdecydowanie na tym wygrasz!

Nie zapominajmy o daniach regionalnych!

Przepisy kucharskie opracowane przez Guylene, opublikowane w dwóch książkach, z których jedna już stała się bestsellerem, są przeznaczone dla was wszystkich. Duszona wołowina, choucroute, czyli kapusta z mięsem i wędlinami, cassoulet, czyli gotowana wieprzowina z fasolką i warzywami – dania, o których istnieniu nie mieliście nawet pojęcia! Podaję wam kilka ich przykładów na **str. 261–275**.

Kiedy jest zimno mam wielką słabość do gotowanej kapusty z mięsem i wędlinami; wspominam do tej pory, jak jadłem to wspaniałe danie w samym środku zimy w dzielnicy Strasburga nazywanej La Petite France.

Gotowaną wieprzowinę z fasolką i warzywami (regionalną potrawę z Tuluzy) uważam za doskonałą o każdej porze roku, jadałem ją tam również w lipcu, tak jak i confit z kaczki z ziemniakami à la sarladaise czy kurczaka ze smardzami, których to dań dane mi było próbować podczas mych podróży po Francji.

Jednakże uwaga, muszę cię ostrzec, tak jak dobra wróżka ostrzegała swą chrześnicę: „Nie zapuszczaj się tam, gdzie ci iść nie wolno, gdyż na pewno bardzo się rozczarujesz"..., a w przeciwieństwie do Kopciuszka nie masz cudownego pantofelka, dzięki któremu zostaniesz wybawiony z wszelkich kłopotów spowodowanych twą nieostrożnością!

Nie mieszaj i nie myl swoich obecnych zwyczajów żywieniowych z tymi, które ci proponuję, i uważnie przestrzegaj wszystkich proporcji.

Oczywiste jest przecież, że jeśli dołożysz swoje kalorie do moich, z pewnością będzie ich za dużo.

Kilka mięsnych dań obiadowych

- łopatka jagnięca, str. 261
- duszona wołowina, str. 262
- kacze udka w piwie, str. 264
- królik z piernikiem, str. 265
- łopatka wieprzowa z soczewicą, str. 266
- kurczak z szałwią, str. 267
- żeberka cielęce z kurkami, str. 269

Jeśli nie lubisz mięsa

Jest to o wiele częstszy problem w naszych czasach, niż mogłoby się wydawać. Fakt niejedzenia mięsa spotyka się pośród wszystkich warstw społeczeństwa. Jest on przyczyną niebezpiecznych braków białek w organizmie.

Istnieją oczywiście tacy, którzy nie lubią faktury albo konsystencji lub też ogólnego wyglądu niektórych mięs. Ale wielu spośród nich wyrobiło sobie stereotyp nieodparcie przywodzący im na myśl właśnie to, czego nie lubią, kiedy tylko usłyszą wypowiedziane słowo: mięso, szczególnie kiedy chodzi o mięso czerwone.

Ta negatywna postawa jest w rzeczywistości rezultatem doświadczeń z dzieciństwa, kiedy bardzo często zmusza się dziecko do jedzenia mięsa, praktycznie zawsze czerwonego i jak na jego gust niedostatecznie dopieczonego.

Smutnym rezultatem tego jest, że kiedy dziecko dorasta, staje się niezależne i zaczyna swobodnie wybierać, starając się również jak najszybciej położyć kres latom życia w poddaństwie. Aby dziecko zasmakowało w mięsie, wystarczyłoby je dogotować lub lepiej upiec, co wpłynęłoby tylko bardzo nieznacznie na jego walory odżywcze.

Czerwone mięso stało się, począwszy od drugiej wojny światowej obsesją żywieniową, która ciągle jest obecna. Dlatego zawsze muszę zaznaczać z naciskiem i chcę to jeszcze tutaj podkreślić, że mięso, które będziemy jeść w południe, wcale nie musi być czerwone.

Spróbuj więc białego mięsa przyrządzanego z dodatkiem aromatów i przypraw ziołowych.

Możesz też zastąpić mięso jajkami lub bardzo tłustą rybą: tuńczykiem, łososiem, miecznikiem, sardynkami w oliwie, wiedząc, że trzeba ich minimalnie o 100 g więcej, niż wynosi twój wzrost, i że należy wtedy dołożyć jako przystawkę do głównego dania obiadowego porcję tłustego sera w ilości odpowiadającej twojemu wzrostowi, bez chleba.

Niestety, nie możesz tego zrobić, jeśli cierpisz na podwyższony poziom cholesterolu, nawet jeśli jest prawidłowo leczony.

Pizza IREN

Instytut opracował przepis na pizzę (przepis ze str. 270) – z mielonym mięsem i pikantnymi kiełbaskami chorizo, z jajkami, pomidorami, cebulą – stanowiącą doskonały jednodaniowy obiad.

Niektórzy wahają się przed zakupem mięsa za względu na jego cenę, która często faktycznie jest zbyt wygórowana.

Ale nie należy dawać wiary w to, że drogie mięso jest zawsze lepsze dla zdrowia niż inne, o wiele tańsze gatunki. I tak zwyczajna duszona wołowina jest mniej tłusta, a więc równie dobra dla zdrowia jak grillowany antrykot. Poszukaj promocji (są one liczne w hiper- i supermarketach) i jak w przypadku serów, nie wahaj się zamrozić podzielonego wcześniej na porcje mięsa.

Dania obiadowe na bazie jajek

– **Omlet z krewetkami w cydrze, str. 272**
albo
– **Omlet chiński, str. 273**
albo
– **Jajka z pomidorami i ryżem pilaw, str. 274–275**

Słyszy się ostatnio opinie, że spożywanie zbyt dużej ilości mięsa szkodzi zdrowiu.

Każda przesada w jedzeniu czegokolwiek może być niebezpieczna dla zdrowia, ale równie niebezpieczne będą niedobory potrzebnych składników. Dlatego groźne są zbyt pewne siebie wypowiedzi, nie mające żadnego naukowego podłoża. Abyś mógł się o tym przekonać, przeczytaj rozdział napisany przez profesora Rapina (**str. 325**).

Nie zapominaj tylko o tym, że skoro zjemy solidny posiłek w południe, powinniśmy jeść lekko wieczorem, a więc **nigdy** czerwonego mięsa na kolację, i tylko trochę lub wcale mięsa białego.

Pozostaje jeszcze ostatnia sprawa, wcale nie najmniej istotna: tendencja „koniec wieku, powrót do źródeł i inne banialuki", która przejawia się manifestowaniem wegetariańskiego stylu życia, lub nawet stylu wegańskiego, w których wyczuwa się dążenie do anielskiego naturalizmu.

W rzeczywistości owa tendencja stylu wegetariańskiego nie jest ideałem. Wręcz przeciwnie, jest ona bardzo od niego oddalona, gdyż aby otrzymać ilość białka równoważną ilości białek dostarczanych przez 250 g mięsa, potrzeba 2 kg soczewicy. W dodatku te roślinne białka nie będą tak odżywcze jak pochodzenia zwierzęcego, a nie mając takiego samego ciężaru cząsteczkowego, zostaną gorzej przyswojone i przetworzone w organizmie.

Na koniec informacja wieńcząca sprawę: rośliny, nawet te bogate w białka, jak rośliny strączkowe, nie zawierają wszystkich aminokwasów niezbędnych w naszym żywieniu.

Jeśli więc na swoje nieszczęście decydujesz się jadać tylko białka roślinne, zmusi cię to jednocześnie do zbyt dużej konsumpcji wolno przyswajalnych cukrów, co prowadzi nieodwołalnie ku morfotypowi zakonnemu. Chodzi o sylwetkę w kształcie beczki, którą opisywałem trochę wcześniej.

Szczerze mówiąc, nie sądzę, aby stanie się człowiekiem o takiej figurze było twoim marzeniem.

Niezależnie od tego, co twierdzą zwolennicy wegetarianizmu, nigdy nie da się skutecznie zastąpić białka pochodzenia zwierzęcego, chyba że poprzez inne białko zwierzęce!

Można więc zastąpić mięso trzema lub czterema jajkami w omlecie, ugotowanymi na twardo, na miękko, w koszulkach lub w formie jajecznicy, albo taką samą ilością ryby (twój wzrost + 100 g), do której, tak jak to mówiłem powyżej, należy bezwzględnie dołożyć porcję sera w ilości równej twojemu wzrostowi wyrażonemu w centymetrach.

Kiedy spożywa się jajka, rozsądnie będzie dorzucić do nich trochę octu, który odgrywa o wiele ważniejszą rolę w trawieniu, niż można to sobie wyobrazić.

Osobiście bardzo lubię ciągnący się omlet, ale nie byłbym w stanie go strawić, gdybym nie dodał do niego octu. Jeśli twój żołądek buntuje się po zjedzeniu omletu albo jajecznicy, następnym razem, kiedy będziesz ją jadł, zrób tak jak ja, a zobaczysz, że będzie ci się o wiele lepiej trawiło!

Obiad bezmięsny

- **Ryba, ale wyłącznie bardzo tłusta: 100 g więcej, niż twój wzrost, czyli dla osoby mierzącej 1,70 m: 170 + 100 = 270 g.** Będzie ona poprzedzona przystawką z 70 g tłustego sera (przynajmniej 50% tłuszczu)

albo

- **4 jajka (omlet, jajecznica, sadzone, na twardo, na miękko): raz do trzech razy na tydzień, w zależności od twojej osobistej tolerancji)**
+
- **1 chińska miseczka produktów mącznych, czyli zawierających skrobię, bogatych w białka pochodzenia roślinnego, jak na przykład makaron, soczewica lub cieciorka.**

Nie lekceważ swoich zachcianek

Bardzo często są one znamienne. Na przykład za trudną do opanowania ochotą na taką to, a taką potrawę u kobiety w ciąży, kryje się zwykle realna przyczyna związana z jej metabolizmem. Nagły apetyt przykładowo na kaszankę zwykle tłumaczony jest anemią, ochota na ogórki kiszone, to potrzeba większego zakwaszenia w żołądku, a chęć na czekoladę praktycznie zawsze wiąże się z dietą zbyt ubogą w tłuszcze!

Jeśli pojawiają się u ciebie powtarzające się zachcianki, nie wahaj się wspomnieć o tym swojemu lekarzowi, który z pewnością znajdzie ich ukrytą przyczynę organiczną.

Kwestia niedoborów

Spotyka się je u osób nie jadających wystarczającej ilości mięsa, owoców i tłuszczów. Występują u nich przeróżne braki, najczęściej żelaza, ale czasami też cholesterolu.

Mogą one być u niektórych szczególnie otyłych pacjentów, o równoczesnym bardzo małym umięśnieniu, wywołane spadkiem ilości rezerw w komórkach tłuszczowych. Pociąga to za sobą również sporą utratę witamin rozpuszczalnych w tłuszczach, co wymaga jak najszybszego ich uzupełnienia.

Należy w tym przypadku, w zależności od stwierdzonego niedoboru, dołączyć do zastosowanego chronoodżywiania również mikroodżywianie, które pozwoli na dostarczenie organizmowi w skondensowanej formie tych elementów, których mu brakuje.

Bardzo często chodzi o niedobory białek, należy w tym przypadku uzupełnić ich brak poprzez przyjmowanie białkowych produktów uzupełniających w proszku, uważając jednak, aby zawierały one maksimum 25% węglowodanów. Udało mi się uzyskać od laboratorium rozprowadzającego białkowe preparaty uzupełniające produkt, który składał się z mniej niż 20% węglowodanów.

Dostarczanie dodatkowych białek dotyczy oczywiście tylko osób niemogących lub niechcących jeść wystarczającej ilości mięsa w południe. Niedobór ten można łatwo wykryć (nawet jeśli osoby te przysięgają z ręką na sercu, że jedzą wystarczająco dużo mięsa!), wystarczy tylko rzucić okiem na ich morfotyp.

Będzie on obowiązkowo zmierzał ku sylwetce mieszczącej się w idealnym prostokącie u góry i na dole. Można by to łatwo potwierdzić, wykonując badanie poziomu białek w osoczu krwi. Jeśli jest on poniżej normy wyznaczonej przez laboratorium dokonujące badań, pacjent nie będzie mógł zaprzeczać wykazanej oczywistości.

Obiad skondensowany

Oto jego definicja: kompaktowy produkt żywieniowy, zawierający w zredukowanej formie wszystkie elementy odżywcze, potrzebne do uzyskania odpowiednich proporcji między składnikami posiłku.

Taki skondensowany posiłek, który nie może być aż taką przyjemnością, jak dobre tradycyjne danie, będzie jednak bardzo pożyteczny w wyjątkowych sytuacjach: brak restauracji, mało wolnego czasu i wszystkie inne okoliczności, które mogą wystąpić, kiedy jest się w podróży i/lub jest się bardzo zajętym.

Dzięki niemu, niezależnie od okoliczności, dostarczy się we właściwym momencie wszystkie białka potrzebne do odpowiedniego funkcjonowania organizmu. Oczywiście postaramy się, aby taki skondensowany obiad nie przeistoczył się w karę. Proszę nie zapominać, że moja znajomość tematu żywienia równa jest mojej radości życia. Jestem więc bardzo daleki od prób karania kogokolwiek.

Uściślenie

Tak jak białka w proszku, wszystkie elementy odżywcze będące składnikami tego skondensowanego posiłku powinny być zgodne z normami dotyczącymi zarówno kompozycji, jak i jakości, opracowanymi poprzez Instytut Europejskich Badań Naukowych nad Żywnością i w wyniku tego posiadać jego znak firmowy, co zapewni odbiorcę, że nie stanie się on ofiarą oszustwa marketingowego.

- *Produkty mączne i zawierające skrobię*

Jednostka miary – chińska miseczka (250 ml)

Wypróbowałem różne sposoby odmierzania idealnej ilości produktów pochodzenia roślinnego towarzyszących białkom i zaadaptowałem małą chińską miseczkę, która wydaje się zawierać akuratną ilość, tym bardziej, że objętość takiej miseczki nie jest wynikiem ani przypadku, ani czyjejś fantazji.

Jest to jednostka miary określona od wieków poprzez możnych chińskich mandarynów, czułych na względy ekonomiczne, która odpowiadała, w ilości dwóch miseczek na dzień, akurat takiej racji jedzenia, jaka wystarczała do wyżywienia będących na ich usługach kulisów, aby nie umierali z głodu i jednocześnie pozostawali w miarę sprawni. Ale dodawano im mięso do posiłku jedynie raz na tydzień (jak nie raz na miesiąc), aby uniknąć nadmiaru energii, a co za tym idzie możliwych prób buntu.

Pomyślałem więc, że najlepszym sposobem, abyście nie oszukiwali, jest użycie tej właśnie słynnej chińskiej miseczki. Niestety niektórzy, duzi i rozsądni, albo mali ale łakomi, napełniali ją równo z brzegiem, inni znajdowali każdy najmniejszy pretekst, aby tak sobie nałożyć, żeby wystawało ponad brzegi, albo nawet ugniatali zawartość, aby mogło się więcej w niej pomieścić.

Tak więc, zachowując chińską miseczkę jako jednostkę miary, podzieliłem ją na łyżki do zupy, nawet jeśli wiem, że ich rodzajów namnożyło się tyle, ile ewangelicznego chleba; w celu uniknięcia pokusy oszukiwania, radzę odmierzać łyżki dobrze wypełnione. Ponadto mamy dzięki temu większą łatwość w dozowaniu pożywienia w zależności od ich objętości: 1 dobrze wypełniona łyżka do zupy = 1/4 miseczki, co ułatwi ci sprawę odmierzania codziennie porcji, do której masz prawo.

Jak rozpoznać produkty zawierające skrobię?

Należy uznać za skrobiowe wszystkie rośliny, z których można wyprodukować mąkę:
- ziemniaki (gotowane, pieczone, puree, frytki)
- ryż (biały, naturalny)
- makarony (świeże i suszone)
- kaszki (zbożowe, kuskus, kukurydziana)
- suszone rośliny strączkowe (soczewica, fasolka szparagowa, fasolka coco, fasola jaś, czerwona fasolka, groch, cieciorka)
- świeże rośliny strączkowe (groszek, bób)

Można je gotować jak się ma ochotę, przestrzegając złotej reguły: **zwiększam porcję mięsa, jeśli jestem bardzo głodny, ale nigdy nie powiększam porcji produktów zawierających skrobię.**

Mięso jest paliwem używanym w zależności od zapotrzebowania energetycznego, rośliny zawierające skrobię są paliwem, którego nie należy nadużywać pod groźbą jego odkładania się.

Można je jadać przyrządzone na każdy sposób i podane w każdym sosie, byleby nie przekraczać owej słynnej chińskiej miseczki, którą można znaleźć we wszystkich krajach!

Istnieją tysiące sposobów przygotowywania produktów zawierających skrobię, pasują one jako uzupełnienie do każdego rodzaju mięsa, na przykład:
- jadalne kasztany do indyka
- soczewica do wołowego ogona
- frytki do steku
- ziemniaki do kaczego udka
- czerwona fasolka do wołowiny.

Chleb i kanapki

Na obiad można ewentualnie zastąpić produkty skrobiowe chlebem. W tym przypadku należy wziąć 50 g chleba (czyli 1/4 bagietki). Ale pod żadnym pozorem nie rób sobie kanapek, gdyż nie pozwoli ci to zjeść wystarczającej ilości białek pochodzenia zwierzęcego. W przeciwieństwie do obiadu, nasze śniadanie chleb-masło-ser pozwala na przygotowanie kanapki nadającej się na wynos.

Tak więc porządnie najadłeś się w południe dzięki sporemu daniu mięsnemu z dodatkiem chińskiej miseczki produktów skrobiowych i na zakończenie posiłku wypiłeś kawę lub herbatę, oczywiście bez cukru czy mleka.

Posiłek ten, zarówno rozsądny, jak i solidny, pozwoli, aby dzień upłynął ci bez większych problemów.

W zależności od tego, czy będziesz w tym dniu cichy i pogodny, czy ożywiony i niespokojny, głód dający znać, że nadeszła pora podwieczorku, pojawi się wcześniej lub później. Powinno to nastąpić co najmniej cztery godziny po obiedzie.

- *Obiad w restauracji*

Nasze życie społeczne bardzo często prowadzi do jedzenia południowego posiłku w restauracji, w towarzystwie przyjaciół lub współpracowników.

Jeśli jest dla ciebie zbyt skomplikowaną sprawą, aby chwalić się nowym systemem odżywiania, **dostosuj się i przestrzegaj nie tyle reguł, ile naturalnego jedzenia!**

Odstąp na ten jeden raz od zasady „nic przed", rozkładając swą ilość białek zwierzęcych na dwie równe części: na przykład danie z białego mięsa w charakterze przystawki, a później czerwone mięso na danie główne.

Unikaj jednakże parówek lub pasztetu (bez chleba), albo przystawek rybnych czy ze skorupiaków, które będą bardzo niewystarczające pod względem składników odżywczych, lub też pomidorów z serem mozarella i innych przystawek zawierających ser. Zamów lepiej od razu wielki półmisek tłustej ryby, albo owoców morza, jeśli oczywiście dysponujesz wystarczającą ilością czasu!

A jeśli nie skarżysz się na problemy z wątrobą czy na podwyższony poziom cholesterolu, możesz też, tak jak dzieci, które rosną, albo kobiety w ciąży czy karmiące, rozpocząć swój posiłek od równoważnej twojemu wzrostowi w centymetrach ilości tłustego sera wyrażonej w gramach, bez chleba.

Kilka sugestii

- **Przystawka mięsna + danie mięsne**
- na przykład 100 g pieczeni wieprzowej na zimno z korniszonami i na danie główne 150 g duszonej wołowiny

- **Przystawka rybna + danie mięsne**

Jeśli nie jadłeś kolacji poprzedniego dnia i zjadłbyś chętnie rybę, możesz się nimi uraczyć na przystawkę. Każda ryba jest dobra jako przystawka do obiadu i wtedy należy jej ilość potraktować na równi z mięsem, ich ilość razem wzięta powinna wynosić tyle, co twój wzrost + 100 g.

Na przykład jeśli masz 1,70 m wzrostu:
170 g + 100 g = 270 g
Czyli 135 g ryby i 135 g mięsa.

Oto kilka pomysłów na posiłki do wybrania w restauracji:

Obiad w restauracji chińskiej

Pierwsze danie:
- **Omlet**
albo
- **Krewetki z patelni**
albo
- **Kalmary smażone w oleju**

Drugie danie:
- **Smażona wołowina z cebulą**
albo
- **Kaczka po pekińsku**
albo
- **Kurczak w bazylii**
+
- **1 chińska miseczka ryżu naturalnego lub po kantońsku**
+
- **1 herbata (bez cukru)**

Obiad w restauracji włoskiej

Pierwsze danie:
- Wędliny: mortadela, coppa, szynka

Drugie danie:
- Sznycel wołowy z cytryną
albo
- Wątróbka wołowa po wenecku
+
- 1 chińska miseczka makaronu
+
- 1 kawa (bez cukru)

Obiad w restauracji libańskiej

Pierwsze danie:
- Krokiety kebbe
albo
- Kurze skrzydełka
albo
- Grillowane krewetki

Drugie danie:
- Kebab
albo
- Shawarma z kurczaka
albo
- Kotlet cielęcy
albo
- Szaszłyki
+
- 1 chińska miseczka hummusu (puree z cieciorki)
+
- 1 kawa lub herbata (bez cukru)

> **Obiad w barze**
>
> *Pierwsze danie:*
> - Wędliny: parówka, pasztet (bez chleba)
>
> *Drugie danie:*
> - Wołowina po burgundzku + ziemniaki
> albo
> - Stek z frytkami
> albo
> - Antrykot z pieczonymi ziemniakami
> albo
> - Duszona wołowina + kluseczki ziemniaczane gnocchi
> Nie zapominaj, że porcja produktów mącznych i zawierających skrobię nie powinna przekroczyć objętości 1 chińskiej miseczki!
> +
> - 1 kawa (bez cukru)

Nie zapominaj, że w ciągu tygodnia masz prawo do dwóch posiłków-dżokerów i możesz wtedy wybierać wszystko, na co masz ochotę...

- *Jak można zmarnować obiad*

Połykając kanapkę

Nawet jeśli jest ona wielkości połowy bagietki, zawiera zbyt dużo wolno przyswajalnych cukrów i za mało białek pochodzenia zwierzęcego, aby mogła zaspokoić twój głód na dłużej niż dwie godziny.

Można zjeść obiad szybki, ale musi on być solidny i skuteczny: nie zapominaj, że jedno gotowe danie da się zjeść szybciej niż kanapkę. Dobrze odmierzona porcja, bogata w białka, przyniesie ci właściwą dawkę energii na najbliższe cztery do sześciu godzin.

Zasiadając do klasycznego obiadu

Przystawka, danie główne, ser, deser... taki posiłek to same straty: zabiera on dużo czasu, ilość zastępuje jakość, za dużo jest w nim różnorodnych składników, które komplikują zadanie naszym narządom trawiennym.

Zastępując obiad czymś innym

Obojętnie, czy będzie to jogurt, jabłko czy coś upodabniającego się do posiłku, spowoduje tylko przedwczesne zmęczenie po południu i wahania humoru, których twoje otoczenie nie powinno od razu przypisywać tylko i wyłącznie twojemu trudnemu charakterowi.

Powinieneś więc postępować według zasady: jeść gęstą prostą potrawę, ani za dużo, ani za mało. Oszczędź czas i zachowaj rozrywkowe szaleństwa na dwa wyjątkowe posiłki, do jakich masz prawo każdego tygodnia.

Sałatki

Począwszy od wiosny i przez całe lato nastaje czas obiadów podawanych w ogródkach, jedzonych „na jednej nodze", na ulicy, w parku. Jest to najlepszy sposób na powiększenie obwodu waszych bioder, moje drogie panie i panny!
Uwaga więc na sałatki, zbyt bogate w warzywa i o niewystarczającej wartości odżywczej, które sprawiają, że jest się w konsekwencji zmuszonym zjeść zbyt dużo wieczorem.

Twoim pierwszym zadaniem przy odbudowie właściwego sposobu odżywiania się będzie więc przyznanie obiadowi właściwej mu rangi, o której nie należy zapominać!

Jeśli w inteligentny sposób zjadłeś rano śniadanie i twój posiłek południowy, dostosowany do twojej aktywności i postury, będziesz mógł doczekać do podwieczorku bez cierpienia i przysypiania.

PODWIECZOREK

Punkt kulminacyjny twojego dnia

Ach! Ten podwieczorek. Jest on drugim kluczem do sukcesu, jeśli potrafisz go spożyć w odpowiednim momencie. W roli regulowania apetytu powinno się mu przyznać, w przeciwieństwie do powszechnie panującej opinii, taką samą wagę co śniadaniu.

Trzeci posiłek w ciągu dnia, regenerujący, odprężający i będący zaznaczeniem końca aktywnego popołudnia – podwieczorek jest spokojną chwilą odpoczynku i odzyskania formy; w tym względzie dzieci miały zawsze rację.

To właśnie ten posiłek ma zapewnić dzienną dostawę energii potrzebnej naszym organom, zmęczonym wykonaną od obudzenia się pracą.

Podwieczorek jest więc **nieodzowny**, nieważne o której godzinie byłby spożyty. Jest to pełnoprawny posiłek i należy go traktować na równi ze śniadaniem czy obiadem. Nie dotyczy to już jednak kolacji, która może zostać w dużym stopniu zmniejszona, lub nawet pominięta, w zależności od odczuwanego apetytu, o czym napiszemy trochę później.

Uwaga, nie stawiaj się jednak w pozycji ofiary nowego systemu odżywiania; wręcz przeciwnie – zacznij dzięki niemu wsłuchiwać się w odgłosy własnego organizmu: i jeśli wieczorem, po większym lub mniejszym upływie czasu od podwieczorku odczuwasz głód – to jedz! A jeśli nie jesteś głodny – zostaw kolację na boku!

Podwieczorek zawiera, tak jak i inne posiłki: białka, tłuszcze, cukry i błonnik.

Posiłek ten będzie w całości oparty na produktach pochodzenia roślinnego, co *a priori* wyklucza z użycia do jego przyrządzenia wszelkie tłuszcze i białka pochodzenia zwierzęcego (masło, śmietana i mleko), a więc i wszystkie składniki, które je zawierają, czy to byłyby sucharki, ciastka, czy różnego rodzaju kremy.

Również nigdy więcej jogurtów, ani chleba z masłem albo sera, mięsnych past kanapkowych i tym podobnych pokarmów bogatych w białka i tłuszcze pochodzenia zwierzęcego. Wykluczone są więc też, ku wielkiej rozpaczy niektórych, wszelkie słodkie pasty do smarowania chleba i inne kremy deserowe, w których ukrywa się pod niewinną etykietką słodyczy, niebezpieczna porcja tłuszczów zwierzęcych.

Twoja chęć zjedzenia podwieczorku jest konsekwencją niewielkiego, wyizolowanego szczytu wydzielania insuliny, który powoduje niedocukrzenie zaspokajane przez cukry proste. Aby owa łagodząca rola podwieczorku była w pełni skuteczna i żeby uniknąć efektu powracającego jak bumerang braku cukru, dodaliśmy do podwieczorku tłuszcze roślinne. Są one bardzo łatwo przyswajane przez organizm, a ich właściwości uciszania łaknienia zaspokoją twój głód bez powodowania zaburzeń w krążeniu krwi i w komórkowej przemianie materii. Należy więc całkowicie odrzucić myśl o napychaniu się kanapkami, ciasteczkami, naleśnikami czy goframi.

Podwieczorek jest odpowiedzią na wydatek energetyczny, a nie na potrzeby odbudowywania komórek naszego organizmu. Dlatego za żadną cenę nie można traktować go jako rytuału, ani z nim przesadzać. Po podwieczorku jest jeszcze kolacja, aby jeśli tylko będzie potrzeba, czyli kiedy wystąpi głód, dostarczyć organizmowi dodatkowych składników odżywczych, których do tej pory nie otrzymał w wystarczającej ilości, by mógł zabezpieczyć swoje codzienne zadanie rekonstrukcji. Odbudowa nie jest w żadnym wypadku rolą podwieczorku.

Jedz więc podwieczorek z przyjemnością, ale nie wcześniej, niż poczujesz głód i nie zjadaj więcej aniżeli tyle, ile potrzeba do jego zaspokojenia, przestrzegając odpowiednich proporcji, które tu opisałem. Pozwoli ci to również wynagrodzić sobie nieobecność deseru jedzonego zwyczajowo na koniec obiadu, który jest przyczyną prawdziwej katastrofy biologicznej, bardzo groźnej dla twego zdrowia i dobrego samopoczucia.

Ważny szczegół: podwieczorek jest praktycznie taki sam dla wszystkich i bardzo aktywne pięcioletnie dziecko może zjeść taki sam podwieczorek, jak mierzący 1,80 m dorosły prowadzący siedzący tryb życia.

Menu na podwieczorek

Tłuszcze roślinne:
- 30 g czarnej czekolady

albo
- 1/2 chińskiej miseczki oliwek przyrządzonych bez soli

albo
- 1/2 chińskiej miseczki nie solonych ziaren (orzechy włoskie, orzechy laskowe, fistaszki, orzechy pecan, orzeszki pistacjowe)

albo
- 1 awokado z cukrem lub z sosem winegret

albo
- 1 duża łyżka do zupy masła orzechowego

Owoce i słodkości:
- 1 chińska miseczka świeżych owoców
albo
- 1/2 chińskiej miseczki suszonych owoców (morele, daktyle, śliwki...)
albo
- 2 jabłka upieczone z konfiturą, miodem, cukrem lub syropem klonowym
albo
- 2 duże szklanki naturalnego soku owocowego
albo
- 1/2 chińskiej miseczki konfitury i 1/2 chińskiej miseczki przecieru z owoców
albo
- 1/2 chińskiej miseczki kremu z kasztanów jadalnych
albo
- 2 lub 3 gałki sorbetu owocowego

Zmiennym czynnikiem podwieczorku nie jest jego ilość, ale moment, w którym będzie się go jadło. Podwieczorek jest koniecznym i niezastąpionym elementem niezbędnym do odniesienia sukcesu na drodze do zrównoważenia sposobu odżywiania, ale bywa bardzo często lekceważony. Podwieczorek jedzony za wcześnie, niekompletny lub – co gorsze – zupełnie pomijany jest przyczyną niepowodzeń w trzech przypadkach na cztery.

Kiedy należy jeść podwieczorek?

Co najmniej pięć godzin po zjedzeniu obiadu, kiedy poczujesz głód, i nigdy wcześniej, gdyż ryzykujesz, że podwieczorek będzie za lekki i będziesz później cierpiał, co powinno dać ci nauczkę na następne dni. Zbyt wczesne pojawienie się popołudniowego głodu będzie sygnałem ostrzegawczym, dającym do zrozumienia, że twój organizm nie został wystarczająco nakarmiony w południe.

Bardzo ciężki południowy posiłek spowoduje opóźnienie podwieczorku, który trzeba będzie spożyć w momencie ponownego pojawienia się głodu, nawet jeśli miałby on zastąpić kolację, co będzie tylko dowodem, że obiad był bardzo obfity.

Nie należy więc jadać swojej „przekąski o czwartej po południu", ale jeść podwieczorek, gdyż nie chodzi tu o GODZINĘ, ale o odpowiedni MOMENT; głód pojawi się o tej godzinie, w której poczujemy faktyczną potrzebę. Unikniemy w ten sposób przyzwyczajenia się do stałych, niezmiennych godzin spożywania podwieczorku.

Nie mam nic przeciwko *five o'clock tea* u Anglików, jeśli nie jest ona zawsze punktualnie o godzinie 17.00, ale wtedy, kiedy poczuje się głód!

Będziesz musiał więc skrupulatnie przestrzegać dwóch reguł.

1. Przede wszystkim nigdy nie zapominaj o podwieczorku!

I nie opowiadaj mi, że nie miałeś czasu go zjeść, gdyż począwszy od godziny 16.00 nie jest on podporządkowany żadnym ograniczeniom czasowym!

To właśnie podwieczorek sprawi, że nie będziesz wygłodniały wieczorem i że będziesz mógł zjeść lekką kolację, albo nawet z niej zrezygnować, gdyż nie będziesz już głodny. W przeciwieństwie do obiegowych opinii, **podwieczorek jest w tej samej mierze obowiązkowy, jak kolacja jest niekonieczna.**

Nic nie stoi na przeszkodzie, aby zjeść tłuszcze roślinne na podwieczorek i zrobić sobie jeszcze wieczorem posiłek z owoców.

Jest to sposób odżywiania szczególnie polecany studentom pracującym do późnej nocy, podlegających odmiennym zasadom odżywiania, do czego powrócę trochę później.

Oto jeden, jedyny przypadek, który upoważnia cię do opuszczenia podwieczorku: jeśli wstajesz od bardzo obfitego obiadu i nie odczuwasz głodu aż do rana. Wtedy jego rola uciszania łaknienia nie ma oczywiście żadnej racji bytu. Jednakże, skoro tłuszcze roślinne działają w sposób zaspokajający głód, a miałbyś mniejszą lub większą ochotę na coś orzeźwiającego, nic nie stoi na przeszkodzie, abyś zachował owocowo-słodką część podwieczorku na sam koniec dnia, czy na wieczór, kiedy będziesz bardziej spragniony niż głodny.

2. Poczekaj z podwieczorkiem, aż będziesz głodny

Nie ma znaczenia, czy podwieczorek będzie jedzony w porze kolacji, czy jeszcze później, byleby to nastąpiło na dwie godziny przed pójściem spać, jeśli jesz cały posiłek, a na godzinę przed położeniem się do łóżka, gdy zdecydujesz się jedynie na zjedzenie owoców, które są o wiele szybciej przyswajane niż tłuszcze roślinne.

Jaki jest idealny skład podwieczorku?

Aby podwieczorek osiągnął swój podwójny cel odprężenia i usunięcia zmęczenia, należy w nim połączyć:
- **tłuszcze roślinne** o działaniu wyciszającym głód;
- **owoce i słodkości**, których działanie wzmacniające i usuwające zmęczenie pozwoli na zakończenie dnia bez spadku sił.

- *Tłuszcze roślinne*

Tłuszcze roślinne bardzo skutecznie zaspokajają głód i pozwalają zmniejszyć apetyt wieczorem. To właśnie wieczorem organizm uzupełnia niedobory żywieniowe całego dnia. Jeśli nie jadłeś przed ani podczas dokonywanych w ciągu dnia wysiłków fizycznych, a jedynie po ich zakończeniu, nie bądź zdziwiony, że zamiast szczupleć, będziesz przybierał na wadze.

Jeśli więc uprawiasz wieczorami sport, zatroszcz się o zjedzenie przedtem tłuszczów roślinnych na podwieczorek, dokładając do nich banana, jeśli zamierzasz dokonywać ciągłego wysiłku co najmniej przez godzinę. Inne owoce zjesz później, a następnie zobaczysz, czy masz jeszcze ochotę na kolację czy już nie.

Z wyjątkiem tego szczególnego przypadku, tłuszcze pochodzenia roślinnego powinny być spożywane łącznie z owocami lub słodkościami. Pomimo to można jednak jeść na podwieczorek sam tłuszcz roślinny i zadowolić się owocami na kolację, jeśli nie jest się naprawdę głodnym. Przeciwnie, spożywanie owoców bez czekolady (lub innych tłuszczów roślinnych) w momencie pojawienia się głodu nie spowoduje jego wystarczającego zaspokojenia. Inny klasyczny błąd: zjedzenie tłuszczów roślinnych (czekolady, orzechów...) przed pojawieniem się głodu na nic się nie zda, bo chęć do jedzenia i tak się pojawi.

Czekolada

Jest to idealny tłuszcz roślinny. Należy zawsze wybierać czarną czekoladę, najczarniejszą z możliwych (minimum 70% kakao), w pierwszej kolejności tę składającą się z oleju sojowego i kakao, co jest najlepiej tolerowane przez wątrobę, a nie daje mdłego smaku, kiedy czekolada jest dobrej jakości.

Średnio potrzeba jej około **30 g**, aby mogła dobrze odegrać swoją rolę; może być z dodatkiem ziaren (migdałów lub orzechów laskowych) albo owoców (najczęściej rodzynków).

Należy wystrzegać się czekolady zawierającej tłuszcze pochodzenia zwierzęcego, co powoduje natychmiastowe wyłączenie czekolad belgijskich, holenderskich czy szwajcarskich, nazywanych „fantazyjnymi".

Dodatek ziaren to tłuszcze roślinne, a dodatek owoców to cukier, co w dalszym ciągu mieści się w pożądanym składzie dobrze zrównoważonego podwieczorku.

Jeśli nie lubisz czekolady

Istnieją przede wszystkim **ci, którzy jej nie tolerują**: zjedzenie najmniejszego kawałeczka powoduje u nich bóle głowy, które świadczą o tym, że ich wątroba lub woreczek żółciowy wcale nie przepadają za tym bardzo bogatym w tłuszcze produktem. Tym osobom należy zaproponować inne tłuszcze roślinne.

Następnie są tacy, którzy jej nie lubią, gdyż szczególny smak czarnej czekolady przypomina tłuszcz. Smak ten nie zależy jedynie od ziaren, ale też od dorzuconego do czekolady spoiwa. Ono właśnie pozwala na produkowanie bardziej suchych czekolad, które nie są już takie mdłe.

Osoby, które **lubią wyłącznie czekoladę białą lub mleczną**, powinny wybrać najbardziej gładką i łagodną, co w dużej części wpłynie na jej smak. Przyzwyczajając się w ten sposób do jej subtelnego smaku, z czasem będą mogły przekonać się do czarnej czekolady. Obecnie można im zaproponować różne rodzaje czekolad robionych na bazie starannie wyselekcjonowanych i palonych ziaren kakaowych, które mają bardzo zróżnicowane smaki, w zależności od regionu, z którego pochodzą.

Dzięki temu będą mogły szybko przyzwyczaić się do czarnej czekolady, a niekiedy nawet przestaną lubić to, za czym przedtem przepadały, spalając na stosie wcześniejsze upodobania, podobnie jak dawniejsi amatorzy słodzonej kawy.

Na szczęście istnieje duża różnorodność tłuszczów roślinnych, aby zadowolić każdego, nawet tych, którzy nie są amatorami czekolady, albo tych, którzy po prostu lubią urozmaicać swoje przyjemności.

Wybierz więc inne tłuszcze bez skazywania się na cierpienia!

- **1 awokado bez dodatków, albo z cukrem lub sosem winegret**, najlepiej na bazie oleju orzechowego lub oliwy z oliwek;
- albo **1/2 chińskiej miseczki czarnych lub zielonych oliwek**, w obojętnie jakim sosie;
- albo **1/2 chińskiej miseczki orzechów włoskich, migdałów, orzechów laskowych, fistaszków, orzechów pecan, pistacjowych, albo jakichkolwiek innych ziaren**, na jakie masz ochotę, byle tylko były naturalne i w żadnym wypadku **nie solone**;
- albo jeszcze **1 łyżka do zupy masła orzechowego!**
- znam pacjentkę, cierpiącą na zaparcia, która jest bardzo pomysłowa. Zawsze wypija na podwieczorek **1 łyżkę do zupy oliwy z oliwek**, co pozwala jej dostosować się do moich porad, zapewniając jednocześnie lepsze trawienie!

• *Owoce*

Należy uważać, aby owoce z podwieczorku nie nałożyły się na pokarmy z kolacji; jest to ryzykowne dla twej linii, chyba że jesteś chudy jak patyk!

Możesz jeść wszystkie owoce, w zależności od pory roku, z wyjątkiem bananów, które zarezerwowane są na okazje zwiększonego wysiłku, i które należy zjeść, jak to już wyjaśniałem, przed przystąpieniem do uprawiania sportu, kursu gimnastyki czy na przykład lekcji pływania.

Świeże owoce, suszone, pieczone w piekarniku, polane konfiturami, miodem, syropem klonowym, w formie przecieru, a w lecie sorbety, koktajle owocowe.

Podwieczorek pozwala, oprócz innych jego zalet, uniknąć nocnych napadów głodu, które nie powinny mieć miejsca, podjadania przed telewizorem lub w kinie, ale jego główną rolą jest uspokojenie powracającego zupełnie naturalnie, fizjologicznego uczucia głodu. Dlatego nie należy w żadnym wypadku sztywno trzymać się jednej godziny, o której się go jada, gdyż odebrałoby mu to jego podstawowe zadanie.

Należy jeść wszystkie owoce, próbując dostosowywać się do pór roku i omijając banany, które są pożywieniem korzystnym przy dużym wysiłku i powinny być jedzone w wyjątkowych sytuacjach (np. przed pływaniem).

Można więc przygotować sobie, w zależności od odczuwanego w danym momencie apetytu i kaprysu:

- **1 chińską miseczkę świeżych owoców,** podzielonych na cząstki lub pokrojonych na kawałki, jeśli są duże;

- albo **1/2 chińskiej miseczki owoców suszonych**: daktyle, figi, śliwki, rodzynki, morele (ale nie orzechy włoskie czy laskowe, które zawierają tłuszcze roślinne) i wszystkie inne suszone owoce tropikalne, na jakie ma się ochotę;

- albo **2 jabłka pieczone w piekarniku, polane konfiturami, miodem, syropem klonowym lub posypane cukrem;**

- albo **1/2 chińskiej miseczki kremu z kasztanów jadalnych,** nie mylić z puree z kasztanów, które nie jest słodzone, ale solone, i które jada się do indyka na obiad. Nie należy jadać tego codziennie, jeśli ma się problemy z „tranzytem jelitowym" i wypróżnieniem;

- albo **2 duże szklanki soku ze świeżych owoców;**

- albo **1/2 chińskiej miseczki konfitur + 1/2 miseczki przecieru z owoców,** mieszane wedle uznania.

Znaczy to, że będzie można w dalszym ciągu zbierać jeżyny we wrześniu, a kasztany w listopadzie i robić słodzone przetwory, które trzyma się później przez cały rok w starannie oznaczonych słoiczkach. Dobrze zrobione konfitury można przechowywać całymi latami, z upływem czasu nabiorą one tylko, tak jak dobre wino, jeszcze wspanialszego aromatu. Czuję jeszcze na języku ten wspaniały smak konfitur z mirabelek, które odłożyłem do spiżarni trzy lata temu, i które zniknęły po otwarciu słoiczka w ciągu jednego podwieczorku.

W lecie, kiedy jest bardzo gorąco, można z powodzeniem zamiast owoców zjeść:

- **2 lub 3 gałki sorbetu**, o obojętnie jakim smaku;

- w tym momencie można również pozwolić dzieciom na wypicie **coca-coli**, kategorycznie zabronionej o każdej innej porze dnia.

To właśnie w czasie podwieczorku możesz się uraczyć, jeśli tylko masz na nie ochotę, słodkościami, których nie polecam przy innych posiłkach.

> **Czas na słodkości**
>
> Wyjątkowo, jedynie o tej porze dnia, możesz pozwolić sobie bez większej szkody na małe słodkie „co nieco".
>
> W tym wypadku zastępujemy owocową część podwieczorku przez:
> - 6 karmelków „calisson d'Aix" (zmiażdżone migdały z melonem)
> albo
> - 3 kandyzowane kasztany jadalne
> albo
> - 4 kostki „loukoum" (kostki małej ilości drobnej kaszki w żelatynie na wyciągu z róży)
> albo
> - 1/2 chińskiej miseczki utartych owoców, związanych galaretką
> albo
> - 1/2 chińskiej miseczki drażetek

Należy dostosowywać się do następujących po sobie pór roku i jednocześnie kierować się własnymi gustami.

Możesz znaleźć na **str. 276–281** kilka pomysłów na podwieczorek, jak i kilka przepisów na przygotowanie ich składników.

Aby ułatwić trawienie

Jeśli wybrałeś kolację bez ryby i jarzyn, powinieneś zjeść następnego dnia nie tylko rybę jako przystawkę do obiadu, ale również pamiętać o dostarczeniu organizmowi wystarczającej ilości błonnika. W tym celu należy wybrać na śniadanie chleb z otrębami lub pełnoziarnisty, a na podwieczorek, oprócz części zawierającej tłuszcze roślinne oraz owoce, trzeba wypić świeży sok owocowy.

Koktajl ze świeżych owoców

Dla jednej osoby:
- 100 ml soku z ananasa
- 100 ml soku z grejpfruta
- 100 ml soku pomarańczowego
- sok z jednej cytryny

Podwieczorek przy dużym wysiłku

Istnieją dwa pokarmy z założenia zarezerwowane na okazje dużego wysiłku fizycznego i przy uprawianiu sportu. Trzeba wtedy przed wysiłkiem oraz w czasie jego trwania jeść banany lub kasztany jadalne. I tak, należy naszykować sobie:
- 1 banana świeżego lub suszonego
- albo 1/2 chińskiej miseczki kremu z kasztanów jadalnych
- albo 1 chińską miseczkę pieczonych kasztanów jadalnych przed każdą godziną ciągłego uprawiania sportu, lub co pół godziny przy bardzo intensywnym treningu.

Kilka przepisów, aby sprawić sobie przyjemność na podwieczorek

- Gruszki w syropie polane czekoladą, str. 276
- Gruszki w czekoladzie z małego garnuszka, str. 277
- Krem z jadalnych kasztanów z czekoladą, str. 278
- Jabłka gotowane z pomarańczą, str. 279
- Sorbet truskawkowy, str. 280

KOLACJA

Po poprawnie skonstruowanym dniu, posiłek „ornament"

To uprzywilejowany moment dnia, aby spotkać się z rodziną, ukochaną osobą, z przyjaciółmi. Niestety, ta przyjemność bycia razem i dzielenia się posiłkiem często prowadzi do uczestnictwa w wieczerzach, które zaburzają harmonię twojego odżywiania.

Kolacja, która powinna być jedynie posiłkiem uzupełniającym, staje się nagle wrogiem twojej figury. Przyjemność zebrania się razem – tak! Obowiązek jedzenia za dużo – nie! Pozostań rozsądny aż do końca dnia. Będzie to łatwiejsze, jeśli zjadłeś to co należy podczas poprzednich posiłków. Bycie rozsądnym nie jest jednak synonimem bycia nieszczęśliwym, zobaczysz, że można będzie raczyć się smakowitymi daniami.

Kolacja ozdabia dzień, ale jak już wcześniej wspominałem, **nie jest w żadnym wypadku obowiązkowa.** Jedz ją tylko wtedy, kiedy czujesz się głodny pod koniec dnia, jestem też pewien, że kiedy przyzwyczaisz się do jadania podwieczorków, z przyjemnością zrobisz sobie od czasu do czasu post, albo składający się z owoców posiłek-dżoker.

Jeśli musisz uczestniczyć w kolacji ze względów rodzinnych lub towarzyskich, powinna ona być **lekka**, nawet pozostając obfitą i całkowicie zaspokajającą twój głód.

Kolacja musi być bardziej bogata w białka zwierzęce niż roślinne, podobnie jak obiad jest bogatszy w białka w porównaniu do składników zawierających skrobię. Głównymi składnikami

kolacji, ponieważ są one najbardziej użyteczne, **będą bez wątpienia ryby** lub owoce morza w ilościach, na jakie masz chęć. Możesz je spożywać tak, jak lubisz, z sosem lub bez i jeść ich tyle, na ile przyjdzie ci ochota!

Jeśli sprawia ci to przyjemność, niezależnie od twojego wzrostu, możesz zastąpić jarzyny porcją zielonej sałaty.

Ale co najistotniejsze, nigdy nie jedz żadnej zupy, obojętnie, czy „domowego wyrobu" czy „ze sklepu", z produktami zawierającymi skrobię.

Aby pozostać zupełnie rozsądny, decyduj się na jedzenie mięsa na kolację tylko wtedy, kiedy nie jesteś bardzo głodny. Na większy głód zarezerwuj ryby i owoce morza, możesz się nimi raczyć bez żadnego ryzyka.

Menu na kolację
(dla osoby mającej 1,70 m wzrostu, wykonującej aktywny zawód)

- **Ryba lub owoce morza czy skorupiaki: bez ograniczeń, średnia rozsądna ilość to 100 g plus twój wzrost w centymetrach, czyli dla osoby mierzącej 1,70 m: 170 + 100 = 270 g**

albo

- **Chude mięso: 40 g mniej, niż twój wzrost w centymetrach, czyli dla osoby mierzącej 1,70 m: 170 – 40 = 130 g**

- **Jarzyny: 1 chińska miseczka**

Bez: przystawek, chleba, sałatki (chyba że zastępuje ona miseczkę jarzyn), sera, deseru.

Kolacja
Zalecane ilości

Należy przestrzegać ilości białego mięsa oraz drobiu w zależności od twego wzrostu, płeć i wiek nie powinny odgrywać żadnej roli. Ilości te nie mogą w żadnym wypadku być większe, niż twój wzrost w centymetrach minus 40 g, białe mięso i drób są zarezerwowane na te wieczory, kiedy nie jest się bardzo głodny.

	Ryby (bez ograniczeń)	
	Twój wzrost	W zależności od twego apetytu (średnio dla wszystkich rodzajów aktywności)
Tłuste ryby	1,5 m	250 g
	1,6 m	260 g
	1,7 m	270 g
	1,8 m	280 g
	1,9 m	290 g
Chude ryby	1,5 m	250 g
	1,6 m	260 g
	1,7 m	270 g
	1,8 m	280 g
	1,9 m	290 g
	Białe mięso i drób	
	Twój wzrost	Nie przekraczać poniższej ilości
Białe mięso i drób	1,5 m	110 g
	1,6 m	120 g
	1,7 m	130 g
	1,8 m	140 g
	1,9 m	150 g
	Jarzyny	
	Twój wzrost	Dla wszystkich rodzajów aktywności
	1,5 m	1/2 chińskiej miseczki 25 cl
	1,6 m	2/3 chińskiej miseczki 25 cl
	1,7 m	1 chińska miseczka wypełniona po brzeg
	1,8 m	1 chińska miseczka dobrze wypełniona (5/4)
	1,9 m	1 salaterka 33 cl

- *Ryby*

Wielkość porcji będzie zależeć od twego wzrostu i apetytu, **średnią przyjmuje się tak jak w południe, o 100 g więcej, niż wzrost wyrażony w centymetrach, a więc 270 g dla osoby mierzącej 1,70 m.**

Należy wybierać **raczej tłuste ryby, kiedy jest się bardziej głodny**, z sosem lub bez, w zależności od upodobania, a przede wszystkim jeść ich tyle rodzajów, na ile ma się ochotę.

Kilka przepisów dań rybnych i dań z owoców morza na kolację

- Łosoś w pomarańczach, str. 282
- Małże po marynarsku, str. 284
- Filet z miętusa z szafranem i z sercami karczochów, str. 286
- Dorsz w curry, str. 289
- Karczochy z owocami morza, str. 290
- Lin w papilotach na posłaniu z porów, str. 291

Ryba odznacza się tą wspaniałą właściwością, że nie „idzie" ani w pośladki, ani w talię, ani w piersi.

Jest ona trawiona o wiele szybciej, niż wszystkie inne pokarmy pochodzenia zwierzęcego, co wyjaśnia, dlaczego nie polecam jej do jedzenia w południe. Niezależnie od zjedzonych ilości ryb, ryzykujesz za każdym razem, że bardzo szybko zgłodniejesz po południu.

Lekkość białek pochodzenia rybnego sprawia, że są one lekkostrawne: bardzo tłusta ryba będzie zawsze mniej bogata w tłuszcze niż najchudsze mięso. Tłuszcze rybne, owe słynne Omega 3 i Omega 6, są szczególnie przydatne dla funkcjonowania i ochrony mózgu, dlatego też ryba jest najlepszą potrawą na wieczór: zostanie bardzo szybko strawiona w żołądku i grzecznie pójdzie osłaniać neurony, zamiast odkładać się w tułowiu, tak jak to robi wieczorny nadmiar mięsa.

Nie „pójdzie" więc ona ani w biust, ani w biodra, ani w talię.

Jeśli nie lubisz ryb

Niektórzy nie przepadają zbytnio za rybami, inni ich serdecznie nienawidzą, najczęściej z powodu dawnych wspomnień z dzieciństwa, kiedy ość utkwiła im w gardle i nad czym ich podświadomość już nigdy nie była w stanie przejść do porządku dziennego.

Tym, którzy mają zastrzeżenia do ryb, można zaproponować **ryby mięsiste**, o konsystencji bardzo zbliżonej do mięsa i o wystarczająco zaakcentowanym smaku, aby stopniowo mogli się do nich przekonywać, mogą też **zastąpić ryby chudym mięsem**.

Należy jednak ściśle przestrzegać dwóch reguł.

Pierwsza: mięsa powinny być wyłącznie chude, jednakże istnieje możliwość dołączenia do nich wieprzowiny w formie pieczeni, żeberek lub schabu, drobiu bez skóry oraz dziczyzny.

Druga: w przeciwieństwie do tego, co jest dozwolone w przypadku ryb i owoców morza, nie należy przekraczać ilości mięsa równej twojemu wzrostowi minus 40 g.

Ich zalety

- Lekkość ich białek sprawia, że są bardzo łatwostrawne.
- Są szybko eliminowane z organizmu i nie rosną od nich ani pośladki, ani talia, ani biust.

Tłuste ryby	Chude ryby
Miecznik	Szczupak
Tupacz	Dorsz
Śledź	Czarniak
Miętus	Zimnica
Makrela	Marlin
Sardynka	Raja
Łosoś	Barwena
Tuńczyk	Sola
Pstrąg	Flądra

- *Chude mięso*

Wieczorem należy uważać, aby nie przekraczać ilości równej wzrostowi w centymetrach minus 40 g: dla osoby mierzącej 1,70 m wystarczy więc 130 g.

Chude mięso będzie **ucieczką od wieczornego wegetarianizmu**, który daje duży brzuch, duże pośladki i napuchnięte nogi.

Przypominam, że jarzyny ze swojej natury są mocno zmineralizowane. Bogate w wodę i sole mineralne mogą być, kiedy się ich nadużywa, przyczyną powstawania cellulitu, tym bardziej że dla podkreślenia smaku często się je przyprawia, co jeszcze bardziej wpływa na zatrzymywanie wody. Woda zostanie z dużym opóźnieniem uwolniona w przewodzie pokarmowym z zawierających ją komórek i przyswojona przez organizm równocześnie z solami mineralnymi. Następnie będzie odłożona w przestrzeniach międzykomórkowych, tam, gdzie mamy tendencję do wytwarzania nie dodających uroku wałeczków!

Jak widzisz, posiłek złożony tylko i wyłącznie z jarzyn nie jest polecany, powinny być one jedynie dodatkiem do potrawy z ryby albo z chudego mięsa; nawet jeśli jest się wielkim amatorem ryb, chude mięso na kolację wprowadzi urozmaicenie. Unikniesz rutyny oraz nudy przez nią spowodowanej.

Które mięsa są chude?

- wieprzowina (biała szynka, schab)
- cielęcina
- drób
- królik
- dziczyzna

Uwaga jednak na pewne pułapki:
- dziczyzna pochodząca z hodowli jest tłusta i powinno się ją jadać na obiad;
- niektóre części wieprzowiny są bardzo tłuste, należy więc ograniczyć się wieczorem do białej szynki i do żeberek, które najlepiej będzie przyrządzić na grillu.
- z drugiej strony kaczka, ptak zaliczany raczej do tłustych, może być jedzony wieczorem, gdyż jego mięso, bardzo bogate w Omega 3, jest szczególnie dobrze tolerowane przez ludzki organizm, co wyjaśnia słynny paradoks mieszkańców rejonu Périgueux, którzy jadają kaczki o każdej porze dnia i nigdy nie mają kłopotów z układem naczyniowym.

Najlepsze sposoby przyrządzania chudego mięsa

Białe mięso powinno być traktowane jako mała rozrywka kulinarna dla doświadczonego smakosza. Należy je przyrządzać z taką starannością i pieczołowitością, na jaką tylko cię stać, aby **posiłek stał się przyjemnością, a nie karą.** Trzeba natomiast zachować umiar, jeśli chodzi o ilości sosów, które są raczej zalecane do południowego obiadu, aby wzmocnić wartości odżywcze białego mięsa.

Na przykład przy schabie wieprzowym, ryzykuje się, że będzie on zbyt suchy, jeśli się go odpowiednio nie przyrządzi. Tak więc zamiast panierowania i obtaczania w tartej bułce, lepiej upiec go w folii, na grillu, w piekarniku lub ostatecznie usmażyć na patelni.

Pomyśl o różnych gatunkach musztardy, o przyprawach ziołowych, o mięcie, które podnoszą smak mięsa bez dokładania do niego dodatkowych kalorii.

Przepisy dań mięsnych na kolację

- Udko królika w cydrze i wstążki z cukinii, str. 292
- Pierś drobiowa z jarzynami, str. 293
- Schab wieprzowy w sosie curry z cebulką, str. 295
- Kacze udko z brokułami i sosem anchois, str. 297

Chude mięso powinno być jadane na kolację tylko okazjonalnie i w przeciwieństwie do ryb, na bazie których można urządzić sobie prawdziwą orgię przy stole, **nie należy nigdy przekraczać jego ilości, odpowiadających podanym wyżej normom.**

Zapamiętajmy więc tę całkiem rozsądną konkluzję: **białe mięso lepiej jeść wtedy, kiedy nie jest się za bardzo głodny.**

- *Posiłek z owoców morza*

Nic nie stoi na przeszkodzie, aby uraczyć się również półmiskiem owoców morza (idealna sprawa dla pani domu przyjmującej gości, gdyż nie wymagają gotowania), małżami po marynarsku czy homarem. Jeśli nie masz ochoty na wieczorne gotowanie, albo jeśli kolacja biznesowa czy przyjście znajomych zobowiązują cię, aby zasiąść za stołem, skomponuj sobie okazały półmisek owoców morza na bazie ostryg, małży, mięczaków, skorupiaków, krabów, jeżowców, raków pustelników.

Jeśli jesteś na tyle rozsądny, aby obejść się bez majonezu i chleba z masłem, dostarczysz swojemu organizmowi dużą dawkę jodu oraz smakowity i lekki posiłek, który nie wyrządzi mu żadnej szkody.

Ryby, owoce morza, chude mięso albo... nic!
Jedzenie samych jarzyn jest bezużyteczne. Powiem krótko: **lepiej jest nic nie jeść wieczorem, aniżeli zrobić sobie posiłek złożony z samych jarzyn.**

Jeszcze gorszy byłby posiłek mleczno-nabiałowy, groźny dostarczyciel cholesterolu.

„No a produkty odchudzone (light)?" – zapytacie. Odpowiem, że nie ma żadnego powodu, aby oszukiwać swój organizm bardziej wieczorem, niż rankiem.

Kolacja złożona z owych fałszywych przyjaciół, tylko udających, że cię potrafią nakarmić, sprawi, iż twój organizm zużyje więcej energii, niż mu jej zostanie dostarczone, co zaowocuje ryzykiem pojawienia się strasznych napadów głodu w nocy.

Pozostań więc w zgodzie z naturą, znacznie lepiej na tym wyjdziesz!

- *Warzywa bezskrobiowe*

Dopełnią one duże danie rybne lub mniejsze danie z chudego mięsa, a odmierza się je podobnie jak produkty skrobiowe w południe, napełniając **chińską miseczkę aż do jej brzegów**.

Nazywa się je też zieleniną, ale uwaga na kolor!

Paradoksalnie, niektóre jarzyny o czerwonym kolorze, jak pomidory, marchewka, buraki, są zaliczane do zielenin, a niektóre rośliny zielonego koloru, jak groszek czy fasolka szparagowa, są produktami mączno-skrobiowymi.

Mówi się na nie „świeże", ale przepyszne młode świeże ziemniaczki są potrawą zawierającą skrobię, co może stać się dla niejednej osoby łamigłówką nie do rozwiązania!

Aby uniknąć wszelkich błędów, rozwikłaliśmy ten problem, zdecydowanie przecinając ów kulinarny węzeł gordyjski.

Każdą roślinę, z której da się zrobić mąkę, jada się w południe, wszystkie pozostałe – wieczorem. Surowe, gotowane, na ciepło, na zimno, grillowane, w sosie, z dodatkiem sosu winegret, wszystkie fanaberie są tu dozwolone, oczywiście pod warunkiem przestrzegania rozsądnych proporcji.

Taki podział jest jasny i precyzyjny, a w szczególności jego wielką zaletą jest prostota, dzięki czemu nie będziecie sobie niepotrzebnie komplikować życia.

Wieczorem jada się więc wszystkie inne rośliny niż mączaste, czyli zawierające skrobię, spożywając ich przeróżne części:
- korzenie: rzepa, buraki, salsefia
- liście: kapusta, szpinak, sałata, szczaw
- łodygi: pory, selery, szparagi

- kwiaty: karczochy
- owoce: cukinia, ogórki, papryka

Jak dodać im uroku

Niektórzy czasem mi mówią: „Och, wie pan, ja i te warzywa...". Tutaj następują wyrazy dezaprobaty i lekkiej pogardy kogoś, kto zupełnie nie potrafi z nich skorzystać, aby przekształcić za ich pomocą banalne potrawy w wykwintne dania.

Tymczasem istnieje tyle różnych odmian warzyw, które można jadać:
- gotowane lub na surowo;
- na ciepło lub na zimno;

i przyrządzać je na różne sposoby:
- grillowane, smażone, duszone, gotowane w wodzie lub na parze
- w sosie: we wszystkich możliwych;
- z sosem winegret: na ciepło lub na zimno.

Dodatek czy uzupełnienie?

Patrz ramka na str. 118

Proszę nie zapominać, że warzywo ugotowane będzie zawsze bardziej zwarte niż surowe, gdyż pozbawiło się je dużej części zawartej w nim wody. Dlatego można się ograniczyć do trzech porów w sosie winegret, ale na pewno nie do trzech listków sałaty. Przypomnij sobie o kilogramach puchu i kilogramach ołowiu!

Z drugiej strony, należy jak najmniej solić jarzyny gotowane, a surowe, których naturalny smak nie byłby zbyt wyrazisty, będą wymagać doprawienia.

Tłumaczy to, dlaczego po letnim nieumiarkowanym jedzeniu sałatek i innych surowizn, tradycyjnie jesienią, specjaliści zajmujący się układem krążenia i fizjologią oraz patologią żołądka i jelit mają pełne ręce roboty. Pierwsi zajmują się opuchniętymi nogami, a drudzy przynoszą ulgę obolałym jelitom, przesyconym zbyt dużą ilością surowych warzyw zjedzonych podczas lata.

Gotowane jarzyny

- Pieczarki z szalotką, str. 298
- Cukinia na sposób orientalny, str. 299
- Cykoria duszona, str. 300
- Pomidory z grilla, str. 301

Przypadek szczególny: grzyby

Tajemnicze i przywodzące na myśl lasy oraz łąki, nawet jeśli były hodowane w piwnicy!

Widok lejkowców dętych na straganie nieodmiennie przypomina mi delikatny zapach niepokojącego półmroku leśnego runa w rejonie Caux, widok smardzów – złociste światło na zboczach gór wokół Castellane, dokąd zabierał mnie w wielkim sekrecie pochodzący z tego regionu mój przyjaciel Jeannot, dowodząc tym, że darzy mnie wielkim zaufaniem, gdyż miejsc, gdzie rosną smardze, nie zdradza się nikomu!

Delikatne i dyskretne, nadają się jako dodatek zarówno do ryb, jak i do mięsa; mają bardzo niewiele wartości odżywczych, co pozwala na dorzucanie ich do praktycznie każdej potrawy. Uważaj jednak na to, w jaki sposób je przyrządzasz w zależności od pory dnia! Borowiki à la bordelaise nie wydają mi się szczególnie wskazane na posiłek wieczorny, podobnie jak smardze obficie nasiąknięte śmietanowym sosem, który pokrywa smakowite sznycle, jakie się robi w dolinie Auge w Normandii.

- *Jeśli zdecydowałeś się nie jeść kolacji danego dnia*

Pisałem już o tym wcześniej, nic nie każe ci jadać tradycyjnych kolacji. Jeśli nie masz na nią ochoty, gdyż zjadłeś dosyć późno podwieczorek, możesz z czystym sumieniem podarować sobie ten wieczorny posiłek.

Nie zapominaj o rybie i warzywach

Jeśli zadecydowałeś, że nie będziesz jadać kolacji, aby szybciej zeszczupleć, nie wykreślaj ze swego jadłospisu ryb ani warzyw.
- Ryby: rozdziel na równe części rybę i mięso nazajutrz przy obiedzie i zjedz rybę w charakterze przystawki (każda nadaje się na przystawkę do obiadu).
- Warzywa: aby dostarczyć swojemu organizmowi wystarczającą ilość błonnika, starannie dobierz chleb na śniadanie: z otrębami, pełnoziarnisty, unikając białego. Na podwieczorek wypij świeżo przyrządzone soki owocowe (przepis na **str. 150**).

Staraj się dobrze zaplanować trzy pierwsze posiłki, bo inaczej kolacja może okazać się za skromna. Ale tak sobie myślę, że chociaż twierdzisz, iż nie lubisz ryb, może jednak skusiłbyś się na małą puszkę tuńczyka w pomidorach, sardynek w oleju, makreli w białym winie albo jakąś inną konserwę rybną?

Aby uniknąć niekontrolowanych poślizgów, zwróć uwagę na istotną rzecz: wieczorem nigdy nie jedz jajek, wędlin, podrobów i nigdy, ale to przenigdy jogurtów pod pozorem, że jest to lekki posiłek! Jogurty, tak jak i wszystkie inne produkty mleczne z wyjątkiem serów, są kategorycznie zabronione zarówno wieczorem, jak o każdej innej godzinie dnia i nocy.

Ilość niemącznych jarzyn, odmierzona po ich ugotowaniu, powinna być dokładnie taka sama, jak ilość produktów mącznych, czyli zawierających skrobię, jedzona w południe: chińska miseczka o pojemności 250 ml, będąca każdorazowo jednostką miary. Pozostaje ona niezmienna, niezależnie od tego, czy zużyło się mało, czy wcale nie potrzebowało się energii. To ryby i owoce morza posłużą do zaspokojenia głodu, ale nie reszta.

Dżoker kolacji na słodko

Możesz również zadecydować, że zjesz tłuszcze roślinne (czarna czekolada, ziarna, oliwki lub awokado) na podwieczorek i przedłużyć wieczór, przygotowując sobie kolację z owoców.

Kolacja owocowa

- 2 chińskie miseczki świeżych owoców

albo

- 1/2 chińskiej miseczki suszonych owoców

albo

- 2 pieczone jabłka z konfiturą, miodem, cukrem lub syropem klonowym

albo

- 2 duże szklanki naturalnego soku owocowego, świeżo przygotowanego

albo

- 1/2 chińskiej miseczki konfitury i 1/2 chińskiej miseczki przecieru z owoców

albo

- 1/2 chińskiej miseczki kremu z kasztanów jadalnych

albo

- 2 lub 3 gałki sorbetu owocowego

Kolację złożoną z owoców należy zjeść co najmniej na godzinę przed pójściem spać.

- *Zakończenie wieczoru*

Porozmawiajmy o sytuacji, kiedy zjadłeś bardzo dobry podwieczorek i nie masz już ochoty na kolację, albo kiedy jesteś po lekkim podwieczorku i dobrej kolacji, ale wieczór się przeciąga dłużej, niż było to przewidziane.

Istnieje tu ryzyko, że wpadniesz w pułapkę przyjmowania dodatkowych kalorii nocnych, groźniejszych niż te z cukierków wziętych na pocieszenie w ciągu dnia lub ze zjedzonego „zbawczego deseru" na koniec obiadu.

Ach, te dobroczynne desery! Pomiędzy dojrzałymi mężczyznami, którzy twierdzą, że nie potrafią zakończyć posiłku bez czegoś słodkiego, a tym uroczym młodzieńcem opowiadającym w trakcie programu telewizyjnego, że za żadne skarby nie może się obejść bez swoich dwóch serków topionych jedzonych wieczorem (i tego papierka klejącego się do palców, jak dorzuca z zachwytem!) wyłania się chęć powrotu do matczynej piersi i niepokój mężczyzn, którzy często okazują się być delikatniejsi od kobiet, kiedy przyjdzie im stawiać czoła codzienności.

Nie kończ więc głupio dnia, z którym tak dobrze sobie poradziłeś do tej pory.

Jeśli naprawdę głód będzie ci dokuczał bardzo późno wieczorem, lepiej napij się herbatki ziołowej o słodkim smaku, która będzie lepsza w tym momencie od świeżych owoców albo od soku owocowego, nawet niesłodzonego.

Napój ten pomoże ci zgrabnie zakończyć wieczór, bez niepotrzebnego ponownego angażowania do pracy organów odpowiedzialnych za twoje trawienie.

Jest już późno, wątroba oraz trzustka pracowały przez cały dzień, wspomagając funkcjonowanie i utrzymywanie w dobrej formie twojego organizmu, a teraz jedynym ich pragnieniem jest zrobienie porządku w swojej kuchni, podczas gdy nerki zabiorą się za zmywanie naczyń – i położenie się do łóżka na dobrze zasłużony odpoczynek.

Twój mózg, który cały dzień pracował, przebiera nogami z niecierpliwości, aby móc przenieść się na inny poziom – zacząć wymyślać marzenia senne.

Zabarwiona woda, ciepła lub zimna, jeszcze nikomu nie zaszkodziła, trochę cukru, choć to jest niezbyt polecane, nie spowoduje żadnej rewolucji. Ale tłuszcz w jogurtach lub w serze dodawanym do zupy cebulowej może, szczerze mówiąc, wywołać niesmak u każdego! W tym przypadku wątroba będzie zmuszona powrócić do pracy, aby przetworzyć tłuszcz, wzywając na pomoc trzustkę jeśli do zupy był dodany chleb, i zmuszając mózg to trwania na swoim posterunku, co sprawi, że będzie on w złym humorze aż do rana.

Nie dziw się dręczącym cię nocnym koszmarom, kiedy nieprawidłowo zakończysz wieczór.

Zamiast prowokować to niechciane zamieszanie, rozsądniej będzie wyjść na palcach, nie przeszkadzając nikomu i tuż przed pójściem spać wypić jeszcze dużą szklankę wody w celu dokończenia czyszczenia żołądka, co pozwoli ci spocząć w objęciach Morfeusza z westchnieniem ulgi. Jutro też będzie dzień i będziesz mógł, w zależności od odczuwanego apetytu, sprawiać sobie wszystkie przyjemności, które już wcześniej opisywałem.

Dobranoc! Śpij dobrze, a ja przygotuję dla ciebie tabelkę z tym, co powinno się jadać, aby twój jutrzejszy dzień i wszystkie następne były harmonijnie wypełnione.

PRZYJACIELSKIE RADY

Aby nie zbaczać z kursu – zachowaj dyscyplinę!
Powiedzmy sobie jasno: **„Co nie jest napisane i polecane, jest niedozwolone!".** To znaczy, że jeśli czegoś nie ma na liście, mówimy „nie"; dzięki temu ustrzeżemy się od wszelkich wypaczeń programu.

Ale dla zachowania dobrego ducha – potrzeba fantazji!
Nigdy nie należy ograniczać się zbyt ubogą listą pokarmów: trzeba przestrzegać podanych proporcji pomiędzy produktami pochodzenia zwierzęcego i roślinnego, ale też nie należy zapomnieć o jak największym różnicowaniu kompozycji posiłków, aby uniknąć efektu znudzenia.

A dla zachowania radości życia – małe szaleństwa!
Dwa razy na tydzień, ale nie tego samego dnia, wolny posiłek, z przystawkami, z deserem, z napojami, niezależnie od tego, czy będą z alkoholem czy bez, którymi proszę o wzniesienie toastu na moją cześć!
Dysponujesz czternastoma posiłkami w ciągu tygodnia:
– dwanaście służy temu, aby twoje ciało było zdrowe;
– i dwa, aby twój duch był taki jak twoje ciało!

Proszę zapamiętać: chcę was wszystkich widzieć **szczę-śli-wy-mi**! Jak moglibyście nimi być, gdybyście w ciągu tygodnia nie mieli momentów szczęścia i chwil szaleństwa?

Jesteśmy po to, aby ci pomóc i abyś mógł dzięki nam odzyskać spokojne sumienie, a nie po to, żeby cię karać. Aby cię o tym przekonać, dorzuciliśmy do codziennych potraw, w comiesięcznych zestawieniach przepisów kulinarnych wydawanych przez nasz instytut, również przepisy na świąteczne desery, na świąteczną kawę, oraz menu wystawnych posiłków, którymi będziesz się mógł raczyć z tym większą przyjemnością, że są one naprawdę wyjątkowe. Oto posiłki bożonarodzeniowe, które jeszcze mam w pamięci zadowolonego smakosza, i do których możesz znaleźć przepisy na **str. 302–306**.

Menu świąteczne na Boże Narodzenie
Suflet z krabów
Indyk z przyprawami
Mus cytrynowy

Płynie z tego wniosek, że w każdym przypadku, niezależnie od twojej sytuacji i warunków, w których żyjesz, powinieneś dostosować posiłki do aktywności fizycznej oraz intelektualnej, dając pierwszeństwo instynktowi, a nie zachciankom.

Najlepszym sposobem, aby uniknąć problemów, jest nauczenie się rozpoznawania sygnałów wysyłanych przez własne ciało, kiedy sytuacja zaczyna być krytyczna. Głód, pragnienie, zmęczenie, nadmiar lub brak pewnych składników będą wywoływać mniej lub bardziej odczuwalne doznania niepokoju, bólu czy niewygody.

Niestety, zbyt rzadko potrafimy je właściwie zinterpretować, a jeszcze rzadziej się do nich zastosować, nawet jeśli są one cennymi wskazówkami pozwalającymi naprawić błędy lub zaniedbania.

Jednakże niektóre z tych sygnałów należy umieć rozpoznawać, jeśli chce się w harmonijny sposób zapanować nad swoją wagą oraz figurą. Pomożemy ci więc nauczyć się odróżniać te sygnały ostrzegawcze.

Typowy dzień

Ilości są zależne od twojego wzrostu i twojej aktywności fizycznej. Proszę wypełnić swój osobisty formularz typowego dnia (**str. 171**), posługując się tabelami odpowiadającymi poszczególnym posiłkom.

Śniadanie (tabela str. 94)
60 do 140 gramów każdego rodzaju sera, na jaki przyjdzie ochota
50 do 90 gramów chleba świeżego lub grillowanego
10 do 20 gramów masła zwykłego lub solonego
Herbata, ziółka, herbata ziołowa, woda mineralna gazowana lub nie: BEZ MLEKA I BEZ CUKRU.

Obiad (tabela str. 109)
150 do 290 gramów czerwonego mięsa albo
190 do 350 gramów wędlin albo
190 do 350 gramów białego mięsa lub drobiu albo
1 do 4 jajek w formie omletu, na twardo, na miękko, w jajecznicy
* razem z 1/2 do 1 chińskiej miseczki gotowanych produktów mączno-skrobiowych (makaron, ryż, puree, frytki), na ciepło lub na zimno, nawet z masłem lub z sosem winegret. Można je zastąpić 50 g chleba.

Podwieczorek
Począwszy od upłynięcia czwartej godziny od południowego posiłku i tak późno, jak będzie się miało ochotę:
1. tłuszcze pochodzenia roślinnego: 30 gramów czarnej czekolady (zawierającej minimum 70% kakao)
albo 1/2 chińskiej miseczki niesolonych ziaren (orzechy włoskie, laskowe, piniowe, ziarna sezamu, orzeszki pecan, pistacjowe, fistaszki, orzechy cajou)
albo 1/2 chińskiej miseczki oliwek
albo 1 awokado z cukrem lub z sosem winegret

2. owoce lub słodkości
1 chińska miseczka świeżych owoców
albo 1/2 chińskiej miseczki suszonych owoców (rodzynki, morele, figi, daktyle, owoce egzotyczne)
albo 2 pieczone jabłka z konfiturą, miodem, syropem klonowym, itd.
albo 2 duże szklanki naturalnego, świeżo przyrządzonego soku z owoców

Kolacja
Jeśli nie jest się głodny, nie je się nic, nie należy jednak zapomnieć o piciu.
Jeśli jest się trochę głodny: chuda ryba lub owoce morza bez ograniczeń, albo 140 gramów białego mięsa albo drobiu, najlepiej bez sosu.
Jeśli jest się bardzo głodny: tłusta ryba bez ograniczeń, z sosem lub bez, razem z 1 chińską miseczką jarzyn nieskrobiowych, w zimie gotowanych, w lecie surowych, w obu przypadkach mogą one być podane z sosem winegret

Napoje
To co zostało powiedziane przy śniadaniu, będzie obowiązywało **przez cały dzień i w każdym dniu tygodnia**. Należy pić bez ograniczeń wodę gazowaną lub niegazowaną, herbatę, kawę lub napary ziołowe.

BEZ MLEKA i CUKRU i oczywiście nie mówimy o żadnych innych napojach (alkoholowych czy sztucznie barwionych).
A więc: **bez wina**, oczywiście z wyjątkiem dwóch posiłków-dżokerów.

2 posiłki-dżokery na tydzień:
Wiedz, że masz prawo do dwóch posiłków-dżokerów na tydzień i że możesz w tym momencie jeść, co ci się żywnie podoba. Wszystko jest dozwolone.

ORAZ 1 dodatkowy dżoker dla niewolników uzależnionych od produktów mlecznych
Specjalnie dla nich, w niedzielę rano, albo w inny wolny poranek, czyli raz w tygodniu:
albo 1/2 litra pełnotłustego mleka, albo 2 jogurty naturalne + 2 małe łyżeczki śmietany
albo 200 gramów białego tłustego sera z 1 łyżką do zupy śmietany

Osobisty formularz typowego dnia
w zależności od wzrostu i aktywności fizycznej

Na podstawie tabel odnoszących się do poszczególnych posiłków należy wypełnić zalecane ilości odpowiadające twojemu wzrostowi i aktywności fizycznej.

Śniadanie (tabela str. 94)
- .... g każdego rodzaju sera, na jaki ci przyjdzie ochota;
- .... g chleba świeżego lub grillowanego;
- 10 do 20 g (w zależności od ochoty) masła zwykłego lub solonego;
+ (jeśli ranek zapowiada się długi) .... jajek i/lub .... g wędliny;
- herbata, kawa, ziółka, herbata ziołowa, woda mineralna niegazowana lub gazowana bez mleka i cukru.

Obiad (tabela str. 115)
- ....g czerwonego mięsa;
- albo ....g wędlin;
- albo ....g białego mięsa lub drobiu;
- albo .... jajek w formie omletu, na twardo, na miękko, w jajecznicy;
- albo ....g ryby i ....g mięsa;
- .... chińskich miseczek gotowanych produktów mączno-skrobiowych (makaron, ryż, puree, frytki), na ciepło lub na zimno, nawet z masłem lub z sosem winegret. Może je zastąpić 50 g chleba.

Podwieczorek
Począwszy od godziny 16.00, i tak późno, jak będzie się miało ochotę:
- **Tłuszcze pochodzenia roślinnego:**
  - 30 g czarnej czekolady;
  - albo 1/2 chińskiej miseczki niesolonych ziaren (orzechy włoskie, laskowe, piniowe, ziarna sezamu, orzeszki pecan, pistacjowe, fistaszki, orzechy cajou);
  - albo 1/2 chińskiej miseczki oliwek;
  - albo 1 awokado z cukrem lub z sosem winegret.
- **Owoce i ich słodkie pochodne:**
  - 1 chińska miseczka świeżych owoców;
  - albo 1/2 chińskiej miseczki owoców suszonych (rodzynki, morele, figi, daktyle, owoce egzotyczne);
  - albo 2 pieczone jabłka z konfiturą, miodem, syropem klonowym itd.;
  - albo 2 duże szklanki naturalnego soku owocowego.

Kolacja (tabela str. 153)
- jeśli nie jest się głodny: nic, pod warunkiem, że nie zapomni się o piciu;
- jeśli jest się trochę głodny: chuda ryba lub owoce morza bez ograniczeń;
  - albo .... g białego mięsa lub drobiu, najlepiej bez sosu;
- jeśli jest się bardzo głodny: tłusta ryba bez ograniczeń, z sosem lub bez;
- .... jarzyn, w zimie zawsze gotowanych, w lecie gotowanych lub surowych, w obu przypadkach mogą być z sosem winegret.

Napoje
To, co dotyczy śniadania, jest ważne **przez cały dzień, w każdym dniu tygodnia**. **Należy pić bez ograniczeń**: wodę niegazowaną lub gazowaną, herbatę, kawę, napary ziołowe bez mleka, cukru i oczywiście żadnych napoi, ani alkoholowych, ani sztucznie barwionych. A więc bez wina, oczywiście z wyjątkiem dwóch posiłków-dżokerów.

2 posiłki-dżokery na tydzień
Wiedz, że masz prawo do dwóch posiłków-dżokerów na tydzień i że możesz wtedy jeść, co ci się żywnie podoba. Wszystko jest dozwolone, wliczając w to przystawkę, deser, aperitif i wino.

5.

Jak wdrażać moją metodę w optymalny sposób

NAUCZMY SIĘ ROZPOZNAWAĆ SYGNAŁY OSTRZEGAWCZE

Należy przede wszystkim zrozumieć sygnały, jakie ciało wysyła ci w ciągu dnia, to znaczy trzeba nauczyć się go słuchać.

Może ono równie dobrze dziękować ci uczuciem zadowolenia, jak i wywoływać złe samopoczucie posuwając się aż do zwrotu przesyłki do adresata!

- *Wieczorni posłańcy*

Najłatwiej jest ocenić, czy miniony dzień był dobrze zaplanowany i wyciągnąć wnioski na przyszłość, przy posiłku wieczornym.

Jeżeli jesteś zbyt głodny w porze kolacji, znaczy to, że popełniłeś któryś z trzech możliwych błędów.

– *Albo pominąłeś śniadanie albo podwieczorek*, co jest poważnym błędem, gdyż następne posiłki nigdy nie będą mogły zrekompensować ich braku, nawet gdy powiększysz ich objętość.

Śniadanie i podwieczorek zawierają **naturalne substancje osłabiające łaknienie**, dzięki którym unikniesz późniejszego podjadania między posiłkami oraz nadmiernego apetytu przy następnych posiłkach:

- rano jest to ser, tłuszcz pochodzenia zwierzęcego;
- w porze podwieczorku są to tłuszcze pochodzenia roślinnego.

Rozumiesz teraz, że dlatego tak mocno podkreślałem wagę tych dwóch kluczowych posiłków w chronoodżywianiu, bo pozwalają panować nad głodem.

- *Albo zlekceważyłeś obiad w południe*, co wcale nie jest aż takie sprytne, gdyż zaczniesz, począwszy już od wczesnego popołudnia, odczuwać przejmujący głód, wywołujący chęć ciągłego podjadania, bez efektu jego zaspokojenia.

- *Albo twoje posiłki nie były wystarczająco bogate w wymagane składniki*:
  - tłuszcze zwierzęce rano,
  - białka zwierzęce w południe,
  - tłuszcze roślinne w porze podwieczorku.

Błąd ten jest zresztą najczęściej spotykany u kobiet będących ofiarami starych zwyczajów, kiedy to jadły one resztki po posiłku i następnie szły na poszukiwanie jagód lub korzonków, aby uzupełnić swoje zbyt ubogie pożywienie.

Ten dziwaczny bagaż odziedziczony po naszych przodkach, do tej pory powoduje, że kobiety wolą jadać rośliny, nawet kiedy zrozumiały już potrzebę odżywiania się większą ilością mięsa i mogą jeść tyle białek pochodzenia zwierzęcego, ile jest niezbędne.

W tych dwóch przypadkach najlepszym sposobem zaspokojenia wieczornego głodu bez niepożądanego odkładania zapasów, będzie **zjedzenie tłustej ryby, nawet z sosem, aż do zupełnego nasycenia się.**

Dostarczając organizmowi tłuszcze Omega 3 i 6, lekkostrawne i użyteczne w każdym momencie, unikniemy niebezpiecznego przyswajania innych tłuszczów pochodzenia zwierzęcego i ciężkich białek. Najgorszym błędem byłoby zjedzenie wieczorem mięsa, którego nie zjadło się na obiad, albo co gorsza, sera ze śniadania.

W ten sposób unikniesz ciężkiej nocy, gdyż wieczorny nadmiar tłuszczów innych, niż tych pochodzących z ryb, byłby źle tolerowany przez żołądek, obojętnie czy zjadłbyś ozorek w pikantnym sosie, kacze udko czy co gorsza, duży stek.

Najważniejsze jest, aby przypadkiem nie wyobrażać sobie, że można bezkarnie zaniedbywać zasady chronoodżywiania w codziennym życiu, a szczególnie wieczorem. Proszę sobie przypomnieć te nocne koszmary, które miewa się po może niezbyt obfitej, ale za to stanowczo za tłustej kolacji: skoro nie potrafiłeś – albo nie chciałeś – słuchać swojego żołądka, który mówił ci, że ten pokarm mu nie odpowiada, będzie przypominał ci później o tym przez całą noc, aż zaczniesz w końcu żałować, że go nie słuchałeś!

Należy nauczyć się interpretować głód odczuwany wieczorem, a przede wszystkim zrozumieć, jak powinno się go zaspokajać.

- *Poranny alarm*

Jeżeli rano nie odczuwasz głodu, znaczy to, że wieczorem poprzedniego dnia zjadłeś za dużo, jadłeś kolację zbyt późno albo obydwie te rzeczy naraz. Zapowiada to okropny dzień, jeśli nie zbierzesz się na odwagę, aby zjeść w całości śniadanie.

Jeżeli tego nie zrobisz, jest prawie pewne, że w południe twój głód będzie nie do zniesienia. Nawet gdybyś najadł się wtedy jak żarłok, co nie jest takie proste, zrobisz się jeszcze bardziej głodny wieczorem, dając się wciągnąć nieuchronnie w spiralę bez końca, z której za wszelką cenę trzeba ci pomóc się wydostać.

- *Sygnały w ciągu dnia*

Odczuwanie głodu w południe jest zupełnie normalne i powinien zostać on zaspokojony bez żadnych wyrzutów sumienia spożyciem mięsa.

Jeśli jednak nie czujesz się głodny, gdyż za dużo zjadłeś rano, albo ślady zbyt wystawnej kolacji z poprzedniego dnia są jeszcze odczuwalne, nie rób pod żadnym pozorem błędu polegającego na opuszczeniu czy też zmniejszeniu południowego posiłku.

Podwieczorek, który byłbyś w takiej sytuacji zmuszony zjeść o wiele wcześniej, z pewnością nie byłby wystarczający, aby uchronić cię przed zbyt silnym wieczornym głodem... i w ten sposób wracasz do poprzedniego problemu!

Podwieczorek musi być spożyty niezależnie od okoliczności i nie ma żadnej wymówki, aby go ominąć, ponieważ może on być jedzony tak późno, jak tylko masz na to ochotę! Może także zastąpić kolację, ale nigdy na odwrót, gdyż groziłoby to spożyciem zbyt obfitej kolacji, co znowu wciągnęłoby cię w spiralę: nie jem wystarczająco, więc jem za dużo!

- *Lekcja do zapamiętania jest więc prosta*

Niezależnie od tego, jak chciałoby się obejść reguły chronoodżywiania, w każdym przypadku należy spodziewać się powracających jak bumerang efektów takiego postępowania. Każdy niedobór danego składnika pokarmowego, wywołany świadomie lub nie, spowoduje jego późniejsze odkładanie w organizmie, tak nieuchronne jak niepożądane.

Niestety, w drugą stronę to nie działa i żadne nieostrożne magazynowanie nie spowoduje, że zachowasz swoje centymetry i kilogramy. Zwracaj więc uwagę, w jaki sposób się odżywiasz, bo jest to bez wątpienia zalążek prawdziwej mądrości!

Należy również być bardzo ostrożny z małymi, powtarzającymi się zachciankami, na których zaspokajanie sobie pozwalamy, myśląc, że przejdą niezauważone. Mogą one spowodować, po mniejszym lub większym upływie czasu, duży wzrost wagi i nowe zmartwienia!

Należy też wziąć pod uwagę, że wszystkiego nie można przewidzieć, zarówno w codziennym życiu, jak i w wyjątkowych okolicznościach. Chciałbym cię uzbroić przeciwko wszystkim czyhającym pułapkom i niebezpieczeństwom.

ELASTYCZNA DYSCYPLINA

- *Dostosuj do swoich potrzeb rytualne godziny posiłków*

Zarówno jadanie za wszelką cenę kolacji o godzinie 19.00, jak i obowiązkowe spożywanie mięsa wieczorem – niezależnie od tego, czy później chcemy pracować czy pójść do łóżka – jest całkowicie zbędne.

Jadanie codziennie tych samych pokarmów o jednakowej godzinie może na dłuższą metę doprowadzić do powstania niedoboru pewnych składników odżywczych, gdyż żaden pokarm nie zawiera wszystkich elementów odżywczych potrzebnych do utrzymania równowagi żywieniowej.

Przypisanie danego pokarmu do konkretnej godziny dnia mogłoby mieć rację bytu tylko wtedy, gdyby momenty jedzenia były niezmienne, zatem wprowadzanie niezmiennych godzin posiłków niezależnie od tego, jaki mają one przebieg, nie ma najmniejszego sensu.

Właśnie dlatego, aby uniknąć szczególnie tego typu wypaczeń, wydaliśmy dwie książki z przepisami, bardzo prostymi, ale zarazem bardzo urozmaiconymi, osiągając przy tym podwójny cel:
- abyście uniknęli stereotypów żywieniowych i przestali być ofiarami niedoborów,
- aby również, tak jak to już mówiłem, ustrzec was przed znudzeniem, prowadzącym do poślizgów w postaci odstępstw od zasad zdrowego odżywiania, tym trudniejszych do nadrobienia, im większy powstał stan niedoborów.

Spotyka się to o wiele częściej u osób o usposobieniu psa niż u ludzi legitymujących się usposobieniem kota. W istocie można podzielić ludzi na te dwa typy pod względem odżywiania się:
- **typ psa**, który bardzo długo lubi ciągle to samo pożywienie, a następnie znienacka zmienia swoje przyzwyczajenia,
- **typ kota**, łasy na ciągłe zmiany pod groźbą szybkiego znudzenia się czy nawet obrzydzenia.

Nas, ludzi, można podzielić na dwie, bardzo różniące się od siebie kategorie zachowań żywieniowych, które nie mają nic wspólnego z płcią. Upodabniamy się do psów i kotów, które posiadają jednak ściśle określone nawyki, i których nie należy starać się zmienić, jeśli chcemy, aby cieszyły się dobrym zdrowiem, miały błyszczącą sierść i zimne nosy.

Jednak człowiek, będąc bardziej wszystkożernym od psa, powinien bardziej różnicować swoje pożywienie, aby nie dopuścić do braków składników pokarmowych i jak kot zmieniać swoje zwyczaje.

Nie istnieje żadna potrzeba jadania posiłków o stałych godzinach, gdyż nie zużywamy każdego dnia dokładnie takiej samej ilości energii. Jeszcze gorsze od tego jest popadnięcie w niewolnictwo przymusów żywieniowych po wyzwoleniu się z obowiązków szkolnych.

Jest to zasada, z którą mój dziadek, dawny dyrektor szkoły, który został na emeryturze ogrodnikiem, nigdy nie potrafił się pogodzić. Jego życie było uregulowane jak w zegarku:
- pobudka zarówno w lecie, jak i w zimie o godzinie 6.30,
- śniadanie niezmiennie o godzinie 7.00,
- praca w ogrodzie od 7.30 do południa,
- za stołem rytualnie o 12.00, aby zjeść obiad,
- znowu praca w ogrodzie od 12.30 do 18.30,
- chwila przerwy na umycie rąk przed kolacją jedzoną o 19.00.

Był to naturalny rytm człowieka o bogatym życiu wewnętrznym, ale dla małego chłopca, którym byłem, wstającego z łóżka o godzinie 10.00 i napychanego kanapkami z miodem, ciastem drożdżowym i czekoladą na gorąco przez troskliwą babcię, obiad punktualnie o 12.00 był dosyć trudny. Jeśli zaś idzie o kolację o godzinie 19.00, stawała się ona dla mnie prawdziwą karą, kiedy następowała po popołudniach spędzanych na ogrodowych ucztach, w zasadzie zabronionych, ale sad mojego dziadka przepełniony był w czasie wakacji doskonałymi owocami, dzięki którym urządzałem sobie każdego dnia prawdziwą orgię!

Wracałem oczywiście z każdego pobytu u dziadków utuczony jak prosię, co bardzo cieszyło moją mamę, szczęśliwą, że posłużył mi wypoczynek na świeżym, wiejskim powietrzu. Koniec wakacji spędzany na wycieczkach i zabawach z bandą wesołych przyjaciół powodował – na szczęście dla mojego zdrowia – zrzucenie w kilka tygodni całego tłuszczu, zgromadzonego podczas tuczenia na wsi.

Rozwiązania

- Należy samodzielnie odnaleźć swój rytm i wsłuchać się w swoje ciało.
- Należy unikać późnego wstawania z łóżka.

Pamiętam otyłą emerytkę wstającą zawsze o godzinie 11.00, za późno aby zjeść śniadanie i nie mającą zbyt wielkiego apetytu godzinę później, co powodowało, że jadała zbyt lekko w południe i zadowalała się jedynie filiżanką herbaty około godziny 17.00.

Zaczynała być głodna dopiero około 19.00 i zasiadała wtedy wygodnie do obiadu, złożonego trochę z byle czego. Około północy pojawiający się ponownie i zbyt słabo zaspokojony w ciągu dnia głód popychał ją wreszcie do zjedzenia czegoś solidnego. Jest to nieugięta logika ciała obudzonego za późno i karmionego za późno. Emerytka ta kładła się spać około trzeciej lub czwartej nad ranem, co mogłoby pozwolić na przypuszczenie, że jej późne jadanie ma rację bytu. Ale do tego trzeba byłoby, aby nie spędzała przedłużonych wieczorów, tak jak to robiła do tej pory, wygodnie rozłożona na kanapie, gdzie jedynym jej wysiłkiem było wyciąganie ręki, aby podnieść do ust kilka słodkości podczas oglądania ulubionych programów telewizyjnych.

Moje zadanie ponownego wyregulowania jej wewnętrznego zegara, dosłownie i w przenośni, było bardzo trudne: obowiązkowa pobudka przed godziną 8.00, aby mogła zjeść solidne śniadanie, dałem jej też absolutny zakaz siedzenia rankiem w domu, dzięki czemu bardzo szybko zaczęła jadać obiady z przyjemnością i o rozsądnej porze.

Po południu zajęcia domowe oraz godzina pracy w ogrodzie pozwoliły jej z radością przyjąć zwyczaj jedzenia podwieczorku złożonego z czekolady i owoców.

Pozostawiłem jej całkowitą swobodę jedzenia kolacji o dowolnej godzinie i tak jak przewidywałem, jadała ją dosyć późno dzięki naturalnemu uciszeniu głodu podwieczorkiem, co spowodowało zlikwidowanie nocnego posiłku. Zresztą i tak byłaby trudność z jego utrzymaniem, gdyż nasz nocny marek szybko odzyskał ochotę na zasypianie o normalnej porze, co równocześnie położyło kres zgubnemu zwyczajowi nocnego podjadania.

- *Dajmy pierwszeństwo posiłkom jednodaniowym*

O ile można, przy okazji świątecznych posiłków, oddawać się wszystkim możliwym urozmaiceniom, nawet gdyby się później miało tego żałować, o tyle niebezpieczne jest poddawać się w ciągu całego tygodnia rytuałowi klasycznych posiłków złożonych z wielu dań. Nawet jeśli ten zestaw wydaje ci się prawidłowo skomponowany, w rzeczywistości są one tylko źródłem kalorii z dodatkowych, zupełnie niepotrzebnych pokarmów.

Rozwiązania

Zupełnie bezużyteczne jest dorzucanie do codziennych posiłków produktów, które twoja wątroba, trzustka i żołądek najpierw będą musiały przetworzyć, zanim je obowiązkowo zmagazynują, gdyż jest ich po prostu za dużo!

Strata czasu przy bezużytecznym napełnianiu żołądka w południe daje duże prawdopodobieństwo obniżenia twojej bystrości umysłu i żywotności.

Uniemożliwi ci to bycie precyzyjnym i skoncentrowanym, kiedy będziesz stawiać czoła drugiej części dnia, wypełnionej przeróżnymi pułapkami, które zastawia na ciebie twoje środowisko zawodowe, to słynne otoczenie socjoprofesjonalne, jak by można je było nazwać, posługując się określeniem wziętym z modnego teraz żargonu technokratycznego.

A wypełnianie ponad potrzebę zmęczonego żołądka wieczorem, bez słuchania, że prosi o litość, zmusi go do jeszcze bardziej wzmożonego magazynowania niż w południe, oczywiście z wyjątkiem sytuacji, kiedy całą noc, aż do świtu byłoby się na nogach!

Należy więc jeść codziennie przez tydzień cztery posiłki jak najbardziej proste, jak to już wytłumaczyłem, kładąc tym samym kres zbędnemu komplikowaniu pracy organizmu.

Będzie można bez problemów wynagrodzić to sobie później wspaniałą ucztą, nie naruszając mimo tego zasad obowiązujących w ciągu tygodnia.

Pamiętam doskonale posiłek przygotowany po to, aby przekonać grupę badaczy o tym, że zasady odżywiania IREN mają nie tylko solidne podstawy naukowe, ale są również bardzo przyjemne w praktycznym zastosowaniu! Aby nasz pokaz mógł trafić do serc kolegów naukowców, zadecydowaliśmy razem z Jeanem-Robertem Rapinem zaprosić ich do Gillesa, właściciela jedynej restauracji w Górnej Normandii, legitymującej się dwiema gwiazdkami. Gilles Tournadre przygotował według moich instrukcji posiłek odpowiadający pod każdym względem zasadom odżywiania Instytutu.

Ten prawdziwy tryumf gastronomiczny zapisał się złotymi zgłoskami w pamięci niektórych profesorów uniwersytetu w Rouen. Był on, ku mojej wielkiej radości, wspaniałym dowodem na to, że można jadać zarówno smacznie, jak i inteligentnie, oraz że nie ma absolutnie żadnej potrzeby, by torturować się w celu zachowania zdrowia.

Demonstracja okazała się pełna, kiedy Gilles zapytał na chwilę przed północą, czy jeszcze ktoś z nas jest głodny. „Jak można zadawać podobne pytania po takiej uczcie?" – odpowiedziano mu na to.

To dopełniło moje szczęście, gdyż w przeciwieństwie do tego, co mogliby pomyśleć niewtajemniczeni goście, wszystko, co zjedli podczas owego wieczoru, zawierało bardzo mało kalorii w porównaniu z klasycznym posiłkiem!

Pierwszym, który został zaskoczony tą odpowiedzią, był sam Gilles Tournadre, którego przecież uprzedzałem, ale który, stosując się skrupulatnie do moich wytycznych, nie wyobrażał sobie nawet, iż niektóre produkty naturalnie hamujące łaknienie, podane we właściwym momencie wieczoru, mogą aż tak skutecznie zaspokoić głód.

- *Zerwać z dawnymi przyzwyczajeniami*

  Nawyki i przyzwyczajenia są bardzo ściśle powiązane z doświadczeniem z wczesnego dzieciństwa, co powoduje, że czasami bywają dosyć trudne do wykorzenienia, tym bardziej że kiedy się starzejemy, często przekształcają się one w stereotypy.

Późnowieczorna zupa

Zlikwidowanie nawyku jedzenia wieczornej zupy u człowieka, który był do tego przyzwyczajony od ponad dwudziestu lat, nie jest sprawą łatwą; ale oduczenie tego beznadziejnego nawyku kogoś, kto ma 80 lat i jest absolutnie przekonany o tym, że postępuje słusznie, staje się prawdziwym wyczynem.

Rozwiązania

Istnieją dwa mocne argumenty zdolne przekonać opornych, którzy mimo tego będą się zaciekle bronić:
- zupa powoduje wiązanie dużej ilości wody, co sprzyja powstawaniu cellulitu;
- niebezpieczeństwo podwyższania ciśnienia, co sprawia, że zabraniałem jedzenia zupy moim pacjentom cierpiącym na nadciśnienie, obojętnie czy to w dzień, czy w nocy, jeszcze zanim zostałem żywieniowcem, albo pozwalałem ją jadać wyłącznie pod warun-

kiem, że była przyrządzona zupełnie bez soli i produktów mączno-skrobiowych, co przeistaczało ją w przejrzystą, mało apetyczną lurę.

Na pocieszenie dla tych, którzy się nie przekonali i którzy jeszcze nie mają nadciśnienia, daję pozwolenie zjedzenia zupy rano, posolonej i tak gęstej, jak się chce, jednak pod pewnymi, wcześniej już opisanymi warunkami.

Wieczorny tandem – ser plus wino

Rytuały związane z pewnymi pokarmami również mogą okazać się pretekstem dla niektórych wykroczeń żywieniowych. Najlepszym przykładem są tu sery, jadane tradycyjnie wieczorami.

Bardzo długo zastanawiałem się dlaczego ludziom, którzy lubili, a czasem wręcz uwielbiali sery, było tak trudno zacząć je jadać rano.

Wreszcie mimowolny okrzyk mojego pacjenta, będącego w więcej niż średnim wieku, który przyszedł do mnie po raz pierwszy na konsultacje, dał mi rozwiązanie zagadki: „A co w takim razie z moim kieliszkiem wina? Doktorze, przecież nie będę go pił na śniadanie!".

Rozwiązania

Jeszcze raz dziękuję owemu sympatycznemu mężczyźnie, który nareszcie głośno wypowiedział to, o czym wszyscy myśleli po cichu.

Wyjaśniłem mu najpierw, że wino nie jest dozwolone wieczorem ani rano, czy w południe w ciągu całego tygodnia. Następnie pocieszyłem go, roztaczając przed nim wizję wszystkich świątecznych posiłków, do których będzie miał prawo bez żadnych ograniczeń, w zamian za odmawianie sobie codziennej uczty pod pretekstem zaawansowanego wieku.

Taki program wprowadzał do jego życia więcej rozsądku i urozmaicenia w sposobie odżywiania się. Okazało się, że to bardzo przypadło mu do gustu i wiem, że przestrzega teraz bardzo skrupulatnie tych zasad... po kilku potyczkach ze swoim otoczeniem, które nie mogło zrozumieć, skąd wzięły się tak radykalne zmiany. Kiedy jednak im wytłumaczył, członkowie rodziny przeszli do porządku dziennego nad jego nowym stylem życia, tym bardziej że w końcu i oni zaczęli stosować się do moich rad.

- *Dostosować się do pór roku*

Panujący upał w ciągu lata jest głównym zagrożeniem, gdyż powodując zmniejszenie apetytu, daje ochotę na jarskie jedzenie. Aby uniknąć przykrego przekształcenia się w roślinożercę, wystarczy w każdym posiłku zastąpić ciepłe potrawy zimnymi.

Praktycznie każdy pokarm można podać z sosem winegret, który, przypominam, należy przyrządzić na oliwie z oliwek z pierwszego tłoczenia na zimno, lub na oleju z pestek winogron (nie ścina się wtedy i można go wykonać z wyprzedzeniem).

Uwaga jednak na wieloskładnikowe sałatki, zazwyczaj źle zharmonizowane, gdyż zawierają za dużą ilość produktów roślinnych w stosunku do produktów pochodzenia zwierzęcego! Należy uważać, aby pozostać w głównej mierze mięsożercą, nawet jeśliby się miało jadać objętościowo mniej.

W przeciwieństwie do tego, kolacje na słodko będą mile widziane:
  – na podwieczorek, jeśli zgłodnieje się podczas popołudnia, można zadowolić się samą czekoladą (lub innymi tłuszczami pochodzenia roślinnego);

– a wieczorem można będzie urządzić sobie posiłek składający się z wszelkich owoców, na jakie ma się ochotę; to najlepsza metoda dostosowania się bez ryzyka do panujących upałów.

Oczywiście pod warunkiem, że ten słodki posiłek zjesz mając w perspektywie dłuższy wieczór i nie pójdziesz bezpośrednio po nim spać.

Wraz z nadejściem chłodów będą mogły powrócić w południe takie potrawy, jak gotowana kiszona kapusta z mięsem i wędlinami, rosół z mięsem i inne zawiesiste dania, a tłuste ryby niech pozostaną przywilejem zarezerwowanym na zimne wieczory, które kończy się najchętniej pod mięciutką pierzyną.

W rzeczywistości prawidłowa organizacja systemu odżywiania polega po prostu na tym, żeby w lecie jadać wedle kuchni śródziemnomorskiej, a w zimie – według lapońskiej.

6.

Szczególne przypadki

Przypadki szczególne są stosunkowo nieliczne, a większość powodowanych trudności wynika bardziej z braku organizacji, niż istnienia rzeczywistych problemów nie do rozwiązania.

Pomimo tego są zobowiązania wynikające z zawodowego rozkładu dnia, więc niemożliwe do ominięcia, do których trzeba się dostosować, co spróbujemy, by było jak najłatwiejsze.

Dwie największe trudności przeszkadzające pozostawaniu w harmonii z chronoodżywianiem biorą się z zakłóceń, kiedy aktywność zawodowa jest bardziej lub mniej przesunięta w czasie w stosunku do normalnego dnia. Trudności te będą większe w przypadku pary małżeńskiej lub rodziny prowadzącej osiadły, uregulowany tryb życia, niż takiej, która już przedtem żyła niestandardowo.

Trudniej będzie również kobietom niż mężczyznom, gdyż utrzymywanie domowego ogniska może skomplikować przyjemność życia różniącego się, w stosunku do powszechnie uznanych norm, od życia innych ludzi.

SPECJALNE OKAZJE

- *Sport*

Intensywny wysiłek fizyczny wykonywany w ciągu dnia powinien być poprzedzony i wspomagany w trakcie, ale nigdy po nim, dodatkowym pożywieniem, zasadniczo pochodzenia roślinnego, ale jak najbardziej bogaty w białka i w tłuszcze: na przykład raczej bananami lub 100 g miodowego piernika niż soczystymi owocami. Przetestowaliśmy też pokarmy wytwarzane na bazie soi, których zastosowanie wydaje się nie dawać oczekiwanych rezultatów przy zwiększonym wysiłku fizycznym.

Należy jednak unikać, jak tylko jest to możliwe, uprawiania sportu w południe, jeżeli jest to jedyne wolne okienko w ciągu bardzo wypełnionego dnia. Dobry posiłek, następnie odpoczynek i spacer będzie w tym wypadku najlepszym sposobem, aby pozostać w formie przez całe popołudnie.

- *Rytuał służbowych posiłków*

Okaż swoją odrębność! To posiłki służbowe, od których, jak mówisz, przysięgając z ręką na sercu, nie możesz się w żaden sposób wykręcić.

Rozwiązania

Bardzo łatwo można podkreślić swoją osobowość zamawiając dwie porcje mięsa i małą porcyjkę produktów skrobiowych, na przykład frytek, i... nic więcej. Przyniesie to podwójną korzyść:
- pozostanie ci dwa razy więcej czasu na dojście do słowa, niż tym, którzy zamówili kilka dań,
- nie będziesz posądzany o to, że jesteś na diecie. Jest przecież oczywiste, że widząc taką ilość mięsa na talerzu w połączeniu z produktami mącznymi, uważanymi za szczególnie tuczące, nikomu nie przyjdzie taka myśl do głowy, szczególnie kiedy będziesz już w fazie, kiedy osiągnąłeś szczupłą sylwetkę.

Nic nie stoi również na przeszkodzie, abyś zamówił jedno po drugim dwa dania mięsne, co sprawi, że zyskasz renomę człowieka, który potrafi dobrze zjeść!

W rzeczywistości wszystkie tego typu problemy można rozwiązać, okazując ze spokojem i zdecydowaniem swój odrębny sposób organizacji odżywiania się. Ta nowo nabyta sztuka życia, prostsza i lepiej zharmonizowana, da ci tym większą satysfakcję, im szybciej zauważysz jej pozytywny wpływ również na twoje samopoczucie. Skończy się wreszcie odczuwanie senności pod koniec poranka, zniknie chęć zrobienia sobie drzemki wczesnym popołudniem oraz napady gniewu pod koniec dnia. Nie pozwól sobie na uleganie modzie i obyczajom, ryzykując przy tym utratę równowagi organizmu.

- *Koktajle, spotkania okolicznościowe i inne okazje do świętowania*

Stanowią one część rytuałów zawodowych, a ich aspekt towarzyski sprawia, że są praktycznie nie do ominięcia. Trzeba więc umieć nad nimi zapanować.

Nie ma potrzeby wlewania w siebie soków owocowych, aby uniknąć picia alkoholu: tak czy tak kalorie będą w nich obecne, a jeszcze dołoży się cellulit w przypadku picia mocno posolonego soku pomidorowego.

Rozwiązania

- Klasyką będzie gazowana woda mineralna z plasterkiem cytryny, uważaj jednak na malutkie ciasteczka, którymi może zacząć się pocieszać ten, kto z heroizmem pije tylko wodę!

– Albo sprytniejsze rozwiązanie, tzw. „wszystko na słodko": zamiast soku owocowego lepiej wziąć kieliszek szampana albo szklaneczkę alkoholu wytwarzanego z ziaren, jak na przykład whisky, albo apéritif anyżkowy, do którego będziemy jeść tylko bezskrobiowe słodkości. Wszystkie te, które zazwyczaj wchodzą w skład naszego podwieczorku, będą mile widziane.

Jeśli po takim podwieczorku, który tak naprawdę podwieczorkiem nie jest, zjesz wieczorny posiłek złożony z owoców bez ograniczeń, wyjątkowo wykluczając czekoladę, wszystko będzie w porządku! Unikniesz w ten sposób niedogodności, którą obowiązkowo odczuwa się przy trawieniu tłuszczów, nawet lekkich, kiedy poprzedziło się wieczór wypiciem napoju zawierającego alkohol.

W rzeczywistości w tym przypadku twoja wątroba zostanie przez pewien czas zablokowana przez alkohol i nie będzie się mogła zająć przemianą materii pozostałych pokarmów, chyba że nie położysz się od razu do łóżka i spędzisz większą część nocy aktywnie. Przeciwnie, owoce, nie podlegające tym samym procesom metabolizmu, zostaną szybko strawione i nie pozostawią żadnych przykrych wspomnień nazajutrz rano, pod warunkiem jednak, że nie zostaną zjedzone tuż przed zaśnięciem.

- *Posiłki rodzinne*

Tradycyjnie łączą one wszystkie tłuszcze, cukry i dużą ilość białek, zarówno zwierzęcych, jak i roślinnych, często jeszcze towarzyszą im słodzone napoje, alkohol albo obie te rzeczy naraz.

Niezależnie od tego, czy chodzi o posiłek południowy czy wieczorny, należy jedynie zmniejszyć posiłek następujący zaraz po nim.

W ten sposób unikniesz zaburzenia naturalnej równowagi między posiłkami i będziesz mógł zachować ich chronologię.

Rozwiązania

– Dzięki pominięciu lub zredukowaniu wieczornego posiłku będziesz mógł w łagodny sposób pozbyć się zapasów, bez cierpienia z powodu głodu, gdyż pójdziesz spać; pamiętaj jednakże o wypiciu wystarczającej ilości płynów.

Należy w szczególności:

– Unikać klasycznego błędu, polegającego na pozostawianiu całego apetytu na świąteczny posiłek, redukując lub pomijając posiłki, które go poprzedzają. W ten sposób uzyskasz efekt przeciwny do zamierzonego: przegłodzony z premedytacją organizm zrobi sobie wielką przyjemność, przyjmując aż do zaspokojenia głodu, a nawet w jeszcze większej ilości, wszystkie pokarmy, które mu się zaproponuje, gromadząc, jak to już wiemy, więcej, niż zostanie później zużyte.

- *Pikniki*

Główną pułapką pikników będzie zawsze kanapka, po której od razu nastąpi sałatka.

W obydwu tych przypadkach zbyt duże zgromadzenie produktów pochodzenia roślinnego, a za małe pochodzenia zwierzęcego spowoduje duży głód pojawiający się tym szybciej, im bardziej popołudnie było wypełnione sportem.

Rozwiązania

- Aby uniknąć niewłaściwych proporcji poszczególnych pokarmów, najlepiej zabrać je w osobnych pojemnikach: w jednym mięso, w innym produkty mączno-skrobiowe. Pozwoli to każdemu na dobranie takiej porcji produktów zwierzęcych i roślinnych, jaką uzna za stosowną.
- Inne środki ostrożności: należy zawsze pamiętać o zużytej energii i przygotować w związku z tym solidny podwieczorek + po bananie na każdą godzinę wysiłku.

- *Podróże i wakacje*

Tym szczęśliwcom, którzy wyjeżdżają daleko, zaleca się dostosowanie posiłków do kraju, który będą zwiedzać i do energii, którą będą zużywać. Trekking w Nepalu i dziesięciodniowy urlop spędzony w hamaku rozpiętym pod palmami na Mauritiusie nie mają ze sobą nic wspólnego, chociaż szerokości geograficzne tych miejsc są w obu przypadkach wysunięte daleko na południe!

Czy jest to:
- podróż do zimnych czy ciepłych krajów,
- wielki wydatek energetyczny amatorów wycieczek wysokogórskich, czy umiarkowane ćwiczenie fizyczne spacerowiczów przechadzających się deptakiem wzdłuż plaży w Deauville,
- wakacyjne nieróbstwo ludzi pracujących na co dzień fizycznie, czy sportowy relaks biurokratów;

każda z tych sytuacji wymaga indywidualnego dostosowania sposobu odżywiania, co stanowi sporą część próśb, na które odpowiadają zatrudnieni w IREN specjaliści.

Rozwiązania

Do danej sytuacji należy dostosować odpowiednie żywienie, a nie odwrotnie. Dzięki temu unikniemy niebezpieczeństwa przybrania na wadze i będziemy mieć dobre samopoczucie.

- *Wakacje w hotelu*

Oznacza to pobyt z zapewnionym całodziennym wyżywieniem, co może zagrozić równowadze, jaką właśnie uzyskałeś lub jesteś w trakcie jej osiągania.

Rozwiązania

- Odłóż na rano ser z obiadu i kolacji.
- Zarezerwuj na podwieczorek owoce i słodkie desery, nie zapominając, że niezależnie od tego, czy są wakacje czy nie – dwa razy w tygodniu masz okazję zrobić sobie święto, a w szczególności wypić alkohol.

Co oznacza, że mały kieliszek różowego wina popijany każdego wieczora w altance może pozostawić po sobie jeśli nie powody do żalu, to przynajmniej wyrzuty sumienia, które będą tym większe, im dłuższe były wakacje.

OTOCZENIE

Przeniosłem cię jakiś czas temu w świat moich wspomnień z dzieciństwa, gdyż w tej anegdotycznej historyjce znajdziesz całą problematykę zakłóceń żywieniowych, jakie wywołują jedzone zawsze w ten sam sposób posiłki, w zderzeniu z różnymi stylami życia.

Jeśli idzie o dziecko na wakacjach, ten problem, jak było widać, nie będzie prowadzić do katastrofy, o ile taka przejściowa nieprawidłowość zostanie szybko usunięta. Ale kiedy ta sytuacja stanie się codzienną regułą przez cały rok, stopniowo pociągnie za sobą groźne przybieranie na wadze i objętości.

- *Pary, w których jedna osoba prowadzi statyczny, a druga aktywny tryb życia*

   Inaczej niż mogłoby się wydawać, to właśnie statyczny tryb życia sprawia więcej problemów. Osoba go prowadząca powinna mniej lub bardziej zredukować porcję codziennej żywności, co może okazać się bardzo trudne. Tego, kto więcej przebywa w domu, zawsze kusi chęć wcześniejszego zjedzenia posiłku i w większości przypadków spożywa o jeden posiłek za dużo, kiedy chce zachować jednocześnie ten sam schemat odżywiania co współmałżonek.

   Rozwiązania

   – Należy oddzielić od siebie schematy odżywiania każdej z tych osób, gdyż inaczej załamie się chronoodżywiane którejś z nich.

- Zjedz podwieczorek, kiedy zgłodniejesz w naturalny sposób, oczekując powrotu współmałżonka.

• *Niepracująca matka*

Mając obowiązek przygotowania kolacji dzieciom i zostania z nimi przy posiłku, przeżywa ona przysłowiowe męki Tantala, które stają się:
- albo prawdziwą torturą, jeśli ma tyle samozaparcia, żeby nie usiąść do stołu;
- albo, jeśli ulegnie pokusie, powodem spektakularnego przybierania na wadze z powodu dodatkowego posiłku.

Rozwiązania

Systematycznie, kiedy dzieci jedzą kolację – siadaj do podwieczorku; będzie to miało jeszcze tę zaletę, że będziesz im towarzyszyć przy jedzeniu wieczornego posiłku. Czekolada i owoce znajdą się na stole około godziny 19.00, a kolację zjesz o 21.00–22.00, czy nawet później.

Kolacja jedzona z mężem na zakończenie dnia, nie będzie uzasadniona ssącym głodem, ale po prostu przyjemnością, jaką daje wspólne przeżywanie chwili dobrze zasłużonego odpoczynku.

Uważaj jednak, aby nie jeść z towarzyskiego obowiązku: nie zapominaj o kierowaniu się własnym poczuciem sytości oraz głodu, jeśli nie odczuwasz głodu, możesz zadowolić się napojem.

Najważniejsze jest, aby razem usiąść, porozmawiać, wspólnie pooglądać telewizję lub po prostu mieć przyjemność z faktu przebywania ze sobą; nie ma konieczności poruszania szczękami w jednym rytmie!!

- *Dzieci*

W domu

Począwszy od momentu, kiedy zaczną odżywiać się jak dorośli, będą mogły stosować moją metodę. Bardzo ważne jest urozmaicanie ich jadłospisu. Można wtedy posłużyć się przepisami na tłusty placek z boczkiem i śmietaną, zapiekany chleb z żółtym serem, itd. (**str. 255**), aby zaproponować im ser pod różnymi postaciami.

W szkolnej stołówce

Obiady dla dzieci w szkolnych stołówkach są tak źle wyważone, że stanowi to jedną z najmocniej zajmujących mnie kwestii. Głównym problemem jest brak białek, możesz więc, jeśli dziecko zechce, dać mu jeszcze jajko na twardo do zjedzenia razem z obiadem.

Podwieczorek

Będzie taki sam, jak dla dorosłych (patrz **str. 140**), z jedną tylko różnicą: skoro dzieci zużyją więcej energii, mają również prawo do bananów.

W ZALEŻNOŚCI OD TWOJEJ AKTYWNOŚCI ZAWODOWEJ

Należy dostosować chronoodżywianie do faktycznego zapotrzebowania organizmu na składniki odżywcze, bez przejmowania się ustalonymi regułami. Oto kilka przykładów.

- *Dla tych, którzy pracują nocą*

Jest to problem najłatwiejszy do rozwiązania, pod warunkiem, że zgodzisz się przystosować wymogi swojego odżywiania do przedziału czasowego twojej aktywności.

Rozwiązania

Ten, kto pracuje nocą i budzi się w porze, kiedy inni jedzą obiad, może zjeść razem z nimi swoje śniadanie:
- „śniadanie" jedzone w południe będzie więc dla niego momentem na chleb z masłem i z serem.

Jeśli popołudnie jest długie, przerwa na owoce i słodzone napoje wystarczy, aby doczekać do obiadu, jedzonego w tym samym czasie, gdy pozostali siądą do kolacji:
- „obiad" jedzony wieczorem będzie wtedy składać się z mięsa i produktów mącznych, podczas gdy reszta rodziny jeść będzie rybę z jarzynami;
- „podwieczorek" ta osoba zje późno w nocy;
- „kolację" nad ranem lub po powrocie z pracy.

Proszę zauważyć, że praca kucharza czy kucharki poprzez takie przesunięcie posiłków w czasie nie jest w żaden sposób zaburzona, ponieważ każde danie, mimo że jedzone oddzielnie, jest gotowane tylko jeden raz dla całej rodziny. A co ważniejsze, zostanie zachowany rytuał rodzinnych posiłków, z jednoczesnym przestrzeganiem chronoodżywiania się każdego jej członka z osobna, ponieważ wszyscy będą się odżywiać w zależności od swoich naturalnych potrzeb.

Widzisz więc, że równie dobrze można jadać ciężkie potrawy wieczorem, podczas gdy inni jedzą wtedy lekko lub na słodko albo nie jedzą wcale.

- **Dla tych, którzy pracują fizycznie**

Praca na nocną zmianę odpowiedzialna jest za przesunięcie godzinowe. Istnieją jednak zawody, przy wykonywaniu których zaplanowanie posiłku jest o wiele trudniejsze: poławiacz krewetek z Honfleur, który wypływa na czterogodzinny połów, powinien oczywiście dostarczyć swojemu organizmowi energii jeszcze przed wypłynięciem w morze. Podczas dokonywanego wysiłku, będąc w podobnej sytuacji co maratończyk, musi utrzymać energię przez taki sam czas, jak podczas długich zawodów.

Rozwiązania

W obydwu tych przypadkach wystarczy dostarczyć **co godzinę** suplement dodający energii, przy którym nie ma ryzyka powstawania efektu kumulacji. Szybko przyswajalne cukry byłyby w tej sytuacji zbyt przelotne i mogłyby wywołać odruchowe niedocukrzenie krwi. Idealny okazuje się pokarm gęsty i zawierający białka roślinne, tłuszcze roślinne i cukry złożone, co daje wybór pomiędzy jednym bananem na godzinę przed lub dwiema pełnymi łyżkami do zupy kremu z jadalnych kasztanów co godzinę. Jednak jedzenia pomiędzy jedną falą a drugą mój poławiacz krewetek jakoś nie mógł sobie wyobrazić, „ponieważ, doktorze – jak powiedział mi ze śmiechem – największym problemem na pokładzie łodzi będzie trafienie łyżką do słoika!".

Posiłki powinny być dostosowane do okoliczności, wspólnie opracowaliśmy więc system odżywiania, który może być dostosowany zarówno do wymarzonego połowu na spokojnym morzu, jak i do czterech dni i nocy trwogi przy trzymaniu steru podczas sztormu.

Każdej okoliczności odpowiada inny posiłek, tak jak każdemu stylowi życia odpowiada odrębny schemat odżywiania, który należy później dostosować zarówno do długości, jak i intensywności wysiłków.

- **Dla tych, którzy pracują umysłowo**

Ciągły wysiłek umysłowy, tak jak i wysiłek fizyczny, wymaga dodatkowego paliwa.

Rozwiązania

Studenci powinni jadać:
- pierwszą część podwieczorku pod koniec popołudnia,
- 2 godziny później kolację złożoną z ryb i/lub z owoców morza, bez jarzyn,
- w nocy, co najmniej godzinę przed pójściem spać, posiłek z suszonych i świeżych owoców oraz ich słodkich pochodnych w ilościach bez ograniczeń.

W ten sposób zachowają jasny umysł aż do pójścia spać, nawet jeśli nastąpiłoby to późno, a sen, który wtedy nadejdzie, okaże się pokrzepiający, gdyż metabolizm cukrów, pozostawiający wątrobę w zupełnym spoczynku, nie spowoduje poczucia ciężkości przy kładzeniu się do łóżka.

To właśnie dlatego mogłem pisać tę książkę nocami bez poczucia wyczerpania, pomimo dni mocno wypełnionych konsultacjami.

Należy jednak, jeżeli chce się prowadzić taki rytm życia, zjadać co najmniej 280 g mięsa w południe, gdyż w przeciwnym wypadku istnieje ryzyko utraty masy mięśniowej. Jeśli zaniedba się powyższe środki ostrożności, organizm zostanie zmuszony do czerpania ze swoich szlachetnych rezerw, które służą mu normalnie do stawiania czoła sytuacjom krytycznym.

- *Dla tych, którzy pracują w systemie trzyzmianowym*

Najgorszym wynalazkiem cywilizacji, wydawałoby się nowoczesnej, jest istniejący jeszcze system pracy 3 × 8: w trosce o pozory równości zmienia się co tydzień, lub nawet co trzy dni, przedział czasowy ośmiogodzinnego dnia pracy, aby każdy mógł zasmakować w niewypowiedzianym szczęściu pracowania, a to rano, a to po południu, a to w nocy.

Już dawno temu rozsądnie myślący ludzie, pracujący w szpitalach i niektórych prywatnych przedsiębiorstwach, uświadomili sobie, w jakim stopniu system ten może zaburzyć równowagę mężczyzn i kobiet, którzy muszą go znosić.

Pomijając kilka wyjątków, większość ludzi poddanych takiemu zupełnie sprzecznemu z fizjologią rytmowi pracy, byłaby gotowa utrzymać, w rozsądnych okresach czasu, albo nawet przez całą karierę zawodową, regularne godziny pracy, nawet jeśli miałoby to być bardzo wcześnie rano albo nocą.

Rozwiązania

Na płaszczyźnie odżywiania takie przesunięcia godzinowe nie powodują większych katastrof, gdyż można stosunkowo łatwo zaadaptować system wyżywienia do aktywności zainteresowanych osób.
Jak to już można było zauważyć, wystarczy tylko:
– całkowicie przesunąć posiłki pracujących nocą.

Z drugiej strony:
– jeśli wstaje się przed godziną 6.00, należy zjeść po wstaniu z łóżka banana lub 100 g miodowego piernika.

Będzie wtedy można zjeść bez problemu:
– śniadanie w czasie porannej przerwy śniadaniowej, a inne posiłki, włączając w to podwieczorek, o normalnych godzinach.

Powód tego dodatkowego jedzenia jest bardzo prosty: jeżeli ktoś wstał bardzo wcześnie rano, z reguły nie kładzie się spać o wiele wcześniej niż zwykle, w związku z tym wydatek energetyczny będzie większy niż normalnie.

Ale jeśli zbyt głęboko będzie się zaburzać organizację posiłków, chcąc robić wszystko za dobrze, można jeszcze bardziej wytrącić się z równowagi fizjologicznej, już zachwianej powtarzającymi się zmianami rytmu aktywności.

Wystarczy posłuchać, co mówią pasażerowie samolotu, skazani na przesunięcie stref czasowych, aby zrozumieć, że podobne przesunięcie będzie występowało u ludzi, którym narzucono zmianowy system pracy... ale niestety, nie będzie to u nich zrekompensowane zmianą otoczenia.

• *Dla tych, którzy pracują w restauracjach*

Mają oni podczas każdego dnia pracy dwa bardzo aktywne okresy, oddzielone czasem odpoczynku trwającym od dwu do czterech godzin. Należało dla nich znaleźć sposób na zharmonizowanie posiłków, biorąc pod uwagę owe dwa okresy intensywnej aktywności, podczas których nie ma żadnego sposobu, aby cokolwiek zjeść.

Rozwiązania

- tłuszcze roślinne i niesłodzony napój po wstaniu z łóżka,
- śniadanie około godziny 11.00, tuż przed zaczęciem pracy,
- ryba po zakończeniu południowego okresu pracy,
- posiłek złożony z mięsa i produktów mączno-skrobiowych przed wieczornym powrotem do pracy,
- jeśli zajdzie taka potrzeba, owoce przed pójściem spać.

A w ciągu całego dnia: napoje w nieograniczonych ilościach, bez mleka i cukru.

• *Dla tych, którzy często jeżdżą w podróże służbowe*

Podróże służbowe należy traktować jak trzyzmianowy system pracy (patrz **str. 204**), to znaczy należy dostosować się do okoliczności. Nie zapominaj tylko, że twoje ciało jest maszyną nie mającą litości. Trzeba więc je odżywić zgodnie z rytmem twojej aktywności.

PRZEJŚCIE Z ŻYCIA ZAWODOWEGO NA EMERYTURĘ

Trzy czynniki powodujące niedożywienie, najczęściej występujące i najpoważniejsze, gdyż przyspieszają proces starzenia się emerytów, to:

- zbyt późne wstawanie z łóżka,
- brak aktywności,
- przyzwyczajenie się do słodkich przekąsek.

Niezależnie od wieku, nasze ciało ma ciągłą potrzebę odbudowywania swoich komórek, złożonych, tak jak to wcześniej objaśniałem, z tłuszczów i z białek. Same cukry nie wystarczą do osiągnięcia równowagi żywieniowej, a co gorsza, będą tylko przeszkadzać w prawidłowym przyswajaniu składników potrzebnych do odbudowy komórek. Ponadto, wraz ze starzeniem się organizmu, metabolizm i wymiana jonów nie przebiegają już tak sprawnie, co powoduje, że ludzie starsi stają się coraz bardziej wrażliwi.

Odwrotnie, bardzo małe dzieci są podatniejsze na niedobory z powodu zbyt szybkiej przemiany materii. Dlatego też, w wyniku procesów będących praktycznie przeciwieństwami, odwodnienie organizmu spotyka się równie często u malutkich dzieci, jak i u bardzo starych ludzi, a w obydwu przypadkach jest ono w równym stopniu niebezpieczne.

Rozwiązania

Należy więc pilnować się, aby nie zaniedbywać ciała pod pretekstem poczucia wolności.

Koniec przymusu rannego wstawania oraz brak dyscypliny godzinowej, która obowiązywała w pracy, często powoduje u emerytów poczucie totalnej wolności. Jest to podstawowy błąd: jeśli umysł rzeczywiście czuje się wyzwolony z wszelkich obowiązków, które pod koniec kariery mogły już zacząć poważnie ciążyć, zapomina się najczęściej, że ciało jest tylko maszyną, nie mającą żadnego pojęcia o filozoficznym aspekcie tych zmian.

Powinno się więc dalej harmonijnie zarządzać swoim odżywianiem, nie myśląc przypadkiem, że wolność od obowiązków, czasami z trudem zdobyta, ma iść w parze z wolnością fizyczną, a w szczególności żywieniową.

Kładę przede wszystkim nacisk na to, że fakt przejścia na emeryturę nie pociąga za sobą wysłania swojego ciała na niekończące się wakacje, przeciwnie, należy wtedy wymodelować swoje nowe życie, uważając, aby pod żadnym pozorem nie zaburzyć prawidłowej organizacji swoich dni.

Panując we właściwy sposób nad rozkładem dnia i odpowiednio zapełniając wszystkie wolne chwile, będzie można wygospodarować sobie parę razy do roku okresy całkowitego wypoczynku. Ale należy prowadzić aktywne życie, wyznaczane rytmem należnych wakacji.

Postępując w ten sposób, unika się syndromu emeryta, który powoduje przybieranie na wadze i w konsekwencji problemy z sercem czy z płucami.

Aby uniknąć tego smutnego losu, wystarczy zrozumieć, że wysiłki fizyczne i psychiczne naszego ciała potrzebują energii, która jest nadzorowana poprzez metabolizm związany z trawieniem. Znaczy to, że skoro ciało odpoczywa, system trawienny również powinien zostać przełączony na tryb standby.

Aby zachować dobre samopoczucie, zastosujmy więc bez wyjątków następującą regułę: „Jem tak, jak pracuję..." oraz „Jeżeli nie mam zajęcia, to mój żołądek też nie będzie go miał!".

7.
Zaburzenia przemiany materii

- *Masz podwyższony poziom cholesterolu*

W przeciwieństwie do fatalistycznej obiegowej opinii, nadmiar cholesterolu, nawet pochodzenia genetycznego, można wyleczyć.

Pamiętam, jak jeszcze trzydzieści lat temu my lekarze czuliśmy się całkowicie bezradni, próbując leczyć pacjentów z bardzo wysokim stężeniem cholesterolu, nad którym nie potrafiliśmy zapanować – ani za pomocą leków, ani tym bardziej stosując przeróżne diety, czasem bardzo drakońskie.

Od około dziesięciu lat zastosowanie nowych lekarstw pozwoliło nam na spektakularne opanowanie nadmiaru cholesterolu. Jednakże wielu lekarzy jest jeszcze dzisiaj niesłusznie przekonanych, że jego nadmiar nie może być leczony inaczej, jak tylko i wyłącznie środkami farmakologicznymi. Ale jeśli będzie się dokładnie przestrzegać precyzyjnego schematu odżywiania się, opartego na chronoodżywianiu, wszelkie odchylenia poziomu cholesterolu, czy to jego nadmiar, czy też brak, będą mogły być znormalizowane bez pomocy leków, co wydaje się prawdziwą rewolucją. Oczywiście pod warunkiem, że odżywiania tego będzie się skrupulatnie przestrzegać i że zostanie ono wprowadzone na całe życie.

Tak więc, w przeciwieństwie do tego, co się powszechnie sądzi, nie należy w żadnym wypadku ograniczać dostarczania organizmowi tłuszczów, kiedy cierpi się na nadmiar cholesterolu, gdyż w tym przypadku zacznie on produkować cholesterol w anarchiczny sposób, co będzie jeszcze bardziej niebezpieczne.

Problem jest w gruncie rzeczy o wiele prostszy, niż mógłby się wydawać. Należy zwracać uwagę na potrzeby metabolizmu cholesterolu, dostarczając ciału tłuszcze w odpowiednich, wystarczających ilościach, dokładnie w momencie, kiedy ich potrzebuje, aby nie musiał ich sam produkować w niekontrolowany sposób.

Oczywiście zasady odżywiania muszą zostać ustalone z wielką precyzją przez lekarza specjalistę, wykształconego w dziedzinie chronoodżywiania. Opracuje on indywidualnie dla każdej osoby szczegółowy schemat odżywiania, który będzie również odpowiadać innej osobie nie mającej problemów zdrowotnych, ale niekoniecznie musi być dobry dla pacjenta cierpiącego na inną formę nadmiaru cholesterolu. Zasady te, dostosowane do każdego indywidualnego przypadku, nie są zbyt skomplikowane.

- Na śniadanie: wykluczyć masło, ale zrekompensować tę mniejszą ilość tłuszczu poprzez zwiększenie porcji sera o 20 g, albo dokładając do sera 60 g wędliny, albo zastępując porcję sera wędliną o dwa razy większym ciężarze.
- Na obiad: wykluczyć wędliny i jajka, których żółtka są bardzo niepolecane w przypadkach poważnego nadmiaru cholesterolu. Z drugiej strony, zezwala się na niektóre podroby, z paroma zastrzeżeniami:
  – zabronione są: móżdżek, grasica cielęca, cynaderki, wątroba (wieprzowa, cielęca, wołowa, owcza, królicza),
  – dozwolone są: wszystkie inne podroby, a w tym żołądki gotowane w tłuszczu, wątróbki drobiowe i stłuszczona słynna kacza wątroba.

Przykładową ilustracją i potwierdzeniem tego może być wyciąg z badań, które wykonałem wspólnie z prof. Jeanem-Robertem Rapinem, jaki ukazał się w dzienniku naukowym NAFAS z dnia 2 czerwca 2003 (patrz **str. 327**).

- *Cierpisz na cukrzycę*

Jest ona znacznie łatwiejsza do opanowania, gdyż w każdym przypadku chronoodżywianie proponuje zdecydowanie mniej węglowodanów, niż zalecają endokrynolodzy. Nie trzeba więc *a priori* obawiać się o nadmiar cukru. Z wyjątkiem momentu podwieczorku, przy którym osoby cierpiące na cukrzycę powinny zastosować się do kilku następujących zaleceń.

Występują tu jednak dwa zupełnie odrębne przypadki:

- Jeśli chodzi o cukrzycę, powodowaną nadwagą, należy wyeliminować z podwieczorku pokarmy zbyt bogate w cukier (winogrona, ananasy, czereśnie, daktyle, miód, syrop klonowy, konfitury, słodycze, syropy, słodzone napoje gazowane i sorbety). Trzeba będzie również czasowo zrezygnować z podwieczorków jedzonych zamiast kolacji i zmusić się do jadania lekkiej kolacji po upływie dwóch godzin od podwieczorku, tak długo, jak długo twoje wyniki badania krwi będą wskazywać nadmiar cukru, związany ze zbyt wysokim poziomem HbA1c, czyli glykozylowanej hemoglobiny określającej poziom cukru we krwi w przeciągu czterech ostatnich miesięcy. Powrót do poprawnych wartości bez leczenia pozwoli oczywiście na ponowne rozpoczęcie odżywiania w zupełnie normalny sposób.
- Jeśli chodzi o cukrzycę insulinozależną, należy zachować jeszcze większą ostrożność przy ograniczaniu cukru na podwieczorek:
  - Na śniadanie: porcja chleba będzie zmniejszona o 10 g, a porcja sera o tyle samo powiększona.
  - Na obiad: należy zastąpić porcję produktów mącznych i skrobiowych taką samą ilością warzyw gotowanych lub podwójną ilością surowych jarzyn, nie zapominając przy tym o powiększeniu porcji mięsa o 20 g.
  - Kolacja będzie obowiązkowa, jeśli chcesz, możesz ograniczyć się do małej porcji ryby, ale nigdy nie może być zredukowana do

samych jarzyn, co mogłoby stworzyć ryzyko poważnych zaburzeń poziomu cukru we krwi następnego dnia rano.
– Ostatnia ostrożność: nigdy nie należy siadać do podwieczorku, zanim będzie się naprawdę głodny, ideałem byłoby w pierwszym okresie sprawdzenie przed podwieczorkiem poziomu cukru za pomocą testu w aparacie do mierzenia poziomu cukru we krwi.

Oczywiście w obydwu tych przypadkach należy, tak jak przy problemach z cholesterolem, powierzyć opracowanie i nadzorowanie odżywiania wykwalifikowanemu lekarzowi, wykształconemu w dziedzinie chronoodżywiania.

- **Cierpisz na dolegliwości jelita grubego**

Niezależnie od ich rodzaju, chronoodżywianie ma tę wielką zaletę, że jest bardzo zrównoważone jeśli chodzi o błonnik, dzięki czemu twój przewód pokarmowy nie będzie cierpiał z powodu przeciążenia. Jest tak, gdyż dostarcza się więcej włókien zwierzęcych, a mniej roślinnych.

Wszelkie czynnościowe zapalenia okrężnicy, czy spastyczne, czy atoniczne, ulegną poprawie dzięki zastosowaniu chronoodżywiania.

Co się zaś tyczy zapaleń uchyłków jelita, choroby Crohna i innych zapaleń pochodzenia organicznego, należy zastosować szczególne środki ostrożności, gdyż choroby te wymagają bardzo starannego rozłożenia dostarczanych substancji włóknistych i wyeliminowania niektórych pokarmów roślinnych.

Na przykład kapusta, kalafior, brokuły, brukselka, rzepa i każda inna potrawa powodująca nadmierne wytwarzanie się gazów, będą w pierwszej kolejności na zawsze wykreślone z jadłospisu w przypadku choroby Crohna i mogą ci one sprawić trochę kłopotów, jeśli cierpisz z powodu uchyłków jelita.

W każdym z tych przypadków surowe warzywa mogą być przyjmowane jedynie w bardzo małych ilościach i wyłącznie po ich zmiksowaniu.

Wszystkie owoce powinny zostać oczyszczone z ewentualnych pestek, co wyklucza jedzenie fig, i uwaga na pomidory! Powinno się je jadać tylko w niewielkiej ilości, zawsze obrane ze skórki.

A co do roślin mącznych i skrobiowych, niebezpieczeństwo czai się w ich skórce: na przykład miąższ groszku, fasolki szparagowej, fasoli świeżej lub suszonej jest zawsze otoczony osłonką trudną do strawienia przy chorobie Crohna, gdyż ma ona brzydką tendencję do zatrzymywania się w uchyłkach jelitowych. Postąpi się więc o wiele ostrożniej, miksując je, dzięki czemu staną się o wiele łatwiej przyswajalne. W krańcowych przypadkach należy miksować wszystkie produkty mączno-skrobiowe, nawet ryż, z wyjątkiem makaronu i ziemniaków, których i tak nie powinno się nadużywać.

Jeśli zaś idzie o chleb, należy szczególnie wystrzegać się tych jego rodzajów, które zawierają ziarna, lub którego miękisz jest za bardzo zwarty. Trzeba starannie omijać chleb szwajcarski, jest on wprawdzie przepyszny, ale bardzo niebezpieczny dla wrażliwego przewodu pokarmowego. Najprostszym rozwiązaniem będzie po prostu jedzenie zwykłego białego chleba albo chleba wiejskiego, należy jednak wykluczyć chleb pełnoziarnisty. I proszę nie zapominać, że praktycznie wszystkie rodzaje chleba wytwarzane przemysłowo zawierają cukier, co sprawia, że nie są dla ciebie przeznaczone.

Chronożywieniowiec powinien zaplanować chronoodżywianie z uwzględnieniem zakresu i intensywności zaburzeń w organizmie.

- *Cierpisz na skazę moczanową (czyli dnę!)*

Poziom kwasu moczowego może być szczególnie wysoki u ludzi spożywających alkohol i wędliny w dużych ilościach, ale o czym jeszcze niedawno nie wiedziano, może on się bardziej podnosić, kiedy jada się o niewłaściwej porze, nawet jeśli są to te same pokarmy.

I tak, jadanie wieczorem wędlin, jajek, sera, albo wszystkich tych trzech rzeczy naraz, lub picie alkoholu, nieważne, o której godzinie dnia, powoduje ryzyko, że twój wielki paluch u nogi w bolesny sposób przywoła cię do porządku.

W rzeczywistości to właśnie na poziomie pierwszego stawu dużego palucha manifestują się najczęściej ataki dny. Ale miej się na baczności, inne mniejsze lub średnie stawy również mogą zostać zaatakowane.

Należy więc ściśle przestrzegać chronologii przyjmowania pokarmów, a jeśli poziom kwasu moczowego jest u ciebie zbyt wysoki, trzeba będzie odstawić na bok wędliny, alkohol (nawet z okazji świąt!) i podroby.

Na koniec, mówi się wiele złego o owocach morza, ale w rzeczywistości należałoby to wszystko powiedzieć pod adresem białego wina, którym się je popija.

8.

Rozwiązania dla tych, którym trudno przestrzegać regularnego sposobu odżywiania

Powiedz mi, jak jadasz, a powiem ci, kim jesteś! Sposób odżywiania się staje się w niektórych przypadkach wyrażeniem potrzeby pokazania siebie jako indywidualnej jednostki, lub odwrotnie, potrzeby ukrycia się w stereotypowych zwyczajach żywieniowych z obawy, aby za bardzo się nie wyróżnić, lub z obawy przed wszelkimi nowościami.

W wewnętrznych zahamowaniach lub rytuałach, które sami sobie narzucamy, daje się zauważyć pewna postawa, nie tak bardzo podświadoma, jak się to wydaje, usuwania się poza nawias normalnych zachowań żywieniowych. Nie wynika to z wykonywanego zawodu i nie jest zależne od poziomu intelektualnego ani stopnia wykształcenia.

Wszyscy jesteśmy wydani na pastwę naszych obaw i nadziei. Wyobrażanie sobie, że uda nam się uchronić przed niepewnością i strachem poprzez odchylenia związane z odżywianiem się jest dużym błędem, gdyż chwilowe ukojenie uzyskane dzięki pożywieniu będzie prędzej czy później zastąpione troskami oraz wyrzutami sumienia, jakie pociągnie za sobą nadwaga będąca konsekwencją tego terapeutycznego łakomstwa.

I tak można wyróżnić **cztery główne trudności** związane z odżywianiem się:
- problem tych, którzy twierdzą, że nic nie jedzą;
- problem tych, którzy niczego nie lubią;
- problem tych, którzy nie lubią siebie samych;
- problem tych, którzy opuszczają posiłki.

CI, KTÓRZY TWIERDZĄ, ŻE NIC NIE JEDZĄ

- *Syndrom szopa pracza: podjadanie*

Brak chociaż jednego solidnego posiłku, sytuacja spotykana o wiele częściej, niż mogłoby się wydawać, a to pod pretekstem braku czasu z powodu wielu zajęć, podczas których powtarza się jak refren: „Jestem zbyt zajęty" albo „Nie jestem głodny"; daje nam to powód do sądzenia, że praktycznie niczego nie zjedliśmy przez cały dzień.

Jest to rodzaj nawyku, który prowadzi do powstania słynnego „syndromu szopa pracza". Szop pracz jest cały czas zajęty oczyszczaniem pokarmów, które ma zamiar zjeść i przez cały dzień podjada po trochu, tak jak ci, którzy sądzą, że nic nie jedzą.

Wyjaśnienie tego „niekończącego się połykania" jest bardzo proste: przyjmowane ilości pożywienia są za każdym razem na tyle małe i wystarczająco oddzielone od siebie, że nie powodują wyzwolenia zbawiennego uczucia sytości.

Takie zachowanie prowadzi do ciągłego poczucia głębokiego niezaspokojenia, co pociąga za sobą próbę „fagicznego" (wchłaniającego) pocieszenia się jedzeniem: odruch ssania, butelka, pierś matki, smoczek.

Osoba z tym syndromem nie może się opanować, aby ciągle nie wkładać do ust pokarmu, często nieważne jakiego, a odruch przełykania wyzwala u niej odczucie przyjemności. Ale będzie przekonana, że zjada o wiele mniej, niż zaleca chronoodżywianie.

Pamiętam pewną pacjentkę, która nie była w stanie usiąść do stołu i którą poprosiłem, gdyż nie potrafiła w żaden sposób znaleźć tego przyczyny, o zapisywanie przez cały dzień każdej porcji, każdego kawałka, a nawet każdego kęsa, nawet najmniejszego, tego wszystkiego, co zjadała.

Drugiego dnia poinformowała mnie przez telefon, że już zrozumiała lekcję: cała strona szkolnego zeszytu (którego zresztą nigdy nie chciała mi przynieść) nie starczyła, aby zanotować wszystkie przegryzki pochłonięte w ciągu dnia!

Udało mi się jej pomóc w uświadomieniu sobie, że chociaż wydawało jej się, że nic nie jada, w rzeczywistości jadła bez ustanku.

- *Rozwiązania dla tych, którzy lubią podjadać*

Należy walczyć z tymi odruchami już od najwcześniejszych lat, nie dając dzieciom pokarmów w charakterze pocieszenia ani w celu sprawienia przyjemności, z wyjątkiem wielkich świątecznych okazji: czekoladki na Boże Narodzenie i Wielkanoc, kandyzowane kasztany jadane w Nowy Rok, drażetki z okazji chrztu oraz wszystkie desery świąteczne.

Śniadanie

Pójdzie z nim dosyć łatwo, gdyż jest dosyć zróżnicowane i niezbyt wielkie objętościowo. Należy przygotować różne rodzaje chleba i różne gatunki serów.

Najlepiej, jeśli przygotuje się śniadanie wieczorem na następny dzień, pamiętając, aby dobrze wszystko owinąć w serwetkę. Zapobiegnie to wyschnięciu chleba. Dzięki przygotowaniu śniadania w przeddzień rano uniknie się klasycznego zaniedbania, którym byłoby jego pominięcie.

Obiad w południe

Będzie to najtrudniejszy moment. Sprawić, aby ci, którzy lubią podjadać, usiedli do stołu i zjedli wystarczająco dużo mięsa, jest prawdziwym wyczynem, gdyż szczególnie w południe trudno im zaakceptować tę jakże ważną ale i niezbędną ilość białek zwierzęcych.

Ilość ta wydaje im się tym bardziej ogromna, im bardziej osoby te przyzwyczajone były do zjadania różnych resztek, których suma w jakże zawrotny sposób przekraczała całą porcję potrzebną im w południe, ale której nie chcą za żadne skarby porównać z ilością jedzenia, składającego się z poszczególnych przegryzek! Proszę sobie przypomnieć moją pacjentkę, która była przekonana, że nic nie jadała.

Jak więc uporać się z tą obowiązkową ilością jedzenia? Dzieląc ją po prostu na części, co spowoduje, że chronodanie stanie się chronoposiłkiem:
- **jedna mała porcja kurczaka na zimno, a po niej jajko w galarecie;**
- **1 plasterek szynki, a po nim resztka potrawki wołowej;**
- **1 półmisek angielski z: surową szynką, szynką wędzoną i szynką duszoną;**
- **2 plasterki kiełbasy i 1 mała puszka pasztetu;**
- **2 jajka na dwóch plasterkach bekonu.**

Widzę już niektórych z was, których ten syndrom podjadania nie dotyczy, jak się czują sfrustrowani! Ależ nie, możecie zrobić tak samo, jeśli tylko macie na to ochotę; co jest dobre dla innych, dobre jest też dla was. Wkroczycie w ten sposób bez ociągania się w świat chronoposiłków.

Ale bądźcie świadomi, że jadając w ten sposób, znacznie hamujecie swoją drogę do doskonałości, jeśli wasza waga jest nieprawidłowa lub kształty wymagają skorygowania.

To jedynie zarys tego, co możesz wybrać. Puść wodze fantazji, aby tylko ogólna ilość białek zwierzęcych została utrzymana. Zachęcałem was już teraz, abyście byli odważni. Bądźcie również pomysłowi.

Podwieczorek

Dla tych, którzy lubią podjadać (i dla pozostałych też!), to w ciągu dnia prawdziwy moment szczęścia, z wyjątkiem ludzi, którzy nigdy na nic nie mają czasu i zawsze znajdą pretekst, aby go pominąć. A można zabrać go ze sobą w plastikowym pojemniczku.

Zawsze podkreślam absolutną konieczność zjedzenia podwieczorku i ciągle powtarzam, że jego cenna rola polega na zmniejszaniu łaknienia, co pozwala na zmniejszenie ilości „odkładającego się na później" posiłku wieczornego, albo nawet jego zupełne pominięcie, na co daję moje całkowite błogosławieństwo!

Ci, którzy lubują się w podjadaniu, będą uwielbiać tę mieszaninę ciemnej czekolady, suszonych owoców, przecierów owocowych i konfitur.

Posiłek wieczorny

Nieważne, czy będzie się go jadało, czy się go pominie: jest to posiłek opcjonalny, o którym można zupełnie zapomnieć, jeśli nie jest się głodny, albo zastąpić podwieczorkiem, jeśli się o nim wcześniej nie pomyślało.

Innym rozwiązaniem jest zjedzenie tłuszczów pochodzenia roślinnego (np. ciemnej czekolady), kiedy po południu pojawi się uczucie pustki w żołądku, a zjedzenie na kolację posiłku złożonego z owoców, tym razem bez ograniczeń ilościowych.

CI, KTÓRZY NICZEGO NIE LUBIĄ

- *Ludzie mający uraz do jedzenia*

Stworzyliśmy program zharmonizowanego odżywiania, w maksymalnym stopniu zróżnicowanego, aby móc wszystkich zadowolić i nie narazić się na ryzyko przejedzenia się. Pomimo tego istnieją pośród was tacy, którzy mówią, że niczego nie lubią.

- Uraz do jedzenia, często pochodzenia pokarmowego (za ciepłe, za gorzkie, za zimne, za tłuste, za kwaśne) jest zazwyczaj powodem nieufności do nowych smaków.

- Jeszcze trudniejszy do opanowania uraz psychologiczny (niektóre konsystencje i smaki będą na zawsze kojarzyć się z cierpieniem, bólem, strachem, przeciwnościami losu czy obawami) stoi na przeszkodzie w rozwijaniu zainteresowań nowymi smakami.

Są to podobne bodźce, jak zapach dymu, który nieodparcie przywodzi na myśl ogień, lub odgłosy burzy powodujące obawy przed porażeniem piorunem. Bodźce te wywołują odruch obronny, gdyż organizm wyczuwa niebezpieczeństwo. W przypadku pożywienia chodzi o niesmak, który pociąga za sobą reakcję odrzucenia.

- Przeciwnie, może również chodzić o zbyt duże przyzwolenie. Dzieje się tak w przypadku dzieci zbyt rozpieszczonych z powodu rodzicielskiej słabości lub przez chęć uchronienia ich przed żywieniowymi torturami, jakim rodzice byli poddawani w dzieciństwie. Niestety, piekło jest wybrukowane dobrymi intencjami i osiągamy w ten sposób smutny rezultat zubożenia palety smakowej danego człowieka.

Niektórzy otyli ludzie jadają bardzo monotonnie, ale robią to specjalnie, aby zapobiec ciągłemu wzrostowi apetytu.

Rozwiązania dla tych, którzy niczego nie lubią

- Jedynym sposobem, aby ich z tego wyciągnąć, jest stopniowe poszerzanie wachlarza pokarmów; nie musimy robić niczego innego poza pomaganiem im w odkrywaniu nowych smaków i zapachów. Potrzeba wiele dyplomacji, aby przystali oni na sprawienie niespodzianki ich kubkom smakowym.

Po krótszym lub dłuższym czasie, nawet po kilku miesiącach, można będzie uzyskać u nich powrót do normalnego odżywiania się i dopiero począwszy od tego momentu możliwe będzie przystąpienie do odbudowywania ich sylwetki. Jest to mrówcza praca, która wydaje owoce dopiero po okazaniu nieograniczonej cierpliwości.

- Życie zmienia czasem w pozytywnym kierunku ową stałość przyzwyczajeń żywieniowych: życie kolektywne, życie w związku z drugą osobą, zmiana stylu życia...
Mimo tego przez cały czas nad głową takiej osoby będzie wisiał przysłowiowy miecz Damoklesa, gdyż jakikolwiek uraz uczuciowy, społeczny lub rodzinny może spowodować nawrót dawnych niechęci.

- Wraz ze starzeniem się pojawia się bardzo często stereotypowy sposób odżywiania przypominający sposób jedzenia w dzieciństwie.

Jasne więc jest, że jeżeli w początkowym okresie życia człowiek nabrał złych przyzwyczajeń, to mogą się one któregoś dnia znowu pojawić i będą wtedy bardziej zaostrzone, gdyż powrócą w okresie zwiększonej wrażliwości, zarówno psychicznej, jak i fizycznej.

Dlatego im wcześniej nauczy się dzieci jadać jak najbardziej zróżnicowane potrawy, tym lepiej będą chronione przed podobnymi niebezpieczeństwami, kiedy w miarę upływu lat staną się rodzicami, a później dziadkami.

CI, KTÓRZY NIE LUBIĄ SIEBIE SAMYCH

- *Rytualiści*

Dla nich jedzenie jest schronieniem. Rytualiści są ludźmi całkowicie zablokowanymi w przyzwyczajeniach żywieniowych, które przekształciły się u nich w prawdziwe rytuały, zabraniające jakiegokolwiek urozmaicenia i zmian w palecie zjadanych pokarmów, zredukowanej w dramatyczny sposób do najprostszej postaci.

Nie tak dawno pewien trzydziestoletni mężczyzna powiedział mi coś, czym nieświadomie w doskonały sposób zilustrował owo zablokowanie psychiczne: „Panie doktorze, wiem, że jestem otyły, ale zadaję sobie obecnie pytanie: czy jest aż taką koniecznością, abym wyrobił sobie nawyk odżywiania się w inny sposób, gdyż mój sposób jedzenia mi odpowiada i szczerze mówiąc, boję się go zmienić".

– „Boi się pan, że się panu stan zdrowia poprawi? Przypominam panu, iż przyszedł pan do mnie na konsultacje właśnie z tego powodu, że pana ciało zaczęło mieć problemy z wagą i objętością".
– „Nie, doktorze, uświadomiłem to sobie. W rzeczywistości obawiam się, że ta zmiana sprawi, że stanę się nieszczęśliwy".

Odpowiedziałem więc temu dorosłemu, wystraszonemu, małemu chłopcu:
– „Kiedyś również trzeba było puścić rękę mamy i zacząć samodzielnie chodzić".

Głównym problemem tego młodego mężczyzny była niemożność porzucenia rytuału, jakim było jedzenie każdego ranka połówki białej bagietki maczanej w litrze mleka, co sprawiało, że jego brzuch zaokrąglał się regularnie z roku na rok.

Aby pomóc mu skorygować jego sposób odżywiania, ale uczynić to stopniowo, zaproponowałem:
– zredukowanie ilości mleka do jednej szklanki, a ilości pieczywa do jednej trzeciej bagietki,
– dołożenie do tego 40 g sera i, jeśliby się na to zgodził, 20 g masła.

Człowiek ten lubił sery i masło, ale za nic w świecie nie chciał zmienić swojego śniadania, będącego śmieszną namiastką butelki mleka, którą wypijał będąc małym dzieckiem.

Owo zdziecinniałe zachowanie odpowiadało zezwalającej na wszystko postawie jego rodziców i tym samym kastrującej, gdyż brak obowiązków spowodował u niego odrzucenie wszelkich reguł.

Przykład ten obrazuje nam zaburzenia w zachowaniu, będące, jak myślę, jednymi z najtrudniejszych do opanowania, podobnie jak bulimia. Potrzeba w tym przypadku nie ograniczania, ale właśnie rozszerzenia zbyt ubogiej palety pokarmów, której nie nauczyło się poszerzać wcześniej i którą starość uczyni dramatycznie stereotypową.

Rozwiązania w celu uniknięcia rytuałów

Zasad odżywiania należy uczyć się już w dzieciństwie. Znaczy to, że szykując posiłki dzieciom nie można pod byle jakim pretekstem iść na łatwiznę, gdyż nauka odżywiania jest dla nich tak samo ważna w przyszłości, jak pozostałe elementy edukacji.

Pewna pacjentka wyjaśniała mi, dając trafny przykład, że nie mogła zeszczupleć, ponieważ jej dzieci miały w tym okresie wakacje i wszystkie posiłki jadało się w domu. Doskonale ilustruje to podstawowy błąd, którym jest wiara, że dzieciom przysługuje przywilej młodego wieku, który pozwala im popełniać bez żadnego uszczerbku dla ich zdrowia wszelkie możliwe i trudne do wyobrażenia wybryki w dziedzinie odżywiania się.

Musiałem ją przekonać, że co nie jest dobre dla niej, nie jest wcale lepsze dla jej dzieci.

– „Ależ doktorze, nie będę przecież zmuszać moich dzieci do przechodzenia w ich wieku na dietę!" – wykrzyknęła.

Uzmysłowiłem sobie wtedy, że przestroga Boileau, który mówił, że należy „dwadzieścia razy położyć na warsztat swoje dzieło", jest daleka od zdezaktualizowania się i że muszę zacząć moją rolę edukatora od samego początku.

Pacjentka ta nauczyła mnie, że należy zawsze zacząć rehabilitację odżywiania się od wyjaśnienia osobie, jakie korzyści odniesie jej otoczenie, kiedy zacznie jadać tak jak ona.

To prawda, że potrzeba czasami wiele pedagogicznego podejścia i wiele zrozumienia, aby pomóc tym, którzy zablokowali się w swoich stereotypowych zachowaniach żywieniowych, a pragnących odzyskać harmonijną sylwetkę bez utraty pogody ducha.

Każda próba wkroczenia w ich zwyczaje kulinarne wydaje im się nieprawidłowością, stąd zupełnie logiczna, chociaż błędna reakcja owej matki, która w niewłaściwy sposób, ale za to z dużą dozą czułości dbała o swoje dzieci.

- **Chorzy na bulimię**

    Dla nich również jedzenie jest schronieniem. Dotknięci są najbardziej głęboką formą zaburzeń zachowań dotyczących odżywiania się, która prowadzi jeśli nie obowiązkowo, to z wielkim prawdopodobieństwem do znacznej otyłości.
    Ich zaburzenia przejawiają się w dwóch formach:
    - bulimia okazjonalna,
    - bulimia przewlekła.

Bulimia okazjonalna

Jest ona najczęściej wywołana bodźcem emocjonalnym. W tym przypadku jest za każdym razem nie do przewidzenia, mniej lub bardziej intensywna, najczęściej przejściowa i towarzyszy jej bardzo często poczucie winy oraz wyrzuty sumienia.

Może również pojawić się po intensywnym lub długotrwałym wysiłku, przed którym zaniedbało się zjedzenie odpowiedniego posiłku, lub też może być prostą konsekwencją pozostawienia zbyt długiego odcinka czasu pomiędzy dwoma posiłkami.

Te bardzo rzadko spotykane formy bulimii nie będą powodowały większych konsekwencji dla sylwetki, chyba że ich napady będą się regularnie powtarzać.

Rozwiązania są proste:
- w pierwszym przypadku należy zwrócić uwagę na zmniejszenie stresu lub znaleźć inną metodę jego kompensowania,
- w drugim przypadku wystarczy być przewidującym!

Bulimia związana z przewlekłymi brakami

Ten rodzaj bulimii może być po prostu przejawem naturalnego mechanizmu wyrównawczego w wypadku przewlekłych, ciągłych braków niektórych elementów odżywczych; najbardziej uderzającym przykładem są osoby trzeciego wieku, które zachowują się przed zastawionym bufetem tak, jakby niczego nie jadły od trzech dni.

Nie zapominamy jednakże, że takie zachowanie z różnych powodów społecznych lub, niestety, czasami finansowych, powoduje u starszych osób niedożywienie. Korzystają więc wtedy, świadomie lub nie, z przyjemnej atmosfery bankietu, aby doładować swoje, czasem już zupełnie puste akumulatory!

Co robić?
Po prostu zapraszać najczęściej, jak tylko to możliwe, naszych tatusiów i mamusie na wszystkie ceremonie, szczególnie gdy towarzyszą im uczty. Oprócz przyjemności ze spotkania z nimi, wyświadczamy im w ten sposób wielką przysługę, pomagając odbudować ich zapasy białek, często bardzo uszczuplone.

Bulimia przewlekła

Niezależnie od tego, czy byłaby ona polifagiczna poprzez zwielokrotnienie posiłków, czy też makrofagiczna przez zwiększenie ich objętości, lub też występowałyby obydwie te rzeczy naraz, doprowadzi prędzej czy później do dramatycznie niebezpiecznych sytuacji zarówno dla organizmu, jak dla równowagi psychicznej człowieka.

Rozwiązania:
Polegają na kontroli lekarskiej, gdzie żywieniowiec najczęściej ucieka się do pomocy hipnoterapeuty.

Pacjent znajduje się w tym przypadku w sytuacji maksymalnego alertu, gdzie nieświadomość, mocno dominująca nad świadomością, tłumi już w zarodku każdą racjonalną próbę przejęcia kontroli nad ciałem.

CI, KTÓRZY OPUSZCZAJĄ POSIŁKI

W tym przypadku należy uporządkować swój tryb życia. Nie chodzi tu o mniej lub bardziej poważne problemy psychiczne, ale o błędną ocenę sposobu odżywiania się. Mogą tu również wystąpić błędy w organizowaniu posiłków, wynikające z nieznajomości reguł odżywiania.

W potocznej opinii uważa się, że ominięcie jednego posiłku ma małe znaczenie lub wcale go nie ma. Ale jego nieobecność spowoduje powstanie braków lub luk w metabolizmie, który zostanie na pewien okres zdezorganizowany, w zależności od częstotliwości opuszczania posiłków.

Ten przejaw niedbalstwa prowadzi do powstania złych przyzwyczajeń, co w nieunikniony sposób pociąga za sobą zjawisko nadrabiania, które pojawia się, kiedy tylko organizm ma okazję się pożywić, zazwyczaj za późno w ciągu dnia.

Owe fatalne przyzwyczajenia będą jeszcze trudniejsze do kontrolowania, kiedy wejdą w cykl naturalnego mechanizmu obronnego, który będzie zmuszał organizm do codziennej odpowiedzi na ryzyko niedożywienia poprzez magazynowanie potrzebnych składników.

W tym przypadku nie spotkamy się ze spektakularnym przybieraniem na wadze, jak to bywa po zakończeniu diety. Będzie się ona zwiększać zdradziecko, gram za gramem, niewidocznie z dnia na dzień, a nawet z miesiąca na miesiąc. Doprowadzi to w końcu, po upływie dziesięciu lat, do odkrycia, że waży się o dziesięć kilo więcej.

Oczywiste jest, że szkoda wynika z braku obowiązkowych posiłków. Najczęstszym błędem jest pomijanie śniadania, praktycznie zawsze występujące u ludzi otyłych, którzy powstrzymują się od jego zjedzenia w celu odważnego zmierzenia się z trudnym wyzwaniem nieprzybierania na wadze.

Opuszczenie obiadu w południe wcale nie jest bardziej niewinne, jedyna różnica polega na tym, że będzie się odczuwało głód tylko przez pół dnia, zamiast przez cały dzień, ale to nie oznacza, że utyje się o połowę mniej!

Rozwiązania

Nie powinieneś nigdy opuszczać posiłku południowego, ani tym bardziej porannego. Jeśli o nim zapomniałeś, albo nie byłeś głodny, znaczy to, że źle zorganizowałeś swój wieczorny posiłek. Był on bez wątpienia zbyt obfity:
– ponieważ opuściłeś podwieczorek,
– albo, ponieważ zjadłeś podwieczorek zbyt wcześnie, gdyż niewystarczająco najadłeś się w południe.

Masz więc dwa rozwiązania:
– wstrzymanie się od jedzenia wieczorem, aż staniesz się wystarczająco głodny rankiem,
– albo zmuszenie się do prawidłowego jedzenia rano, w południe i w porze podwieczorku, aby nie być głodny wieczorem.

Wybór należy do ciebie; podjęcie decyzji będzie wymagało trochę odwagi, aby doprowadzić sprawę do końca. Jednakże na końcu czeka cię sukces i szczególnie twoje ciało, owa posłuszna maszyna, bardzo szybko da ci do zrozumienia, że czuje się o wiele lepiej, kiedy jest odżywiane we właściwym czasie, a nie w porze nieodpowiedniej.

Po kilku dniach, kiedy twoja waga jeszcze się nie zmniejszy, uzyskasz bardzo przyjemne uczucie lekkości. Nie ma w tym żadnej tajemnicy, ulga bierze się z faktu, iż twoje organy wewnętrzne również odzyskują równowagę twojej wewnętrznej chronobiologii i bardzo szybko podziękują ci, aby następnie zachęcić do kontynuowania właściwego postępowania!

Tym oto rozdziałem, nieco poważnym, gdyż dotykającym zaburzeń zachowań ludzkich, wprowadziłem cię w dziedzinę, którą zajmował się dla IREN mój kolega, doktor Laurent Tapiero.

Dołączył on do grupy GROS, której przewodniczył mój współtowarzysz Gerard Apfeldorfer, wybitny psychiatra, będący dyrektorem Oddziału Badań nad Zachowaniami Związanymi z Żywieniem, którego działem był również Wydział Hipnoterapii.

Składam podziękowania Laurentowi: to dzięki jego przyjacielskiej pomocy i jego słusznym obserwacjom nigdy nie zaprzestałem prób ulepszenia odżywiania i sprowadziłem je dzisiaj do jak najbardziej naturalnej formy.

9.
Końcowe rady

Jesteś więc już blisko od **wymarzonego celu**, ale uważaj na przeszkody rozsiane na twojej drodze! Aby pomóc ci je ominąć, zanim rozstaniemy się na pewien czas i mając nadzieję, że będziesz powracał do czytania tej książki, aż nauczysz się w doskonały sposób zarządzać swoim organizmem, napisałem dla ciebie **dziesięć zasad IREN**, które również skomentuję, aby stały się łatwiejsze do zastosowania w praktyce.

Dobrze je zapamiętaj, zapewnią ci dobre samopoczucie oraz sylwetkę o kształtach najlepszych z możliwych, jeśli będziesz przestrzegał moich rad.

---

10 ZASAD IREN

1. Sposób odżywiania się, przyjęty aby zeszczupleć, pozostanie obowiązujący na zawsze, aby nie przybrać na nowo na wadze.
2. Stosowanie produktów „light", sztucznych albo nawet lekkich, nie jest odpowiednim sposobem, aby zeszczupleć.
3. Nigdy nie należy przestawiać kolejności posiłków.
4. Można popełnić, jeśli ma się na to ochotę, dwa wielkie głupstwa na tydzień (między innymi wypić alkohol), ale nie należy robić małych głupstw każdego dnia.
5. Nigdy nie należy spożywać pokarmów o niewłaściwej dla nich porze.
6. Nigdy nie należy powiększać porcji produktów pochodzenia roślinnego w posiłku.
7. Głód zaspokaja się produktami pochodzenia zwierzęcego, a nie roślinnego.
8. Nigdy nie należy nadrabiać wieczorem posiłku nie spożytego w ciągu dnia.
9. Jada się z przyjemnością, ale wyłącznie w celu zaspokojenia głodu, z wyjątkiem świąt.
10. Co jest dobre dla ciebie, jest też dobre dla innych.

1. **Sposób odżywiania, przyjęty aby zeszczupleć, pozostanie obowiązujący na zawsze, aby nie przybrać na nowo na wadze.**

Stosując moją metodę nie jesteś na diecie w ścisłym tego słowa znaczeniu. Kiedy więc osiągniesz pożądaną wagę i wymiary (patrz tabele **str. 55–56**), kontynuuj stosowanie zasad chronoodżywiania, aby definitywnie odmienić styl życia.

Nie chodzi tu o odbycie stażu odchudzającego, ale o skorygowanie błędów w odżywianiu. Jeśli nie będzie się ich więcej popełniać, można być pewnym, iż pozostanie się szczupłym.

Ostateczne zaadaptowanie zasad IREN jest koniecznym warunkiem utrzymania dobrej formy oraz właściwych form sylwetki przez całe życie.

2. **Stosowanie produktów „light", sztucznych albo nawet lekkich, nie jest odpowiednim sposobem aby zeszczupleć.**

Nie oszukuj, nie jest to dobra metodą, żeby zrzucić wagę. Jeśli przez przypadek zdarzy ci się schudnąć za pomocą tych przypominających jedzenie produktów, co zrobisz później?

- Jeśli będziesz jadał jak przedtem, szybko odzyskasz wcześniejszą sylwetkę plus jeszcze kilka dodatkowych kilogramów.
- Jeśli pozostaniesz na tej samej drodze, prędzej czy później pojawią się niedobory:
  - braki wapnia i białek odpowiedzialne za osteoporozę,
  - braki tłuszczów Omega 3 i 6, odpowiedzialne za depresję.

3. **Nigdy nie należy przestawiać kolejności posiłków.**

Przestawianie kolejności posiłków jest taką samą nieostrożnością, jak omijanie posiłku poprzedzającego posiłek świąteczny.

Żaden pretekst nie usprawiedliwi błędu polegającego na zjedzeniu mało lub wcale rankiem, lekko w południe, niczego po południu i ciężko wieczorem, co stoi w całkowitej sprzeczności z twoim metabolizmem.

Mówiłem ci już o wszystkich niedogodnościach, jakie powoduje takie postępowanie. Dorzucę jeszcze będące nie do uniknięcia przedwczesne starzenie się, powodowane zaburzeniem naturalnych procesów utleniania, które zachodzą wtedy o niewłaściwej porze.

4. **Można popełnić, jeśli ma się na to ochotę, dwa wielkie głupstwa na tydzień (między innymi wypić alkohol), ale nie należy robić małych głupstw codziennie.**

Przypominam sobie, że kiedy miałem piętnaście lat, przeczytałem na plakatach reklamowych rozwieszanych w tramwajach: „1 litr wina równa się dwóm befsztykom", co było kompletną bzdurą zarówno z fizjologicznego, jak i żywieniowego punktu widzenia. Wykrzyczał mi to mój ojciec, lekarz ogólny, kiedy w zupełnej nieświadomości zapytałem go o zdanie na ten temat.

Przewlekły alkoholizm był wtedy prawdziwą plagą społeczną. Służba zdrowia prowadziła z nim walkę bardziej merytoryczną niż polityczną.

Dzisiaj jesteśmy już daleko od tej epoki, ale wciąż można spotkać w środowisku naukowców gorących zwolenników kieliszka wina, lub nawet dwóch kieliszków każdego dnia. Doświadczony lekarz ogólny wie, jakie szkody wywołuje codzienne przyjmowanie alkoholu, nawet w niewielkich ilościach.

Czy to chodzi o napoje, czy pokarmy, często powtarzające się drobne błędy albo odstępstwa będą o wiele bardziej szkodliwe dla zdrowia, niż jedna wystawna fiesta, nawet naszpikowana wszelkimi możliwymi głupstwami.

W rzeczywistości, kiedy urządzisz sobie wielką ucztę, twój organizm natychmiast uruchomi złożony system regulujący oraz oczyszczający, który pozwoli ci wyeliminować wszystkie wykroczenia żywieniowe i libacje.

Ale drobny błąd popełniany każdego dnia może przejść niezauważony pośród normalnego nurtu pożywienia i dołoży się, kropelka za kropelką, gram za gramem, do twej wagi i figury.

Zmienianie kolejności posiłków, podjadanie i regularne „skoki w bok" są trzema głównymi powodami otyłości, a przed nią, wszystkich stanów nadmiernej tuszy, proporcjonalnie do popełnianych błędów i wyskoków.

5. Nigdy nie należy spożywać pokarmów o niewłaściwej dla nich porze.

Bardzo starannie wytłumaczyłem ci kolejność posiłków i powiedziałem, dlaczego taka jest. Jeśli więc nie chcesz przekreślić wszystkich wysiłków, aby zeszczupleć lub pozostać szczupły, nie jedz obiadu w porze kolacji, śniadania w porze podwieczorku i *vice versa*, oczywiście z wyjątkiem sytuacji, kiedy żyjesz na odwrót!

Jasne jest, że pomiędzy Chińczykiem wstającym o 5.00, Hiszpanem zaczynającym dzień o 9.00, a Saudyjczykiem funkcjonującym nocą, godziny posiłków będą się różnić i będą dokładnie dostosowane do trybu życia każdej z tych osób.

I tak, śniadanie zawsze jada się po wstaniu z łóżka, nawet jeśli wypadnie to w południe, obiad – wieczorem, jeśli pracuje się nocą, a rybę przed pójściem spać, nawet jeżeli jest siódma rano!

6. Nigdy nie należy powiększać porcji produktów pochodzenia roślinnego w posiłku.

Bardzo kuszące jest jadanie bez umiaru warzyw lub sałatek pod pretekstem, że to nie tuczy.

Robiąc to zapominamy o przewrotnym efekcie lekkich potraw. Faktycznie, nie wpływają one na zwiększanie wagi ciała, albo wpływają bardzo mało, lecz będą za to miały akumulujący wpływ na jego objętość, co bywa mało estetyczne: grube nogi i potężne uda to morfologiczna kara, do której dołączą nieprzyjemne uczucie ciężkości oraz opuchnięcia kończyn dolnych.

Jakby tego było mało, chyba że ma się apetyt kolibra, owe kilogramy pierza zawierające mało elementów odżywczych, będą zaspokajać głód tylko prowizorycznie.

Dlatego należy również bardzo skrupulatnie przestrzegać ósmej reguły, która jest dopełnieniem siódmej.

Ileż razy pacjenci mi mówili: „Gdyby pan wiedział, doktorze, jaki ja jestem głodny!". Na co jeszcze pięć lat temu niezmiennie odpowiadałem: „Proszę więc jeść, kiedy jest pan głodny, tylko nie byle co i nie w byle jaki sposób". Dzisiaj mogę dodać, nigdy się nie myląc dzięki wykresom ich morfotypów, jaki pokarm lub jaki posiłek zaniedbywali. Jest to przyjacielski, ale nieubłagany werdykt, wywołujący zmieszanie i zaskoczenie.

7. Głód zaspokaja się produktami pochodzenia zwierzęcego, a nie roślinnego.

Przede wszystkim należy uniknąć odpowiadania na sygnały wysyłane przez organizm, błędnie zaspokajając głód pokarmami nieodpowiadającymi jego potrzebom. Głód jest naturalną informacją, którą tłumaczy się potrzebą czynnika odżywczego; należy więc uważać, aby odpowiednio go zaspokajać pokarmem dostosowanym do każdego momentu dnia.

W tym celu można zwiększyć, jeśli będzie taka potrzeba:
- porcję sera rano, albo dorzucić do niego jajka i/lub wędliny bez ograniczeń,
- mięso w południe,
- rybę, najlepiej tłustą, wieczorem.

Intensywny wysiłek w ciągu dnia powinien być poprzedzony i wspomagany w jego trakcie – ale nigdy po zakończeniu – dodatkiem pokarmowym wyłącznie pochodzenia roślinnego, bardzo bogatym w białka i tłuszcze, raczej na przykład bananem lub 100 g miodowego piernika przed każdą godziną wysiłku, niż innymi owocami. Przetestowaliśmy również produkty na bazie soi, okazało się, że nie są one korzystne w sytuacji wysiłku fizycznego.

Spory problem stanowią rozliczne uprzedzenia dietetyczne zakorzeniające się w ludzkich obyczajach, odpowiedzialne za diabolizację pokarmów, o których się mówi, że są mocno sycące. Ale nie należy zapominać, że nie zostaliśmy stworzeni do tego, aby żyć samą miłością i czystą wodą!

8. Nigdy nie należy nadrabiać wieczorem posiłku nie spożytego w ciągu dnia.

Braki powstałe w ciągu dnia rekompensujemy dużym posiłkiem **porannym** nazajutrz – dodając jajka, mięso na ciepło lub na zimno, albo wędliny i podroby do przewidzianej porcji chleba + masło + ser na śniadanie.

Jeśli zajdzie taka potrzeba, odczucie głodu da ci znak, że należałoby uzupełnić rezerwy dzięki większej porcji na południowy obiad.

Z drugiej strony, posiłek wieczorny może być pominięty lub zastąpiony późnym podwieczorkiem, jeśli zjadło się wcześniej za dużo.

Mówiąc w skrócie, jemy rano i w południe w celu zgromadzenia rezerw energii, którą będziemy zużywać w ciągu dnia, a wieczorem jemy w celu odłożenia zapasów, przewidując ewentualny późniejszy niedobór.

Jeśli chcesz zeszczupleć lub pozostać szczupły, obowiązkowo powinieneś jadać:
– jak cesarz rano,
– jak król w południe,
– jak książę w porze podwieczorku,
– jak żebrak wieczorem.

9. Jada się z przyjemnością, ale wyłącznie w celu zaspokojenia głodu, z wyjątkiem świąt.

Ostatnia rada: nie używaj codziennie swojej jamy ustnej do wyciszania trosk i stresu, bo osiągniesz zupełnie przeciwny efekt. Proszę sobie przypomnieć pijaka, który pił, aby się pocieszyć, a którego picie wprawiało w rozpacz, co zmuszało go do dalszego picia, aby mógł zapomnieć o swoich nieszczęściach!

Pocieszaj się, uczestnicząc w ucztach i zabawach w otoczeniu rodziny lub przyjaciół, z których wyniesiesz miłe wspomnienia, tym bardziej, że korzystałeś z nich bez poczucia wstydu i wyrzutów sumienia!

10. Co jest dobre dla ciebie, jest też dobre dla innych.

Powracam tutaj do zdania wypowiedzianego przez moją pacjentkę, która nie mogła prawidłowo się odżywiać, gdyż jej dzieci miały wakacje! Zdanie to utkwiło mi w pamięci, bo pokazało kompletne fiasko moich wywodów w czasie poprzedniej konsultacji, co dało mi nieprzyjemne wrażenie, jakbym zbudował podczas odpływu morza zamek z piasku, a następnie nakazał falom, żeby go nie zniszczyły!

Przypomnijmy więc, że chronoodżywianie odnosi się do wszystkich bez wyjątku i istnieje potrzeba jego modyfikowania jedynie w bardzo rzadkich przypadkach, usprawiedliwionych potwierdzoną chorobą lub nietolerancją pewnych pokarmów.

Każdego dnia wyjaśniamy kobietom zajmującym się domem, które przychodzą do nas na konsultacje, zasadność tego, aby wszyscy członkowie rodziny jadali jak one, zarówno trochę za wątły syn, jak i całkiem okrąglutka córka czy wysportowany mąż, aby każdy z nich mógł uzyskać i utrzymać harmonijną sylwetkę.

Zwycięstwo będzie w kieszeni, kiedy pani domu zorientuje się, jak wiele zyskuje, mogąc ze spokojem sumienia podawać wszystkim to samo danie na każdy posiłek.

Podsumowanie

W szystko wydaje się tak proste. A jednak wielu z was, podczas gdy inni już zapałali entuzjazmem, boi się wybrać styl życia różniący się od tego, do którego się przyzwyczaili.

Chronobiologia żywieniowa jest wspaniałym mechanizmem, którego równowagę zaburzyliśmy, jadając pokarmy nieodpowiednie w stosunku do momentu, w którym się je zjada. Owemu zachwianiu równowagi będzie towarzyszyć chudość, jeśli nie je się wystarczająco, albo powiększenie wagi i wymiarów ciała, kiedy jada się zbyt dużo.

Jeśli jesteś według ciebie zbyt pulchny lub zbyt szczupły, znaczy to, że na pewno jadasz za dużo albo niewystarczająco dużo. A jeśli określona część ciała sprawia ci problemy, oznacza to, iż jadasz za dużo lub za mało jednego szczególnego rodzaju pokarmu.

Ażeby tego uniknąć, nie ma lepszej drogi, niż zacząć dokładnie przestrzegać zasad chronoodżywiania. Pomogą ci one odzyskać ładne kształty sylwetki i nauczą cię prawidłowo zarządzać ciałem.

Szybką rekompensatą, bo odczuwalną już po czterech dniach, będzie wspaniałe poczucie wolności, o którym już mówiłem, ale na dłuższą metę twój zysk będzie taki, że po malutku nauczysz się, na co możesz sobie pozwolić, a co trzeba będzie omijać lub zupełnie wykluczyć, aby skorygować błędy, nadmiar lub brak pewnych składników. Sekret polega na nauczeniu się precyzyjnego kontrolowania swojej sylwetki lub na zorientowaniu się, dlaczego pozostawia ona wiele do życzenia! „Poznaj samego siebie", mawiał grecki filozof. Twój morfożywieniowiec również będzie cię tego uczył, ku twojej największej radości.

Mówiono mi i słyszę to do tej pory, że jest to kosztowny sposób odżywiania. Na szczęście nie jest to prawdą, gdyż wielu moich pacjentów nie siedzi na żyle złota, a wręcz przeciwnie, jednak bez większego wysiłku udaje im się stosować nasz schemat odżywiania przy niezmienionym budżecie.

Prosty powód jest taki, że nie będziesz jeść w południe i wieczorem tego, co zjadłeś rano, a wieczorem tego, co zjadłeś na inne posiłki. Oprócz tego im więcej zjadłeś rano i w południe, tym później będziesz mógł zjeść podwieczorek i zjeść mniej lub wcale nie jeść wieczorem.

Na przykład zjadając w południe dwa steki lub dwie kaszanki, będzie można opóźnić podwieczorek i zjeść tanią kolację, przestrzegając jednocześnie zwyczajów rodzinnych i towarzyskich.

Ale prawdą jest, że tym, którzy jadają w stołówkach lub restauracjach, zamówienie dwóch dań mięsnych czasami bardzo przeszkadza. Chodzi tu o zupełnie usprawiedliwione obawy, aby nie zachowywać się niewłaściwie w stosunku do ustalonych zwyczajów. Niestety, to właśnie one sprawiły, że co trzeci obywatel Ameryki cierpi na otyłość i to one powodują, że i Francja zmierza w podobnym kierunku.

Zmień swoje przyzwyczajenia, to zmieni się twoje ciało.

Oczywiście można łagodzić tę radykalną zmianę, jedząc mięso pod dwoma postaciami w południe i łącząc wieczorem owoce morza i ryby.

Można jeszcze sprytniej zmniejszyć swój apetyt w południe dzięki zjedzeniu wystawnego śniadania, tak jak ci już radziłem, i oszczędzić sobie jedzenia dużej kolacji dzięki podwieczorkowi jak z bajki.

Wyjdzie więc na to, że podczas obiadu i kolacji będziesz bardzo rozsądny, a jednocześnie nie będziesz musiał niczego sobie odmawiać.

Należy przede wszystkim uważać, żeby nie ryzykować wstawania od stołu z uczuciem głodu. Jeśli ma się wtedy na coś ochotę, można wypić herbatkę o słodkim smaku, na przykład ananasowo-kokosową, albo lipowo-miętową; nie będzie się odczuwać wtedy „ssania".

Trzeba jednak przyznać, że jeśli czytasz moją książkę bardziej z ciekawości niż z potrzeby, może ci się wydać, że zmiany, które proponuję, nie są warte wkładanego w nie wysiłku. Motywacja jest bardzo potężnym motorem, niemniej może ona popchnąć do poddania się najbardziej drakońskim dietom, czego my w żadnym wypadku nie mamy zamiaru ci narzucić.

Wszystkim ciekawskim radzę więc po prostu przestrzegać chronobiologii i postępować zgodnie z zasadami chronoodżywiania, które rozsądnie reorganizują ludzkie odżywianie się:
- obfite i tłuste śniadanie rano z małą ilością chleba i w szczególności bez produktów mlecznych zawierających laktozę,
- dobry obiad w południe z każdym rodzajem mięsa, na jakie przyjdzie ochota i z niewielką ilością produktów mączno-skrobiowych,
- wystawny podwieczorek z tłuszczów roślinnych i z owoców,
- wieczorem kolacja najlżejsza z możliwych. Nie zapominaj o tym, że ryba jest najlepszym pokarmem na wieczór i że za dużo jarzyn daje duże biodra!

Używaj swojej wyobraźni, dokonując wyborów, ale nie przestawiaj posiłków.

Sprawdzaj swe wymiary bardziej skrupulatnie niż wagę, one powiedzą ci, czy idziesz w dobrym kierunku.

Jeśli nie potrafisz zapanować nad sytuacją, spotkajmy się na pierwszej stronie tej książki i udajmy się wspólnie w drogę ku szczupłości.

Jest mi trochę smutno rozstawać się z tobą po tej długiej konsultacji, w trakcie której mogłem ci wreszcie powiedzieć wszystko, lub prawie wszystko, co powinieneś wiedzieć, aby zapanować nad swoim ciałem i odzyskać równowagę ducha, którą straciłeś.

Ale jest jeszcze wiele do zrobienia, a w Instytucie czekają na nas poważne zadania: trzeba zająć się wszystkimi stołówkami, jadłodajniami, restauracjami, które przedstawiają się jako ekspresowe, a tak naprawdę są fabrykami żarcia. Pod pozorem właściwego żywienia populacji, w rzeczywistości z powodów ekonomicznych, lub co gorsza pod pretekstem dietetyki, podają one swoim klientom pokarmy, których skład i połączenie sprawiają, że mam ochotę wyrazić się tak, jak to zrobił pewien dziennikarz.

Byłoby o wiele prościej za tę samą cenę podać jedno danie, wystarczająco bogate w białka pochodzenia zwierzęcego, aby zapewnić prawidłowe wyżywienie.

Zorientowaliśmy się w Instytucie, że dzięki zmniejszeniu wysiłku na przygotowanie posiłku i ograniczenie ilości naczyń do zmywania, w połączeniu z uproszczeniem zakupów oraz serwowania, można podać za tę samą cenę posiłki jednocześnie prostsze, lepsze i o wiele bardziej użyteczne dla organizmu.

Inne ważne zadanie: przekonanie wszystkich osób piastujących wysokie stanowiska, odpowiedzialnych za wyżywienie, że aktualne stosowanie sztucznych i zdezaktualizowanych reguł dietetyki prowadzi w ślepą uliczkę, z której należałoby jak najszybciej wyjść, zanim dosięgnie nas dramat amerykański.

Wszystkie te błędy są do naprawienia. Moje życie, życie nas wszystkich z pewnością nie wystarczy, ale to może i lepiej, bo wtedy jedynym zmartwieniem nas naukowców byłoby to, że zostaliśmy bezrobotni, albo co gorsza, że czujemy się nikomu niepotrzebni.

Na szczęście nie jesteśmy już sami, gdyż coraz liczniejsi z was słuchają naszych rad i wspomagają nasze działania: wszystkim tym, którym naturalne odżywianie przywróciło spokój ciała i ducha, a szczególnie tym ludziom dobrej woli, których wstąpienie w szeregi IREN było dla nas cenne, cała ekipa naszego Instytutu składa podziękowania za zaufanie, jakim nas obdarzyli.

Przepisy kulinarne

ŚNIADANIE

Zapiekanka z żółtym serem

Dla 1 osoby
(2 sztuki)

4 kromki wiejskiego chleba
40 g masła
80 g sera do zapiekania lub utartego sera gruyère
2 plasterki surowej szynki

- Zgrillować lekko kromki chleba.
- Dwie z nich posmarować masłem, położyć na każdej po jednym plasterku szynki złożonym na czworo i po 20 g sera.
- Przykryć dwoma pozostałymi kromkami chleba i posypać każdą zapiekankę 20 g sera.
- Zapiec przez minutę w kuchence mikrofalowej nastawionej na pozycję maksimum.

Tarta z serami pont-l'évêque i livarot

Dla 4 osób

**250 g kruchego ciasta
1 ser tłusty „pont-l'évêque"
1/2 sera tłustego „livarot"
250 ml śmietany
4 jajka
10 g masła (do wysmarowania formy)
Sól, pieprz**

- Rozwałkować ciasto i wyłożyć do wysmarowanej masłem formy do tarty o średnicy 24 cm, nakłuć widelcem.
- Schłodzić w lodówce.
- Odkroić skórkę z serów i pokroić je na kostkę o średnicy 1 cm.
- Wybić jajka do miseczki, zmieszać je ze śmietaną, solą i pieprzem.
- Nagrzać piekarnik do temperatury 210°C.
- Rozłożyć pokrojony ser na spodzie tarty i zalać zmieszanymi jajkami ze śmietaną; piec około 35 minut.

***Rada*:** tartę można podać na ciepło lub zimno.
Można ją również zamrozić i odgrzewać w tradycyjnym piekarniku (należy unikać kuchenki mikrofalowej, gdyż ciasto w niej mięknie).

Tartinki z tłustym serem, np. neufchâtel

Dla 1 osoby

100 g sera neufchâtel (w formie wałka)
80 g bagietki
Sproszkowana papryka
Szczypiorek
Pieprz tłuczony lub bardzo grubo mielony

- Pokroić bagietkę na okrągłe kromeczki, a ser neufchâtel na plasterki.
- Rozłożyć plasterki sera na kawałkach bagietki (12 do 15 szt.).
- Pokroić drobno szczypiorek i posypać nim 4 do 5 tartinek.
- Posypać 4 do 5 następnych tartinek papryką, a resztę pieprzem.
- Włożyć do pieca lub do grilla na 2 do 3 minut.

Kanapki z tłustym serem rouy i z sezamem

Dla 1 osoby

70 g chleba z sezamem
100 g sera rouy
20 g lekko solonego masła

- Pokroić chleb na kromki, zgrillować go na złoty kolor, tak by pozostał jeszcze miękki.
- Posmarować masłem, obłożyć cienkimi plasterkami sera rouy.

Placek lotaryński

Dla 4 osób

250 g kruchego ciasta
200 g wędzonej słoniny bez skórki
150 g śmietany
4 jajka
Gałka muszkatołowa
Sól, biały pieprz

- Rozwałkować ciasto na grubość 3 mm. Wyłożyć do nieprzylegającej formy do tarty o średnicy 24 cm. Nakłuć widelcem co około 3 cm.
- Przykryć papierem do pieczenia i obciążyć małymi kamykami lub ziarnami fasoli.
- Nagrzać piekarnik do temperatury 200°C.
- Podpiec w piekarniku przez 10 minut.
- W tym czasie podsmażyć słoninę na patelni na małym ogniu, tak aby nie stwardniała.
- Po 10 minutach pieczenia wyjąć tartę z pieca i pozostawić nagrzany piekarnik do temperatury 200°C.
- Zdjąć papier i rozłożyć skwarki na spodzie tarty, dociskając je, aby zagłębiły się lekko w cieście.
- Zmieszać w miseczce jajka i śmietanę, dodać trochę pieprzu i soli (nie za dużo, ze względu na skwarki) oraz szczyptę gałki muszkatołowej, wylać na ciasto i wstawić do piekarnika na około 30 minut, uważając, aby masa jajeczno-śmietanowa się nie zagotowała i czuwać nad kolorem.

- Kiedy już będzie złoty, sprawdzić, czy nie wymaga jeszcze dopieczenia, nakłuwając czubkiem noża, który kiedy quiche jest dobrze upieczony, powinien pozostać czysty.
- Jeśli quiche wymaga jeszcze dłuższego dopieczenia, należy przykryć jego wierzch papierem, aby się nie przypalił.

Jajka na miękko i grzanki z niespodzianką

Dla 1 osoby

**2 jajka
30 g sera mimolette
30 g sera gruyère
70 g wiejskiego chleba
Lekko solone masło
Posiekana zielona pietruszka
Sól, mielony pieprz**

- Pokroić ser mimolette i gruyère w słupki.
- Ukroić grubą kromkę wiejskiego chleba, lekko ją zgrillować, posmarować masłem, posypać pietruszką i pokroić w słupki.
- Włożyć jajka do garnka, przykryć zimną wodą. Zagotować na dużym ogniu.
- Począwszy od zagotowania, jajka są gotowe, jeśli lubisz białko na półsurowo. Jeśli wolisz białko bardziej ścięte, pozostaw je na ogniu 30 sekund dłużej i na dodatkowe 30 sekund, aby było ścięte mocno.
- Posolić, popieprzyć, zjeść razem ze słupkami sera i grzankami.

OBIAD

Łopatka jagnięca

Dla 2 osób

1 łopatka jagnięca o wadze 700–800 g
4 pomidory
Oliwa z oliwek
Tymianek
Rozmaryn
Zielona pietruszka
Sól, mielony pieprz

- Umyć pomidory, wydrążyć lekko wokół gniazda nasiennego i wsypać w to zagłębienie dużą szczyptę rozmarynu, tymianku i pietruszki.
- Posolić, popieprzyć, polać małą łyżeczką oliwy. Odłożyć na bok.
- Położyć łopatkę jagnięcą w naczyniu żaroodpornym, posolić, popieprzyć, posypać tymiankiem i rozmarynem.
- Włożyć do piekarnika nagrzanego do 210°C na 30 minut.
- Po upływie połowy czasu pieczenia, rozłożyć pomidory wokół mięsa.

Dodatki:
- Podawać razem z dwiema łyżkami fasolki szparagowej na osobę.

Duszona wołowina

Dla 4 osób

2,5 kg pieczeni wołowej
1 kawałek słoniny
1 butelka czerwonego wina
3 cebule
3 ząbki czosnku
1 mała puszka koncentratu pomidorowego
1 kawałek obranej skórki z pomarańczy o szerokości 2 cm
    i długości 10 cm
1 gałązka tymianku
1 listek laurowy
Kilka gałązek zielonej pietruszki
Gałka muszkatołowa
4 ziarenka jałowca
1/2 szklanki oliwy z oliwek
Sól, mielony pieprz

- Pokroić mięso w regularne kawałki, podsmażyć lekko na patelni, uważając, aby oliwa się nie przypaliła.
- Kiedy mięso się przyrumieni, rozłożyć słoninę na spodzie rondla i wyłożyć na nią wołowinę.
- Zalać winem.
- Dodać koncentrat pomidorowy, pokrojoną cebulę, nieobrane ząbki czosnku, gałązkę tymianku związaną razem z listkiem laurowym, pietruszką i skórką z pomarańczy.
- Posolić, popieprzyć, dodać szczyptę gałki muszkatołowej i ziarna jałowca.

- Doprowadzić do zagotowania i gotować przez 10 minut, zmniejszyć ogień, przykryć i dusić około 3 godzin na malutkim ogniu.
- Sos powinien być gęsty, gdyby był za rzadki, należy go zagęścić, gotując przez chwilę na żywym ogniu bez przykrycia.

Dodatki:
- Podać z makaronem tagliatelle, ziemniaczanymi kluseczkami gnocchi lub z ziemniakami.

Rada: najlepiej przygotować to danie dzień wcześniej lub w niedzielę na nadchodzący tydzień. Można je podzielić na porcje i zamrozić w celu późniejszego odgrzewania, może więc być przeznaczone dla jednej, dwóch, trzech lub czterech osób.

Kacze udka w piwie

Dla 2 osób

**2 kacze udka
350 ml piwa
1 duża szalotka lub dwie małe
80 g masła
Gruba sól morska
Mielony pieprz**

Idealnie byłoby mieć elektryczny garnek do sosu.
- Wlać piwo do garnka na sos, dodać pokrojone szalotki.
- Odparować w maksymalnej temperaturze, aż pozostanie jedynie około 2 łyżeczek płynu.
- Wyłączyć ogrzewanie i zdjąć garnek, aby się ochłodził.
- Naciąć w romby skórę na kaczych udkach.
- Położyć skórą do dołu na rozgrzanej patelni, drugą stronę udek posypać grubą solą i pieprzem.
- Przykryć, aby tłuszcz nie pryskał, i smażyć przez 5 minut.
- Odwrócić udka, zmniejszyć ogień i smażyć jeszcze przez 2 do 3 minut wedle uznania.
- Ponownie podgrzać garnek z sosem do temperatury nastawionej na pozycję 1.
- Dodawać po trochu grudki masła, aż do otrzymania kremowego sosu.

Dodatki:
- Podać z ziemniakami gotowanymi na parze, posypanymi posiekaną zieloną pietruszką.

Królik z piernikiem

Dla 2 osób

580 do 600 g króliczego combra w kawałkach
3 łyżki do zupy oliwy z oliwek
1 pokrojona cebula
1 posiekana szalotka
1 ząbek obranego czosnku
1 łyżka mąki
250 ml ciemnego piwa
250 ml ciepłej wody
1 łyżka wywaru drobiowego
1 bukiet przypraw (pietruszka, liść laurowy, tymianek)
Sól, mielony pieprz
60 g piernika pokrojonego w kostkę

- Rozgrzać oliwę w rondlu. Podsmażyć na niej comber króliczy na złoty kolor, następnie wyjąć i włożyć na jego miejsce cebulę i szalotkę.
- Gdy się zeszklą, dodać mięso królika, posypać łyżką mąki, zalać piwem, ciepłą wodą, dodać łyżkę wywaru drobiowego i ząbek czosnku.
- Posolić, popieprzyć, dodać bukiet przypraw, dusić pod przykryciem 20 minut.
- Dodać piernik, polewając go sosem, dusić na małym ogniu, aż się rozpuści i utworzy się gęsty sos (należy liczyć jeszcze około 20 minut).

Dodatki:
- Podać z 2 łyżkami makaronu muszelek na osobę.

Łopatka wieprzowa z soczewicą

Dla 2 osób

**600 g wieprzowej łopatki bez kości
1 łyżka oliwy z oliwek
1 cebula
1 ząbek czosnku
1/4 litra bulionu wołowego
2 łyżki do zupy śmietany
1 liść laurowy
1 gałązka tymianku
Sól, mielony pieprz**

- Naszpikować mięso kawałkami czosnku, tak jak to się robi z udźcem.
- Rozgrzać oliwę w rondlu.
- Podsmażyć mięso na gorącej oliwie z obu stron; dodać pokrojoną cebulę i ją zeszklić.
- W tym czasie rozpuścić kostkę bulionu wołowego w 1/2 litra wrzącej wody i wlać jego połowę do rondla.
- Lekko posolić (gdyż bulion jest już słony), popieprzyć.
- Dodać listek laurowy i gałązkę tymianku, dusić około 1 godziny.
- Pod koniec duszenia dodać 2 łyżki śmietany, energicznie mieszając, rozprowadzić ją w sosie; przykryć i pozostawić jeszcze 2 do 3 minut na małym ogniu.

Dodatki:
- Podać z gotowaną soczewicą bez przypraw lub z fasolką w śmietanie.

Kurczak z szałwią

Dla 2 osób

500 g filetów z kurczaka
2 łyżeczki masła
10 listków szałwii, najlepiej świeżych
Sól, mielony pieprz

- Roztopić na patelni masło, uważając, żeby się nie przypaliło i dorzucić szałwię.
- Położyć filety na patelnię. Smażyć 3 do 5 minut z każdej strony w zależności od ich grubości.
- Posolić, popieprzyć, podawać na gorąco.

Dodatki:
- Podać z ugotowanym makaronem.

Tuńczyk, pomidory i papryka

Dla 2 osób

400 g tuńczyka w sosie własnym z puszki
6 pomidorów
100 g zielonej lub czerwonej papryki pokrojonej w kostkę
2 łyżki oliwy z oliwek
Zioła prowansalskie
Kminek w ziarnach
Mielony pieprz
1 szczypta soli

- Poddusić paprykę na rozgrzanej oliwie przez 3 minuty.
- Dodać pomidory pokrojone w ćwiartki, zioła prowansalskie, kminek, pieprz i sól.
- Dołożyć 400 g tuńczyka rozdrobnionego na kawałki wielkości orzecha włoskiego.
- Dusić przez około 10 minut.

Dodatki:
- Podać z ryżem lub z ziemniakami.

Żeberka cielęce z kurkami

Dla 2 osób

2 porcje żeberek cielęcych o wadze 250 g każda
200 g oczyszczonych kurek
1 duża szalotka lub dwie małe
1 ząbek czosnku
2 gałązki zielonej pietruszki
Sok z 1/2 cytryny
2 łyżki oliwy z oliwek
80 g masła
Sól, pieprz

- Grzyby umyć po obcięciu końcówek nóżek, osączyć.
- Rozgrzać na patelni 1 łyżkę oliwy, smażyć żeberka na dużym ogniu, posolić, popieprzyć.
- Odwrócić, kiedy jedna strona się przyrumieni, dodać resztę oliwy i grzyby.
- Posolić, popieprzyć i pozostawić na średnim ogniu przez 6 do 8 minut.
- Obrać szalotkę i czosnek, posiekać razem z pietruszką, dodać do grzybów i dusić jeszcze 2 minuty.
- Wyłożyć żeberka na podgrzane talerze, otoczyć grzybami i skropić sokiem z cytryny.

Dodatki:
- Podać z dwoma ziemniakami ugotowanymi na parze, posypanymi posiekaną zieloną pietruszką i kilkoma grudkami grubej soli.

Pizza IREN

Dla 2 osób

Ciasto do pizzy:
   300 g mąki
   175 ml wody
   20 g drożdży
   2 łyżki oliwy z oliwek
   Szczypta soli

Przybranie
   160 g mielonego mięsa
   4 jajka
   8 plasterków kiełbasek chorizo
   750 g dojrzałych pomidorów lub 400 g obranych pomidorów z puszki
   1 cebula
   1 ząbek czosnku
   2 łyżki oliwy z oliwek
   100 g czarnych oliwek
   1 łyżka oregano
   Sól, pieprz

CIASTO DO PIZZY
- Podgrzać trochę wodę (do około 30°C), wymieszać z oliwą i z solą, rozpuścić w niej drożdże.
- Wysypać na stolnicę 250 g mąki i uformować z niej górkę z zagłębieniem w środku.
- Wlać płynną mieszankę do zagłębienia.

- Zamieszać końcówkami palców mąkę w zagłębieniu i wyrobić ciasto, aż stanie się gładkie i luźne, dorzucając resztę mąki, jeśli zajdzie taka potrzeba.
- Uformować ciasto w kulę, przykryć ściereczką i pozostawić do wyrośnięcia na 1,5 godz. w ciepłym miejscu, aż ciasto podwoi swoją objętość.

NADZIENIE

- Obrać pomidory po uprzednim zanurzeniu ich na 20 sekund we wrzątku, usunąć gniazda nasienne i pestki, pokroić w plasterki.
- Obrać i pokroić cebulę. Obrać ząbek czosnku i usunąć kiełek ze środka.
- Podgrzać oliwę w garnku, dorzucić cebulę.
- Kiedy już się zeszkli, dołożyć przeciśnięty czosnek, a po kilku sekundach dorzucić pomidory.

- Podzielić ciasto na pół i rozwałkować na dwa krążki o średnicy około 20 cm.
- Wysmarować blachę oliwą, wyłożyć na nią krążki ciasta, podwijając jego brzegi do góry, aby nadzienie pozostało na miejscu.

- Nagrzać piekarnik do 210°C.
- Rozgrzać 1 łyżkę oliwy na patelni, szybko podsmażyć na niej mielone mięso (wystarczy przez kilka sekund).
- Roztrzepać jajka i wymieszać wszystkie składniki.
- Rozłożyć nadzienie na pizzach, posolić, popieprzyć, posypać oregano, udekorować oliwkami i chorizo.
- Piec w piekarniku w temperaturze 210°C przez około 20 minut, aż ciasto będzie złote i chrupiące.

Krewetki na cydrze w omlecie

Dla 2 osób

300 g żywych szarych krewetek
500 ml cydru
500 ml wody
4 jajka
1 łyżka śmietany
1 bukiet przypraw (pietruszka, liść laurowy, tymianek)
2 ziarna kolendry
Sól, mielony pieprz

- Zagotować w garnku cydr z wodą, mocno posolić, popieprzyć, dodać kolendrę, bukiet przypraw i gotować przez 10 minut.
- Wrzucić do wywaru żywe krewetki i gotować przez około 3 do 4 minut od ponownego zagotowania się wody, następnie je wyjąć, odsączyć na sitku, obrać i wymieszać z 1 łyżką śmietany.
- Roztrzepać jajka na omlet.
- Usmażyć omlet na patelni, kiedy zacznie się ścinać, rozłożyć na nim krewetki ze śmietaną i złożyć omlet, aby je nim przykryć.

Dodatki:
- Podać z jednym ziemniakiem ugotowanym na parze, na osobę.

Rada: mimo że danie to zawiera sporo krewetek, jest jednak bogate w jajka i dlatego jada się je w południe.

Omlet chiński

Dla 2 osób

200 g siekanej wołowiny
2 łyżki oliwy z oliwek
4 jajka
2 łyżeczki oleju sezamowego
1 łyżeczka jasnego sosu sojowego
4 łyżki posiekanego szczypiorku
Sól, mielony pieprz

Marynata:
1 łyżeczka jasnego sosu sojowego
2 łyżeczki wytrawnego białego wina (np. marki xeres)
2 łyżeczki oleju sezamowego
1 łyżeczka cukru pudru

- Wymieszać w salaterce wszystkie składniki marynaty, dodać mięso i odstawić na 20 minut.
- Na patelni rozgrzać na dużym ogniu pierwszą łyżkę oliwy z oliwek, kiedy stanie się bezbarwna, dodać mięso i smażyć mieszając około 2 minut, następnie zdjąć je z patelni.
- W innej salaterce roztrzepać jajka, dodać olej sezamowy, sól, pieprz, sos sojowy i szczypiorek.
- Na umytą i osuszoną patelnię wylać drugą łyżkę oliwy i znowu ją rozgrzać na dużym ogniu, aż stanie się bezbarwna. Starannie rozprowadzić oliwę na dnie patelni, wylać na nią roztrzepaną masę jajeczną i pozostawić na dużym ogniu, aż zacznie się ścinać.

- Dorzucić mięso i pozostawić na ogniu jeszcze 1 minutę.

Dodatki:
- Podać na podgrzanym talerzu z jedną małą miseczką ryżu na osobę.

Jajka z pomidorami

Dla 2 osób

6 pomidorów
6 jajek
3 łyżeczki posiekanej bazylii
2 łyżki oliwy z oliwek
Sól, pieprz

- Pomidory umyć, odciąć górną część, wydrążyć gniazda nasienne za pomocą małej łyżeczki, uważając, aby nie uszkodzić ścianek.
- Posolić i popieprzyć wnętrze pomidorów oraz nałożyć do nich trochę grubo siekanej bazylii.
- Nasmarować oliwą blachę, podgrzać piekarnik do 210°C.
- Pomidory ułożyć na blasze (albo w indywidualnych foremkach), wybić delikatnie do każdego po jajku i włożyć do piekarnika na około 15 minut. Sprawdzić, czy białko się ścięło, a żółtko jest jeszcze płynne.

Dodatki:
- Podać z ryżem pilaw.

Ryż pilaw

Dla 2 osób

1 szklanka nieugotowanego ryżu
1,5 szklanki wody
1,5 łyżki oliwy z oliwek
1 posiekana szalotka
1 gałązka tymianku
Sól, mielony pieprz

- Rozgrzać oliwę na patelni i podsmażyć szalotkę.
- Kiedy się zeszkli, dodać i ryż i mieszając odczekać, aż zrobi się przezroczysty, dolać gotującą się wodę i dorzucić tymianek, posolić, popieprzyć, przykryć. Pozostawić **na małym ogniu bez mieszania**, aż do zupełnego wchłonięcia wody (około 15 minut).

Aby ta potrawa się udała, należy:
- Precyzyjnie odmierzyć ilość ryżu i dodać do niego dokładnie 1,5 jego objętości wody.
- Nie pozwolić, aby ryż zbrązowiał, kiedy podgrzewa się go na oliwie.
- Zwrócić uwagę, aby woda do zalania ryżu była gotująca.

Dodatki:
- Podać z dowolnie wybranym mięsem.

PODWIECZOREK

Gruszki w syropie polane czekoladą

Dla 1 osoby

4 połówki gruszek w syropie
30 g ciemnej czekolady do ciast
10 g ciemnej czekolady (minimum 70% kakao)
1 łyżeczka brązowego cukru
Kilka migdałów w płatkach

- Połamaną na kawałki czekoladę z cukrem i 2 łyżkami syropu z gruszek włożyć do dużej miski, a następnie wstawić do mikrofalówki na 1 minutę (średnia temperatura).
- Rozmieszać widelcem stopioną masę i polać nią połówki gruszek ułożone na talerzu.
- Posypać płatkami migdałowymi i podawać, kiedy masa jest jeszcze ciepła.

Gruszki w czekoladzie z małego garnuszka

Dla 1 osoby

30 g ciemnej czekolady w wiórkach
1 obrana gruszka
1 łyżka cukru pudru
1 szczypta cynamonu

- Pokroić gruszkę w plasterki i rozłożyć je na talerzyku.
- Posypać cukrem pudrem.
- Dodać cynamon.
- Przykryć wiórkami czekolady.
- Włożyć na 2–4 minuty do kuchenki mikrofalowej nastawionej na pozycję maksimum.
- Odczekać przed podaniem 2 minuty, aby wszystko się ochłodziło.

Krem z jadalnych kasztanów z czekoladą

30 g ciemnej czekolady w wiórkach
1 miseczka kremu z jadalnych kasztanów o średnicy 6 do 7 cm

- Wyłożyć 30 g czekolady na kremie z jadalnych kasztanów.
- Włożyć na 2 minuty do kuchenki mikrofalowej nastawionej na pozycję maksimum.
- Podwieczorek ten jada się na ciepło lub na zimno, jeśli został przygotowany wcześniej.

Jabłka gotowane z pomarańczą

Dla 4 osób

**1 kg jabłek golden
Sok z 1 pomarańczy
Skórka z cytryny
200 g cukru pudru
1 szczypta gałki muszkatołowej
1/4 łyżeczki cynamonu
100 ml wody**

- Jabłka obrać, przekroić w pionie i w poziomie na ósemki.
- Włożyć je do garnka razem z sokiem pomarańczowym, skórką cytrynową, wodą, cukrem, cynamonem i gałką muszkatołową.
- Gotować bez przykrycia na średnim ogniu, aż jabłka zrobią się przezroczyste i zaczną się lekko karmelizować.
- Podać na ciepło lub zmrożone.

Sorbet melonowy

Dla 6 osób

3 dojrzałe, aromatyczne melony
Sok z 1 cytryny
250 g cukru z żelatyną

- Zmiksować miąższ melona z sokiem cytrynowym i cukrem.
- Wyłożyć do maszynki do robienia lodów i uruchomić ją. W zależności od modelu maszynki do lodów, sorbet będzie się ścinał około 1,5 do 2 godzin we wnętrzu zamrażarki.
- Bez maszynki należy liczyć 3 do 4 godzin, mieszając masę od czasu do czasu.

KOLACJA

Łosoś w pomarańczach

Dla 2 osób

**500 do 600 g łososia
2 pomarańcze
4 marchewki
1 łyżeczka koperku
1/2 łyżeczki cukru pudru
1/2 łyżeczki grubej soli
1 łyżeczka masła
Gruba sól, mielony pieprz**

MARCHEWKI

Marchewki obrać i pokroić w krążki.

Włożyć je do garnka razem ze skórką z 2 pomarańczy. Zalać wodą do przykrycia.

Dodać cukier, posolić, popieprzyć.

Doprowadzić do wrzenia i gotować przez 15 minut.

Sorbet truskawkowy

Dla 6 osób

1 kg dojrzałych, aromatycznych truskawek
300 g cukru z żelatyną
Sok z 1 pomarańczy
Sok z 1 cytryny
200 ml wody

- Wrzucić do garnka umyte i obrane z szypułek trus z cytryn i pomarańczy oraz cukier
- Podgrzewać przez 3 minuty.
- Zmiksować i przetrzeć przez sitko.
- Wyłożyć do maszynki do robienia lodów i uruchomić j ności od modelu maszynki do lodów, sorbet będzie się ś 1,5 do 2 godzin we wnętrzu zamrażarki.
- Bez maszynki należy liczyć 3 do 4 godzin, mieszając ma do czasu.

ŁOSOŚ

Podczas gdy marchewka się gotuje, przygotować łososia.

- W garnku do gotowania na parze (lub po prostu na patelni z przykrywką) położyć kawałki łososia bez skóry na plasterkach pomarańczy.
- Posypać połową koperku i 1/2 łyżeczki grubej soli.
- Gotować przez około 10 minut w zależności od grubości filetów.

SOS

- Rozpuścić łyżeczkę masła razem z sokiem z 1/2 pomarańczy i 1/2 łyżeczki koperku.

DANIE

- Odcedzić marchewkę, rozłożyć ją wokół łososia i obficie polać sosem.

Małże po marynarsku

Dla 2 osób

2 litry małży
3 drobno posiekane szalotki
1/2 pęczka posiekanej zielonej pietruszki
2 gałązki tymianku
2 listki laurowe
200 ml białego wina
Mielony pieprz

- Małże starannie umyć pod bieżącą wodą, ale ich nie namaczać, gdyż się otworzą i wypłuczą się ich soki.
- Oczyścić z włókien i odrzucić te małże, które się nie zamkną, kiedy ich muszle lekko podważy się nożem.
- Roztopić masło w dużym garnku, dołożyć szalotki na 2–3 minuty, dorzucić 3/4 siekanej natki pietruszki, tymianek, liść laurowy, białe wino, pieprz; zagotować.
- Wrzucić małże i czekać, aż się otworzą, trzymając garnek na dużym ogniu i mieszając, aby wszystkie małże poddane były działaniu takiej samej temperatury.
- Kiedy będą już otwarte, odcedzić je, nałożyć na głębokie talerze i posypać resztą pietruszki.

Uwaga! Często na dnie garnka zbiera się trochę piasku – zaleca się przed polaniem małży sosem przefiltrować go przez gęste płótno położone na sitku. Danie należy bezzwłocznie podać do stołu.

Serca karczochów

Dla 4 osób

8 karczochów
Sok z 1/2 cytryny
Sól

- Zagotować w dużym garnku 4 do 5 litrów osolonej wody.
- W tym czasie odłamać nóżki karczochów w celu usunięcia jak największej ilości włókien ze spodów kwiatostanów oraz usunąć twarde liście rosnące wokół.
- Umyć karczochy, rozsuwając płatki, odciąć górną część kwiatostanu.
- Wrzucić karczochy na gotującą się wodę, dodać sok z cytryny, gotować przez 25 do 30 minut.
- Po ugotowaniu odcedzić, oderwać płatki (które będzie można zjeść następnego dnia z sosem winegret) uważając, aby nie uszkodzić spodów kwiatostanów.
- Odseparować serca karczochów i rozłożyć je na półmisku. Stanowią one doskonały dodatek do fileta z miętusa z szafranem (**str. 286**).

Filet z miętusa z szafranem i z sercami karczochów

Dla 4 osób

Wywar:
  1,5 litra wody
  1,5 butelki białego wytrawnego wina
  1 cała nie pryskana pomarańcza
  1 obrana marchewka
  1 cebula naszpikowana goździkiem
  1 gałązka naci selera
  1 bukiet przypraw (pietruszka, liść laurowy, tymianek)
  4 ziarna kolendry
  Sól, pieprz

Miętus:
  1 kilogram ogonów miętusa, oczyszczonych i bez ości
  1 gałązka świeżej kolendry
  Sól, mielony pieprz

Sos:
  150 ml śmietany (4 łyżki)
  1 duże żółtko jajka (lub 2 mniejsze)
  1 g włókien szafranu
  Sól, mielony pieprz

Jako dodatek:
8 serc karczochów
1/2 cytryny (sok)
Sól

WYWAR

- Obrać skórkę z pomarańczy i pokroić ją w drobne paseczki, wycisnąć sok z pomarańczy.
- Wlać do dużego garnka wodę, białe wino, sok pomarańczowy, dorzucić skórkę pomarańczową, kolendrę, bukiet przypraw, cebulę, marchewkę, gałązkę selera, posolić, popieprzyć.
- Przykryć i doprowadzić do wrzenia, gotować na małym ogniu przez 20 minut. Wystudzić (można przygotować wywar poprzedniego dnia).

MIĘTUS

- Włożyć ogony miętusa do dużego garnka, zalać ostudzonym wywarem i zagotować na średnim ogniu.
- Kiedy wywar będzie wrzący, wyjąć rybę na sitko i trzymać w cieple.
- Przecedzić wywar przez sitko nad szerokim garnkiem, postawić na dużym ogniu i odparować do połowy objętości.

SOS

Podczas odparowywania wywaru:

- Wymieszać w dużej salaterce 1 łyżkę śmietany z żółtkiem jajka. Po odparowaniu wywaru (powinno go pozostać około 1 litra), dodać 3 pozostałe łyżki śmietany, dokładnie ją roztrzepując, dołożyć szafran i jeszcze odparować 1/3 jego objętości, by pozostało około 650 ml.
- Zmniejszyć ogień, **od tego momentu wywar nie powinien już się gotować.**

- Wlać chochlę wywaru do mieszanki śmietany z żółtkiem, mieszając wszystko energicznie, następnie dodać drugą chochlę, również mieszając.
- Wlać powoli zawartość salaterki do wywaru ze śmietaną i pozostawić na ogniu 5 minut cały czas mieszając, dodać kawałki miętusa, aby się zagrzały.

SERCA KARCZOCHÓW
- Patrz przepis na **str. 285**.

DANIE
- W głębokim, uprzednio ogrzanym talerzu rozłożyć kawałki miętusa otoczone ośmioma sercami karczocha.
- Polać sosem, posypać grubo posiekanymi liśćmi kolendry.

Dorsz w curry

Dla 2 osób

**600 g dorsza w kawałkach
1 cebula pokrojona w cienkie plasterki
1 ząbek przeciśniętego czosnku
1 łyżka oliwy z oliwek
1 łyżka mąki
1 łyżeczka curry
1 kieliszek białego wina
Sól, pieprz**

- Rozgrzać na patelni łyżkę oliwy, podsmażyć na niej pokrojoną cebulę.
- Oprószyć mąką kawałki ryby, strząsnąć nadmiar mąki i wyłożyć na patelnię, kiedy cebula się zeszkli.
- Posolić i popieprzyć, dodać białe wino i przeciśnięty ząbek czosnku, posypać curry.
- Przykryć i gotować przez 15 minut na średnim ogniu.
- Jeśli ma się dobry żołądek, można dorzucić szczyptę ostrego pieprzu cayenne, który wspaniale podniesie smak tego dania.

Dodatki:
- Podać z cukinią na sposób orientalny (**str. 299**).

Karczochy z owocami morza

Dla 1 osoby

1 karczoch
100 g przegrzebków
300 g małży
3 różowe krewetki
1 łyżka śmietany
1 łyżka oliwy z oliwek
Sól, pieprz
Aromat z alg

- Przygotować karczocha, usuwając nóżkę i odcinając płatki mniej więcej w połowie wysokości.
- Gotować go we wrzącej, posolonej wodzie przez 40 do 50 minut. Będzie dobry, kiedy płatki będą stawiały lekki opór, kiedy się za nie pociąga.

W tym czasie:
- Obrać krewetki.
- Małże otworzyć, wrzucić je do otwartego garnka postawionego na dużym ogniu, oddzielić od muszli, wylewając sok do osobnego naczynia.
- Usmażyć na patelni przegrzebki, dodać małże i obrane krewetki.
- Oczyścić ugotowane serce karczocha z płatków i włókien, kiedy jest jeszcze bardzo ciepłe i obłożyć je owocami morza.
- Rozpuścić śmietanę w soku z małży i jak się zagotuje, wylać na karczocha z owocami morza
- Włożyć na 5 do 7 minut do pieca rozgrzanego do temperatury 210°C.

Przepis pochodzi z bretońskiej restauracji Ti Glaz Du w mieście Santec.

Lin w papilotach na posłaniu z porów

Dla 2 osób

**600 g lina
4 małe pory
2 kawałki natłuszczonego papieru do pieczenia
1 łyżeczka masła
1 łyżeczka śmietany
Koperek
Sól gruboziarnista, mielony pieprz**

- Pory pokroić: po odcięciu końcówek i usunięciu części brudnych lub uszkodzonych pociąć je końcem noża na cienkie blaszki o długości 4 cm i szerokości 3 mm.
- Masło roztopić, dodać pory, lekko posolić, popieprzyć i oprószyć koperkiem, dodać 2 łyżki wody, pozostawić na średnim ogniu przez 10 minut, mieszając je, aby się nie przypaliły.
- W tym czasie przygotować papiloty: na każdym kawałku papieru do pieczenia położyć rozgotowane pory, na nich ułożyć filety z lina, posypać koperkiem, grubą solą i pieprzem.
- Dodać 1 łyżeczkę śmietany.
- Wstawić do piekarnika nagrzanego do temperatury 160°C na 20 minut.

Udko królika w cydrze i wstążki z cukinii

Dla 1 osoby

1 udko królika
2 plasterki wędzonego boczku
1 mała cukinia
1 cebula
Listki z 1 gałązki tymianku
150 ml cydru
1,5 łyżki oliwy z oliwek
Sól, pieprz

- Nagrzać piekarnik do temperatury 210°C.
- Przygotować królicze udko, owijając je w dwa plasterki wędzonego boczku.
- Włożyć je do naczynia żaroodpornego, dodać 1/2 łyżki oliwy, cebulę, tymianek, cydr.
- Przykryć naczynie folią aluminiową.
- Wstawić do piekarnika rozgrzanego do temperatury 210°C na 30 minut.

W tym czasie:
- Umyć cukinię i bez obierania pokroić ją wzdłuż na cienkie plasterki za pomocą krajalnicy.
- 10 minut przed końcem pieczenia udka królika wlać na patelnię 1 łyżkę oliwy i poddusić na niej cukinię, posolić, popieprzyć.

PODANIE POTRAWY

- Polać udko sosem z pieczenia i cebulą.
- Dodać wstążki z cukinii.

Przepis pochodzi z bretońskiej restauracji Ti Glaz Du w mieście Santec.

Pierś drobiowa z jarzynami

Dla 2 osób

2 filety z kurczaka 120 g każdy
1 por
1 marchewka
1 mały kawałek selera (1 plasterek)
4 średnie pieczarki
1 szalotka
2 gałązki zielonej pietruszki
100 ml białego wina
1 łyżka śmietany
1,5 łyżki oliwy z oliwek
Sól, mielony pieprz

- Rozłożyć filety z kurczaka, posolić, popieprzyć i odłożyć na bok.
- Marchewkę i seler obrać, cienko pokroić i poddusić na 1 łyżce oliwy z oliwek, dodać posiekaną szalotkę.
- Pieczarki obrać, odłożyć na bok całe kapelusze i drobno pokroić nóżki, po czym dorzucić je do jarzyn; pozostawić wszystko na ogniu przez 5 minut.

- Tak przygotowanymi jarzynami nafaszerować filety z kurczaka i zamknąć je za pomocą wykałaczek oraz nafaszerować kapelusze pieczarek.
- Pora obrać, cienko pokroić, poddusić na 1/2 łyżki oliwy z oliwek uważając, aby nie zbrązowiał, dodać białe wino i zmiksować.
- Kiedy się zagotuje, dodać nafaszerowane filety i gotować je delikatnie przez 8 minut, następnie wyjąć i przechować w cieple.
- Włożyć pieczarki do tego samego garnka, w którym gotowały się filety, i gotować przez 3 minuty, wyjąć i również przechować w cieple.
- Odgrzać miksturę z porów, dodać śmietanę i zrobić sos.
- Wyłożyć filety i pieczarki na talerz, polać sosem i posypać siekaną pietruszką.

Przepis pochodzi z bretońskiej restauracji Ti Glaz Du w mieście Santec.

Schab wieprzowy w sosie curry z cebulką

Dla 2 osób

Schab wieprzowy
4 kawałki schabu wieprzowego
Sól, pieprz

Sos
2 łyżki oliwy z oliwek
1 cebula
1 łyżeczka pasty curry (do kupienia w słoikach w supermarkecie)

SCHAB WIEPRZOWY
- Rozgrzać patelnię z nieprzywierającym dnem, położyć na niej schab, dobrze przysmażyć z obu stron, zmniejszyć ogień i pozostawić na małym ogniu, posolić, popieprzyć.

SOS
- Rozgrzać na patelni 2 łyżki oliwy z oliwek, poddusić na niej cienko pokrojoną cebulę, dodać ewentualnie 1 łyżeczkę wody, aby cebula pozostała miękka, i dusić, aż zacznie lekko brązowieć.
- Kiedy cebulka będzie lekko brązowa, dodać pastę z curry i jeśli będzie taka potrzeba, rozcieńczyć trochę sos wodą.

PODANIE
- Polać sosem kawałki schabu.

Dodatki:
- Podaje się z cukinią na sposób orientalny (**str. 299**).

Kacze udko z brokułami i sosem anchois

Dla 2 osób

1 kacze udko
300 g brokułów
1 mała miseczka anchoiade prowansalskiej
1 łyżeczka śmietany
Gruboziarnista sól morska
Pieprz mielony

SOS
- Wymieszać w małej miseczce 2 łyżki anchoiade z 1 łyżeczką śmietany.
- Podgrzać w kuchence mikrofalowej nastawionej na średnią temperaturę przez 1 minutę.

UDKO
- Naciąć skórę na udku w romby, położyć skórą na rozgrzanej patelni, posypać drugą stronę grubą solą i popieprzyć.
- Przykryć pokrywką, aby tłuszcz nie pryskał; smażyć przez 5 minut.
- Odwrócić udko, zmniejszyć ogień i smażyć jeszcze 2 do 3 minut w zależności od upodobania.

BROKUŁY
- Zagotować w garnku osoloną wodę, włożyć do niej brokuły podzielone na małe różyczki.

- Gotować przez 3 minuty, wyjąć, odsączyć z wody i rozłożyć wokół kaczego udka na półmisku.
- Podać sos osobno.

Pieczarki z szalotką

Dla 2 osób

**200 g pieczarek
2 szalotki
2 gałązki zielonej pietruszki
25 g masła
1 łyżka oliwy z oliwek
Sól, mielony pieprz**

- Roztopić na patelni 25 g masła razem z łyżką oliwy.
- W gorącym tłuszczu udusić posiekane szalotki.
- Kiedy się zeszklą, dodać pieczarki pokrojone w plasterki.
- Posolić i popieprzyć.
- Trzymać na dużym ogniu, mieszając od czasu do czasu aż do zupełnego odparowania wody z pieczarek.
- W momencie serwowania posypać posiekaną zieloną pietruszką.

Cukinia
na sposób orientalny

Dla 6 osób

500 g małych cukinii
1 kg pomidorów, obranych i bez pestek
3 pokrojone cebule
2 ząbki czosnku
1 utarty kawałek korzenia imbiru o długości 8 cm
1 szczypta sproszkowanej kolendry
1 łyżeczka mielonego kminku
1/2 łyżeczki chili
Sól, mielony pieprz

- Umyć cukinie, odciąć końcówki.
- Przekroić wzdłuż na pół i pokroić w plasterki o grubości 1 cm.
- Wyłożyć na patelnię pokrojoną cebulę, przeciśnięty czosnek z usuniętymi ze środka kiełkami, imbir, kolendrę, kminek oraz chili.
- Podlać 50 ml wody, wymieszać i dusić na średnim ogniu przez 5 minut.
- Dodać pomidory, posolić, popieprzyć, dobrze wymieszać i jeszcze dusić przez 15 minut.
- Na końcu dodać cukinię i dusić wszystko przez 25 minut na średnim ogniu.

Cukinia może być dodatkiem do wszystkich dań jedzonych wieczorem i może być podawana na ciepło lub na zimno.

Cykoria duszona

Dla 2 osób

2 cykorie
1 łyżeczka masła
Sok z 1/2 cytryny
1 łyżeczka cukru pudru
Sól, pieprz

- Cykorie obrać, usuwając uszkodzone liście, odciąć spody i wyciąć spiczastym nożem środek głąba, gdzie gromadzi się gorycz.
- Cykorie osuszyć, nie myć ich, gdyż wzmaga to gorzki smak.
- Pokroić w talarki o grubości centymetra.
- Masło roztopić na patelni, dodać cykorię, skropić sokiem z cytryny, posolić, popieprzyć i posypać cukrem.
- Dusić pod przykryciem przez 7 minut, zdjąć pokrywkę i dusić jeszcze przez 7 minut na trochę większym ogniu, aby odparować jak najwięcej wody.

Duszona cykoria jest uzupełnieniem białego mięsa jedzonego wieczorem.

Pomidory z grilla

Dla 1 osoby

4 małe pomidory
Oliwa z oliwek
Sól

- Pomidory wybrać, aby były kuliste i jędrne.
- Dobrze wysmarować grill oliwą.
- Położyć pomidory na grillu szypułkami od strony rozżarzonych węgli.
- Pozostawić na średnim ogniu 15 do 20 minut bez dotykania.
- Zdjąć za pomocą szpatułki, uważając, aby ich nie uszkodzić, gdyż po zgrillowaniu robią się bardzo delikatne.
- Posolić na talerzu.

Pomidory z grilla są bardzo dobrym dodatkiem do ryby grillowanej lub pieczonej w papilotach.

DANIA BOŻONARODZENIOWE

Suflet z krabów

Jest to suflet z sosem beszamelowym, który należy przygotować jako pierwszy.

Dla 4 osób

Sos beszamelowy
- **250 ml mleka**
- **50 g masła**
- **25 g mąki**
- **1/2 łyżeczki soli**
- **1 szczypta gałki muszkatołowej**
- **Pieprz mielony (3 obroty młynka)**

Suflet
- **4 jajka**
- **200 g mięsa krabów**
- **1 czerwona papryka**
- **1 łyżka wermutu**
- **1 szczypta pieprzu cayenne**
- **30 g masła**

SOS BESZAMELOWY

- Roztopić w garnku masło z mąką, mieszając starannie drewnianą łyżką, aż zgęstnieje.
- Wlać jednym ruchem mleko, dodać sól, pieprz i gałkę muszkatołową.
- Zagotować cały czas mieszając.

SUFLET

- Obrać paprykę, usunąć gniazdo nasienne, pokroić w kostkę.
- Poddusić kostki papryki przez 5 minut na średnim ogniu z łyżeczką masła (15 g), następnie je zmiksować.
- Rozdrobnić mięso krabów.
- Rozbić jajka, oddzielić białka od żółtek, białka wlać do miksera, a żółtka dodać szybko do ciepłego, ale nie gotującego się beszamelu (gdyż wtedy ścięłyby się od razu), wymieszać.
- Dodać paprykę, kraby, wermut, pieprz cayenne.
- Nagrzać piekarnik do temperatury 180°C.
- Ubić białka ze szczyptą soli na sztywną pianę.
- Zmieszać delikatnie pianę z lekko ciepłą masą.
- Wlać do wysmarowanej formy.
- Zrobić lekkie zagłębienie na środku, żeby suflet rósł regularnie.
- Wstawić do piekarnika nagrzanego do temperatury 180°C na 20 minut.

Podawać natychmiast po zrobieniu, gdyż suflet opada, jeśli każe mu się czekać!

Indyk z przyprawami

Dla 10 osób

1 indyk o wadze od 3 do 4 kilogramów
4 łyżki ziaren sezamu

Farsz
4 do 5 wątróbek drobiowych
1 plasterek szynki
200 g pieczarek
3 szalotki
1 łyżka posiekanej zielonej pietruszki
1 jajko
30 g masła
1 kromka wiejskiego chleba (miąższ)
1/2 szklanki mleka
1 kieliszek koniaku
1/4 łyżeczki kolendry w proszku
1/4 łyżeczki mieszanki czterech ziół
1 łyżeczka papryki mielonej
1 szczypta pikantnego pieprzu cayenne
1 łyżeczka drobnej soli

Sos
3 pomidory
2 czerwone papryki
2 cebule
1 mała ostra papryczka
lub 1/4 łyżeczki pikantnego pieprzu cayenne

1/4 łyżeczki cynamonu
1/4 łyżeczki ziaren kminku
3 lub 4 łyżki oliwy z oliwek
Drobna sól

FARSZ
- Roztopić łyżeczkę masła, usmażyć na nim drobiowe wątróbki, aż stwardnieją.
- Dodać koniak i podpalić.
- Obrać i posiekać szalotki i pieczarki; odparować, podsmażając na łyżeczce masła.
- Zmoczyć miąższ chleba w mleku, odcisnąć.
- Posiekać szynkę i wątróbki, dodać szalotki, pieczarki, chleb, posiekaną zieloną pietruszkę, przyprawy (kolendrę, mieszankę ziołową, paprykę, pieprz) oraz sól.
- Wbić jajko i wszystko wymieszać.

INDYK
- Wypełnić indyka przygotowanym farszem. Zaszyć otwór.
- Posmarować indyka oliwą, włożyć do piekarnika nagrzanego do temperatury 180–190°C i piec przez 2,5 godziny.
- W tym czasie przygotować sos.

SOS
- Rozgrzać w rondlu oliwę z oliwek. Poddusić na niej pokrojoną w cienkie plasterki cebulę, obrane i pokrojone w kostkę pomidory oraz paprykę pokrojoną w paski.
- Dodać sól i przyprawy.
- Kiedy jarzyny będą miękkie, zmiksować je i przełożyć do salaterki.
- Po upieczeniu indyka dolać tłuszcz po pieczeniu, wymieszać i przelać tak otrzymany gęsty sos do sosjerki.

PODANIE
- Przypiec ziarna sezamu na nieprzywierającej patelni.
- Pokroić indyka, rozłożyć kawałki na podgrzanym półmisku, posypać ziarnami sezamu i podać z sosem.

Rada: farsz i sos można przygotować w przeddzień, a po upieczeniu indyka dodać do sosu jedynie tłuszcz pozostały po jego pieczeniu.

Mus cytrynowy

Dla 6 osób

4 jajka
2 puszki skondensowanego mleka
1 szklanka soku cytrynowego
1 skórka z cytryny

- Ubić białka z czterech jajek na sztywną pianę.
- Wymieszać w salaterce mleko, skórkę i sok z cytryny. Dodać żółtka jajek, następnie dołożyć ubite białka i delikatnie połączyć delikatnie za pomocą drewnianej szpatułki.
- Wyłożyć do wysmarowanej formy.
- Wstawić na 5 minut do pieca, pozostawiając półotwarte drzwiczki.
- Natychmiast podawać.

POST-SCRIPTUM: kilkanaście polskich przepisów

O to kilkanaście przepisów kulinarnych zainspirowanych polską kuchnią. Będą przydatne szczególnie na początku stosowania metody chronoodżywiania, aż popuścisz wodze wyobraźni i skomponujesz własne. Pamiętaj o różnorodności produktów, które gwarantują, że organizm otrzyma wszystkie potrzebne składniki.

By osiągnąć sukces:
- Dostosuj pory posiłków do swojego rytmu życia.
- Pamiętaj, by posiłki następowały po sobie w odpowiednich odstępach czasu. Śniadanie należy zjeść najpóźniej godzinę po wstaniu z łóżka, obiad nie wcześniej niż pięć, maksymalnie sześć godzin po śniadaniu, po pięciu godzinach podwieczorek, a kolację, jeśli będziesz mieć na nią jeszcze ochotę, godzinę przed snem.
- Dostarczaj organizmowi tylko tych produktów, których potrzebuje. Oznacza to, że powinieneś jeść tłuste pokarmy rano, gęste (syte) w południe, słodkie po południu i lekkie wieczorem.
- Nie zmienisz wagi i kształtów ciała bez zmiany starych rytuałów. Schemat „śniadanie – drugie śniadanie – obiad – kolacja" zastąp

nowym: „śniadanie – obiad – podwieczorek – ewentualna kolacja". Organizacja dnia pracy w Polsce skłania wprawdzie do jedzenia kanapek na drugie śniadanie, ale pamiętaj, że zawierają one niewystarczającą ilość białka i za dużo produktu mącznego. Nigdy nie zastąpisz nimi pełnowartościowego, bogatego w proteiny obiadu. W tej sytuacji będziesz musiał wykazać się talentem organizacyjnym, aby spożyć to co trzeba w odpowiednim czasie.

- Po przeczytaniu tej książki staje się oczywiste, że obiad jest bez deseru. Wygrywasz wtedy na czasie, jeśli południowa przerwa nie jest zbyt długa.
- Nigdy nie zapominaj o podwieczorku, ustrzeże cię przed wieczornym głodem i dostarczy energii.
- Kolacja nie jest obowiązkowa, jedz ją tylko wtedy, gdy czujesz się głodny, ale gdy przyzwyczaisz się do jedzenia podwieczorków z łatwością z niej zrezygnujesz.

Poniżej adres portalu internetowego I.R.E.N. w języku polskim, który tworzymy wspólnie z autorem książki, doktorem Alain Delabos, pomoże ci zreorganizować sposób odżywiania się.

---

la-chrono-nutrition.com

TRZYNAŚCIE PRZEPISÓW

Comber z królika w śmietanie

(Składniki dla dwóch osób)

- 2 combry królicze (500 g każdy)
- 60 g tłustego boczku
- 3 liście laurowe
- 1 posiekana szalotka
- 25 g masła
- 300 ml śmietany
- 10 ziaren pieprzu
- 5 jagód jałowca
- 1 łyżka stołowa mąki
- 1/2 l białego wina
- 1/2 l wody

- Przygotować marynatę z wina, wody i przypraw, zagotować, ostudzić, zalać nią comber królika, marynować przez cztery dni w chłodnym miejscu.

- Królika wyjąć, odsączyć z marynaty.
- Mięso razem z boczkiem podsmażyć na oliwie, tłuszczu z kaczki lub z gęsi, albo na smalcu, dodać posiekaną szalotkę i trochę przefiltrowanej marynaty.
- Przełożyć do brytfanki, piec w piekarniku rozgrzanym do 200°C przez 45 minut, w czasie pieczenia podlewać mięso własnym sosem wymieszanym z marynatą.
- Sos: wymieszać śmietanę z mąką, dodać trochę sosu z mięsa, gotować na małym ogniu mieszając, aby otrzymać kremową konsystencję.

Comber pokroić, polać sosem, podać z warzywami.

Żeberka wieprzowe z ziemniakami

(Składniki dla dwóch osób)

**500 g żeberek wieprzowych bez kości
4 ziemniaki
Majeranek**

- Poprosić rzeźnika aby przygotował żeberka wieprzowe bez kości (zostawiając trochę tłuszczu), mięso posolić, popieprzyć i posypać majerankiem, piec bez tłuszczu w dobrze rozgrzanym piekarniku (220°C), po dziesięciu minutach obniżyć temperaturę o 30 stopni i piec jeszcze około 45 minut.
- W połowie pieczenia dołożyć 4 pokrojone w plastry ziemniaki, na 5 minut przed końcem pieczenia posypać je małą ilością cynamonu lub zmieloną gałką muszkatołową.

Mielone mięso

(Składniki dla 3 osób)

600 g mielonego mięsa (połowa wołowiny, połowa wieprzowiny)
1 cebula
2 ząbki czosnku
100 g wędzonego boczku
100 g ośródki chleba namoczonego w mleku
200 g pieczarek
2 surowe jajka
3 jajka ugotowane na twardo
1/2 łyżki majeranku
6 łyżek tartej bułki
Pietruszka, sól, pieprz

- Boczek i pieczarki pokroić na małe kawałeczki, posiekać czosnek i cebulę, przesmażyć wszystkie składniki.
- Wymieszać mielone mięso z wymoczoną w mleku ośródką chleba i z dwoma surowymi jajkami, dodać podsmażony boczek, cebulę, czosnek i grzyby, a następnie pietruszkę, majeranek, ugotowane na twardo i pokrojone na drobne kawałeczki jajka, sól i pieprz, dobrze wymieszać.
- Uformować kulki, obtoczyć je w bułce tartej i ułożyć na półmisku wysmarowanym oliwą (albo smalcem, tłuszczem gęsim lub kaczym), piec w piekarniku nagrzanym do 200°C przez 40 minut; na 15 minut przed zakończeniem pieczenia temperaturę obniżyć do 150°C.

Móżdżek cielęcy

(Składniki dla jednej osoby)

1 móżdżek cielęcy (300 g)
1 cebula
1 jajko
Sól, pieprz
Pietruszka
1 łyżka stołowa oliwy
30 g tartej bułki
Ocet

- Zagotować 1 litr wody, sparzyć w niej móżdżek (3 do 5 minut), delikatnie go odsączyć i pokroić na duże kawałki.
- Cebulę obrać, drobno pokroić i lekko podsmażyć na oliwie, dodać móżdżek, ubite jajko i tartą bułkę, posolić, popieprzyć, wymieszać i podsmażać na patelni przez około 5 minut, posypać drobno pokrojoną pietruszką.

Podać na gorąco razem z ziemniakami ugotowanymi na parze.

Pieczeń wieprzowa z ziemniakami

(Składniki dla 2 osób)

500 g wieprzowiny
Troszkę oliwy
4 ziemniaki
Majeranek
Sól, pieprz

- Rozgrzać piekarnik do 200°C, posypaną pieprzem i majerankiem wieprzowinę położyć na lekko naoliwionym półmisku, włożyć do piekarnika i zmniejszyć temperaturę do 190°C.
- Po 20 minutach pieczenia dodać pokrojone w ćwiartki ziemniaki, piec jeszcze przez około 25 minut.

By sprawdzić czy wieprzowina jest upieczona należy nakłuć ją nożem, uwolniony sok ma być jasny.

Wołowina w sosie kaparowym

(Składniki dla 3 osób)

1 kg wołowiny (łopatka)
6 cebul
30 g smalcu
2 liście laurowe
3 goździki
3 stołowe łyżki ośródki z chleba żytniego
1 stołowa łyżka kaparów
Sok z 1 cytryny
Sól, pieprz

- Wołowinę pokroić na drobne kawałki, smażyć na smalcu aż uzyska miodowy kolor, posolić, posypać pieprzem i odłożyć na półmisek.
- Na tej samej patelni przesmażyć cebule aż będą miękkie i przezroczyste, dodać liście laurowe i goździki, zalać wodą i zagotować, włożyć z powrotem mięso na patelnię i gotować pod przykryciem przez 2 godziny.
- Mięso przenieść na półmisek, sos przecedzić, dodać do niego ośródkę z chleba żytniego, odsączone kapary i sok z cytryny, wymieszać, gotować przez chwilkę na małym ogniu, a następnie posolić i popieprzyć.

Przed podaniem polać gorące mięso sosem.

Ozór wołowy

(Składniki dla 7 osób)

1 ozór wołowy (ważący około 1,5 kg)
7 porów
8 marchewek
7 rzep
Pietruszka
Seler
Cynamon lub zmielona gałka muszkatołowa
Oliwa
20 g mąki
1/2 l rosołu
Sok z 1 cytryny

- Poprzedniego dnia namoczyć ozór w wodzie z octem aby usunąć krew.
- Wymoczone mięso dobrze opłukać i zanurzyć w garnku napełnionym wodą do 1/3, gotować około 3 godziny na średnim ogniu aż do miękkości, po ugotowaniu ozór wyjąć i natychmiast zdjąć skórę.
- Warzywa umyć, pokroić na drobne kawałki, dodać do wywaru, posolić, dodać pieprz, gotować przez 20 minut.
- Sos – oliwę podgrzać na słabym ogniu, dodać mąkę, cynamon (lub startą gałkę muszkatołową) i dobrze wymieszać, wlać 1/2 l rosołu i pomalutku sok z cytryny, wymieszać aby otrzymać kremową konsystencję, można dorzucić trochę pokrojonych migdałów.

Wołowa rolada

(Składniki dla 1 osoby)

1 kawałek mięsa wołowego (stek 230 g)
1 cienki plasterek wędzonego boczku
2 plasterki cebuli
1 stołowa łyżka oliwy
Sól, pieprz

- Na środku steku ułożyć boczek, plasterki cebuli, dodać sól i pieprz, mięso zwinąć i obwiązać nitką jak zawijany zraz.
- Oliwę podgrzać na patelni, mięso podsmażyć, dolać 1 szklankę wody i dusić około 15 minut.

Podać z gotowaną kapustą kiszoną.

Klopsiki z mięsa

(Składniki dla 5 osób)

**1 kg mielonego wołowego mięsa
1 jajko
2 posiekane szalotki
100 g ośródki chleba
Sól, pieprz
Oliwa**

- Wymieszać: mięso, posiekaną szalotkę, namoczoną w wodzie i starannie odciśniętą ośródkę chleba, jajko, sól i pieprz, uformować kulki.
- Lekko przysmażyć na oliwie drugą posiekaną szalotkę, dodać kulki mięsne, przyrumieniać je przez 5 minut, a następnie dolać 250 ml wody i dusić jeszcze 10 minut.

Podać z zielonym groszkiem.

Bryzole z polędwicy

(Składniki dla dwóch osób)

600 gramów polędwicy wołowej
6 małych ziemniaków
1 łyżka stołowa posiekanej pietruszki
2 łyżki stołowe oleju z oliwek
1 łyżka stołowa oleju rzepakowego
Pieprz, kurkuma
2 łyżki stołowe mąki

- Polędwicę pokroić na 4 plastry, ubić tłuczkiem, posypać mąką.
- Smażyć na rozgrzanym oleju około 3 minuty, aż powierzchnia stanie się chrupiąca.
- Przenieść na talerz, posypać posiekaną pietruszką, polać olejem rzepakowym i posypać kurkumą.

Podać z ziemniakami.

Gulasz barani

(Składniki dla dwóch osób)

600 gramów baraniny bez kości
Ryż
2 łyżki stołowe oleju z oliwek
3/4 szklanki wody
1 liść laurowy
2 marchwie
1 pietruszka
1/2 selera
1 cebula
300 gramów kapusty włoskiej
Pieprz, czosnek, czerwona papryka

- Pokrojone mięso obsmażyć na oleju, dolać wodę, włożyć liść laurowy i dusić pod przykryciem na małym ogniu około godziny.
- Wszystkie warzywa, z wyjątkiem kapusty, umyć, obrać, pokroić i dodać do mięsa na pół godziny przed końcem duszenia.
- Na 15 minut przed końcem duszenia dodać poszatkowaną kapustę, czosnek, pieprz i czerwoną papryką.
- Podawać z ryżem ugotowanym na sypko (1 chińska miseczka na osobę).

Wątróbka cielęca

(Składniki dla dwóch osób)

500 gramów wątróbki cielęcej
3 łyżki oleju z oliwek
1 łyżka mąki
150 gramów wędzonej szynki wieprzowej
1 biała cebula
1 czerwona cebula
1 zielona papryka
1 ząbek czosnku
1 liść laurowy
1 łyżeczka ziół prowansalskich, pieprz, mielona pietruszka

- Pokrojoną i oprószoną mąką wątróbkę obsmażyć na gorącym oleju.
- Dodać pokrojoną w paski szynkę, pokrojoną w krążki cebulę i pokrojoną w paski paprykę, rozgnieciony ząbek czosnku, liść laurowy, zioła i pieprz, wymieszać, dusić przez 15 minut.
- Danie posypać natką pietruszki i podać z 1 chińską miseczką ziemniaków.

Pierogi z mięsem

(Składniki dla dwóch osób)

500 gramów wołowiny
2 łyżki stołowe drobnych płatków owsianych
1/2 szklanki wody
2 cebule
2 łyżki stołowe oleju z oliwek
Pieprz, majeranek
Posiekana zielona cebulka

Nadzienie:
- Mięso włożyć do wrzącej, lekko osolonej wody i ugotować do miękkości (około 40 minut).
- Cebulę obrać, pokroić w drobną kostkę i lekko podsmażyć na oleju.
- Mięso zmiksować razem z podsmażoną cebulą, dodać pieprz i majeranek.

Ciasto:
Wyrobić ciasto z 2–3 szklanek mąki, dodając 1 szklankę gorącej wody i jedno jajko, cienko rozwałkować i wykroić szklanką krążki (lub kwadraty) specjalnie przystosowaną formą.

Nałożyć nadzienie na uformowane kawałki ciasta, zlepić brzegi, wrzucać małymi porcjami do gotującej wody, pierogi będą gotowe po 3 do 5 minut od chwili wypłynięcia na powierzchnię, podawać z posiekaną zieloną cebulką.

Aneksy

KIEDY NAUKA ZNAJDUJE ZASTOSOWANIE W CODZIENNYM ŻYCIU

napisane przez
Jean-Roberta Rapina, profesora farmakologii

Poprawa jakości codziennego odżywiania dzięki odkryciom naukowym była zadaniem, jakie kilka lat temu wyznaczył sobie pewien naukowiec wraz z grupą lekarzy. Wyzwanie to zostało podjęte, a jego rezultatem jest nowe podejście do tego zagadnienia.

Niezbędne jest prześledzenie, w jaki sposób to zjednoczenie wysiłków było w stanie doprowadzić do powstania nowej sztuki życia.

Jako farmakolog, z definicji zajmuję się lekarstwami w aspekcie ich mechanizmów oddziaływania oraz odpowiedniego zastosowania w codziennej praktyce.

W przeciągu kilku ostatnich lat ukazało się wiele publikacji wykazujących, że pokarmy mogą modyfikować przemianę, czyli metabolizm leków w organizmie, a nawet bezpośrednio ich działanie farmakologiczne.

Z drugiej strony, niewiele prac zostało poświęconych modyfikacjom metabolizmu systemu trawienia wywoływanym zażywaniem lekarstw.

Fakty te skłoniły mnie do bardziej szczegółowego zajęcia się zagadnieniem odżywiania i do spojrzenia na nie świeżym okiem. Odkryłem wtedy ze zdziwieniem mnóstwo stwierdzeń nie popartych przekonującymi dowodami naukowymi, albo co najmniej bardzo dyskusyjnych.

A przecież poprawne odżywianie się i dostarczanie organizmowi wystarczających ilości potrzebnych elementów pozwoliłoby na zmniejszenie występowania wielu chorób.

Twierdzi się na przykład, bez żadnego formalnego dowodu, że nie należy jadać chleba, że białka zwierzęce są szkodliwe dla zdrowia, że tłuszcze roślinne powinny zostać wykluczone z naszej kuchni, itp.

Z medycznego punktu widzenia te niczym niepotwierdzone teorie przedstawiane są lekarzom, którzy w dobrej wierze przekazują je swoim pacjentom i powielają w ten sposób ciągle pokutujące błędy.

Zaskakujące jest, że bardzo poważne podejście naukowe połączone jest zawsze z wprowadzeniem na rynek nowych leków – wymagane jest przedstawienie dowodów ich skuteczności – tymczasem wszystko staje się względne, gdy chodzi o pokarmy.

Od paru lat pojawia się mimo tego nadzieja na poprawę przepływu informacji dotyczących odżywiania. Znane są już niektóre wyjaśnienia, dotyczące spożywania różnych pokarmów, ale w tej dziedzinie pozostaje jeszcze wiele do zrobienia.

Obecny sposób odżywiania się Francuzów jest przedmiotem wielu badań naukowych, nie tylko w Heksagonie, ale również na forum międzynarodowym, gdzie mówi się o „paradoksie francuskim".

W rzeczywistości Francuzi cieszą się zasłużoną opinią narodu dobrze się odżywiającego (ilościowo, a przede wszystkim jakościowo), a równocześnie republika wysuwa się na czoło wśród krajów wysoko uprzemysłowionych, mających mały procent przypadków zachorowań na zawały serca i wylewy.

Zwycięstwo to niewątpliwie wynika z faktu zastosowania medycznych działań zapobiegających wystąpieniu czynników zwiększonego ryzyka (nadciśnienie, cukrzyca, podwyższony poziom cholesterolu itp.), ale również, a może i przede wszystkim, z faktu lepszego odżywiania.

Jest to równocześnie cel chronoodżywiania, co w obiektywny sposób bezspornie wykazała praca pt. „Czynniki równowagi tłuszczowej: korzyści płynące z chronoodżywiania", która ukazała się w czasopiśmie naukowym NAFAS w czerwcu 2003 r., a której przedstawienie na następnych kartach tej książki wydało mi się niezbędne. Dostarcza ona niezbitych dowodów na to, że chronoodżywianie jest nie tylko środkiem do opanowania sylwetki oraz wagi, ale pozwala również zwalczać ryzyko związane z zaburzeniami metabolizmu tłuszczów.

Czynniki równowagi tłuszczowej: korzyści płynące z chronoodżywiania

Tradycyjne nawyki żywieniowe Francuzów pozwalają im na bardzo zróżnicowane odżywianie się, ale w stosunku do zalecanego dotychczas odżywiania jest ono zbyt bogate w nasycone kwasy tłuszczowe zawarte w produktach nabiałowych (w szczególności w serze), w tłustym mięsie, wędlinach i jajkach. Pomimo tego częstość występowania chorób układu krążenia jest o wiele mniejsza (145/100 000 mieszkańców/rok) niż w Stanach Zjednoczonych (315/100 000 mieszkańców/ /rok), podczas gdy w kraju tym, jako że cholesterol i kwasy tłuszczowe są tam wrogiem publicznym numer jeden, wypuszczono na rynek wiele produktów częściowo odtłuszczonych lub zupełnie nie zawierających tłuszczu. Obecnie teoria tłuszczów stanowiących ryzyko powstawania miażdżycy jest coraz częściej podważana przekonywającymi argumentami:

- diety, w których dostarcza się mniej niż 30% kalorii pochodzenia tłuszczowego i o wysokiej zawartości węglowodanów są często powodem zwiększania się ilości osób otyłych i cierpiących na cukrzycę insulinoniezależną. Wynika to z dwóch powodów. Pierwszy, wiąże się z nadmiernym wydzielaniem insuliny, aby utrzymać właściwy poziom cukru we krwi i w jej konsekwencji lipogenezą (insulina jest hormonem aktywującym adipocyty, czyli komórki tłuszczowe). Drugi, związany jest z osłabieniem retrokontroli mających miejsce podczas syntezy kwasów tłuszczowych z kwasów tłuszczowych pochodzenia spożywczego;
- nasycone kwasy tłuszczowe są niezbędne do prawidłowego funkcjonowania błon komórkowych w tym samym stopniu co kwasy tłuszczowe wielonienasycone. Niedawne badania, prowadzone w Framingham w ramach teorii tłuszczowej, wykazały w zaskakujący sposób, że dostarczanie organizmowi nasyconych kwasów tłuszczowych (a nie kwasów wielonienasyconych) jest związane ze zmniejszeniem ryzyka zatorów mózgu;
- kwas mirystynowy, znajdujący się w maśle, był uważany za jeden z najgroźniejszych nasyconych kwasów tłuszczowych. Podobnie i w tym przypadku, dostarczanie go w rozsądnych ilościach ma korzystny wpływ na krążące triglicerydy, cholesterol oraz stosunek HDL/LDL (rodzaje cholesterolu)[1].

Z powyższych badań wynika, że nasycone kwasy tłuszczowe są nam potrzebne, ale najistotniejsze jest osiągnięcie prawidłowej **równowagi** pomiędzy nasyconymi kwasami tłuszczowymi a kwasami wielonienasyconymi. Zróżnicowanie pokarmów pozwala sprostać temu wymaganiu. W przeciwieństwie do kontrowersyjnej teorii tłuszczowej, można wysunąć teorię węglowodanową. To właśnie węglowodany

---

[1] H. Dabadie, „Les acides gras saturés: du nouveau et de l'ancien", *Métabolismes, Hormones, Nutrition*, 4, 150–153, 2002.

prowokowałyby powstawanie niebezpiecznych zmian miażdżycowych. Narodowy Program Zdrowego Odżywiania (PNNS) zaleca stosunek węglowodanów/tłuszczów/białek w proporcji 4/2/1. Program ten jest bardzo nowoczesny w stosunku do dawnych zaleceń. Jednakże, jeżeli poziom tłuszczów wydaje się być w nim dobry, należałoby zmniejszyć poziom węglowodanów, a zwiększyć poziom białek.

Skądinąd żadne zalecenia nie biorą pod uwagę dwóch składowych, które są jak najbardziej istotne:
- chronobiologii, a przecież wiadomo, że istnieją bardzo istotne dzienne wahania aktywności hormonów, mediatorów i enzymów. Zastosowanie chronobiologii w odżywianiu dało chronoodżywianie, rozwinięte przez IREN. Wiadomo z doświadczenia, że spożycie na śniadanie wolno przyswajalnych węglowodanów likwiduje poczucie zmęczenia dające się we znaki około godziny 11.00 i pozwala uczniom utrzymać napiętą uwagę przez cały ranek. Wiadomo również, że te same węglowodany przyjęte wieczorem, przed pójściem do łóżka, zostaną w organizmie zmagazynowane, czego następstwem będzie przybieranie na wadze. Zadziwiające jest, że obserwacje te nie stały się nigdy przedmiotem dalej posuniętych badań naukowych;
- wzajemnego oddziaływania pokarmów[2]: liczne składniki pokarmowe oddziałują na siebie wzajemnie, co powoduje w konsekwencji powstanie ryzyka niedoborów, jeśli pożywienie jest zbyt monotonne. Weźmy przykład wapnia i żelaza, które podczas ich przyswajania oddziałują między sobą negatywnie. Co należy więc sądzić o mięsnym posiłku, po którym następuje przyjęcie dużej ilości sera?

Powyższe dwie składowe zostały uwzględnione przy opracowywaniu higieny odżywiania, którą tutaj prezentujemy. Owa metoda została zaproponowana pacjentom, którzy pragnęli zrzucić wagę.

---

[2] J.-R. Rapin, „Interactions alimentaires", Nafas, 4, 68–74, 2001.

Uznaliśmy, że niezbędne będzie badanie u tych osób poziomu i stosunku poszczególnych rodzajów tłuszczów, aby dowieść poprawności teorii węglowodanowej.

Próbka badanej populacji

W pierwszym badaniu wzięło udział stu siedemdziesięciu sześciu pacjentów, przeważnie kobiet (n = 165), a to z powodu o wiele silniej występującej u kobiet, niż u mężczyzn, potrzeby utraty wagi.

Pacjenci ci mieli współczynnik BMI (ang. Body Mass Index, indeks masy ciała) większy niż 25. Zostali oni podzieleni na dwie grupy BMI: od 25 do 30 włącznie (nadwaga) i ponad 30 (otyłość). Były to osoby dorosłe, o średnim wieku 52,2 lata ±12,9 lat. Wszyscy zobowiązali się do stosowania metody przez trzy miesiące. Badanie krwi przeprowadzono przed rozpoczęciem jej stosowania i po upływie trzech miesięcy, aby określić ogólny poziom cholesterolu, cholesterolu LDL i HDL oraz poziom triglicerydów. Jest to klasyczna ocena równowagi tłuszczowej. Nie stosowano w tym okresie żadnego leczenia farmakologicznego obniżającego poziom cholesterolu we krwi, a w związku z otrzymanymi wynikami leczenie nie okazało się potrzebne.

Dostarczane pożywienie: chronoodżywianie

Przez trzy miesiące pacjenci odżywiali się według prostych zasad, spożywając codziennie cztery posiłki:
- obfite śniadanie składające się z chleba, masła i różnych rodzajów sera,
- jednodaniowy obiad, bogaty w mięso, z dodatkiem małych ilości produktów mączno-skrobiowych,
- podwieczorek bogaty w tłuszcze roślinne i witaminy,
- lekką kolację opartą na rybach morskich i błonniku.

Ilości były obliczane w stosunku do wzrostu pacjenta i zmieniały się o ±20% w stosunku do wartości podanych w tabeli 1 (**str. 331**), podanych przykładowo dla osobnika o wzroście 1,70 m. W tabeli tej wyszczególnione są ilości kalorii i zawartość procentowa trzech głównych składników odżywczych.

Tabela 1. Ilość kalorii dostarczanych przy tej metodzie

	Śniadanie		
	Ser	Chleb	Masło
Ilość (g)	100	70	20
Kcal	345	167	150
Węglowodany (%)	0	82	0
Białka	26	13	0,3
Tłuszcze	73	5	99,7
	Obiad		
	Mięso (czerwone)	Produkty mączno-skrobiowe (frytki, soczewica itd.)	
Ilość (g)	230	60	
Kcal	250	204	
Węglowodany (%)	0	79	
Białka	82	14	
Tłuszcze	16	7	
	Podwieczorek		
	Czekolada, suszone owoce	Świeże owoce, soki owocowe...	
Ilość (g)	35	100	
Kcal	250	50	
Węglowodany (%)	10	80	
Białka	10	7	
Tłuszcze	80	5	
	Kolacja		
	Ryby, drób	Warzywa, sałata	
Ilość (g)	170	70	
Kcal	210	25	
Węglowodany (%)	0	60	
Białka	30	30	
Tłuszcze	70	6	

Są to wartości przybliżone, w zależności od pokarmów wybieranych przez pacjenta; głównym celem było zlikwidowanie uczucia głodu. Pomimo to dało się zaobserwować:
– zmniejszenie ilości dostarczanych kalorii o około 1600, co jest korzystne, jeśli idzie o pacjentów pragnących zrzucić wagę,

- w stosunku do PNNS niewielką ilość węglowodanów w formie wolno przyswajalnych cukrów i wzrost ilości dostarczanych protein oraz tłuszczów,
- tłuszcze nasycone przyjmowane są rano, podczas gdy tłuszcze nienasycone – wieczorem; ich odpowiednie proporcje odpowiadają aktualnym zaleceniom,
- białka rozłożone są na wszystkie cztery posiłki, skąd wynika brak uczucia głodu,
- ilości dostarczanych witamin rozpuszczalnych w tłuszczach oraz w wodzie i mikroelementów (również jodu) są zgodne z aktualnymi zaleceniami,
- ilość błonnika może wykazać się niewystarczająca, jeżeli chleb jedzony rano nie jest pełnoziarnisty.

Wyniki

W tabeli 2 (poniżej) zostały zebrane wyniki dotyczące BMI z zachowaniem podziału na dwie grupy. Po trzech miesiącach tej niskokalorycznej diety, bez jakiegokolwiek odczuwania głodu przez pacjentów, zaobserwowano znaczne zmniejszenie się współczynnika BMI. Rezultat ten był widoczny w całej badanej populacji oraz w obydwu grupach wyodrębnionych na początku badania. Można jednak było zaobserwować, że zmniejszenie się BMI pozostało w stosunku do swojej początkowej wartości. Stosując tę metodę, osoby otyłe traciły względnie więcej na wadze. Istnieje duża zależność pomiędzy początkową wartością BMI a późniejszymi zmianami BMI ($r = 0{,}15$).

Tabela 2. Analiza BMI

Pacjenci	IMC przed	IMC po	Z_0	T_0	Znaczenie
Razem (176)	32,5 ± 5,3	30,3 ± 5,1	7,99	1,96	**$p<0{,}01$
Nadwaga (82)	27,1 ± 1,3	25,4 ± 1,6	7,26	1,96	**$p<0{,}05$
Otyłość (94)	35,2 ± 4,1	33,0 ± 4,6	9,06	1,96	**$p<0{,}01$

M ± Es, test seryjny analizowany równolegle z różnicami BMI.

Wyniki badań krwi zostały zgrupowane w tabeli 3. Analiza tych rezultatów wykazuje:

- znaczący spadek ogólnego poziomu cholesterolu; istnieje ponadto zależność pomiędzy spadkiem cholesterolu, a jego wartością początkową (r = 0,15). U wszystkich osób mających początkową wartość cholesterolu większą od 2,30 g/l, obserwuje się spadek jego poziomu,
- znaczący spadek poziomu triglicerydów, z zauważalną również tutaj korelacją pomiędzy jego spadkiem a poziomem początkowym,
- znaczący spadek LDL i znaczące powiększenie się HDL; wynik ten jest wyraźniejszy u osób otyłych, niż u tych, które mają jedynie nadwagę.

Tabela 3. Wartości cholesterolu, triglicerydów, cholesterolu HDL i LDL przed i po trzech miesiącach stosowania metody chronoodżywiania

	Przed dietą	Po diecie	Różnica
Cholesterol g/l	2,58 ± 0,34	2,49 ± 0,40	0,07 - S
Triglicerydy g/l	1,12 ± 0,57	1,02 ± 0,51	0,10 - S
LDL g/l	1,84 ± 0,70	1,58 ± 0,52	0,27 - S
HDL g/l	0,66 ± 0,22	0,80 ± 0,21	0,06 - S

M ± Es, analiza równoległa dwóch wartości. S: znaczący.

Dyskusja

Cel powyższego badania naukowego był podwójny: z jednej strony potwierdzenie hipotezy węglowodanowej, z drugiej, udowodnienie zysków, jakie daje chronoodżywianie – utrata wagi bez zaburzania równowagi tłuszczowej.

Ilości dostarczanych tłuszczów nasyconych są w tej metodzie wysokie, bez przekraczania mimo tego zalecanych norm. Tłuszcze nasycone dostarczane są wyłącznie rano, na śniadanie. Klasycznie uważa się, że te kwasy tłuszczowe dostarczone organizmowi rano zostaną zużyte w ciągu dnia jako źródło energii i w wyniku tego nie będą odkładane. Podobnie wolno przyswajalne węglowodany, które spożywane są rano, w małym stopniu używane są do lipogenezy. Hipotezy te wydają się być potwierdzone naszym badaniem. Ponadto, jeśli teoria tłuszczowa byłaby prawdziwa, można by się spodziewać wzrostu poziomu triglicerydów oraz „złego" cholesterolu (LDL). W naszym badaniu zaobserwowaliśmy rezultat przeciwny.

Przeprowadzono niewiele badań dotyczących chronobiologii odżywiania. Można przytoczyć tu dwie prace, uważane za anegdotyczne, dotyczące spożywania jajek. W badaniach tych zostało wykazane, że zjedzenie każdego ranka jednego jajka powoduje obniżenie poziomu cholesterolu, a zjedzenie jednego jajka każdego wieczora poziom ten podnosi. Poważniejsze były badania amerykańskie, które wykazały, że zjedzenie jednego lub dwóch jajek rankiem zmniejsza ogólny poziom cholesterolu i zwiększa cholesterol HDL[3]. Jak wyjaśnić ten paradoks? Z biologicznego punktu widzenia synteza cholesterolu zależy od enzymu, który nazywa się HMGCoA reduktazą, i który jest równocześnie czynnikiem ograniczającym syntezę, jak i podlegającym retrokontroli samego cholesterolu. Biosynteza cholesterolu odbywa się więc od acetylokoenzymu acetylCoA, który pochodzi z katabolizmu glukozy (a nie z kwasów tłuszczowych) i przedstawia 80% do 85% krążącego cholesterolu. Dostarczenie cholesterolu jest więc w stanie zablokować biosyntezę na poziomie HMGCoA reduktazy. Różnica pomiędzy dostarczeniem rano a wieczorem, tkwi w dziennych zmia-

---

[3] P. Schnohr et al., „Eggs consumption and high density lipoprotein cholesterol", *J. Intern. Med.*, 235, 249–251, 1994.

nach aktywności enzymu. Na wykresie 1 zostały przedstawione zmiany jego aktywności w zależności od godziny i od rytmu dzień/noc[4],[5],[6].

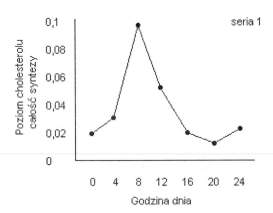

Wykres 1. Przedstawienie aktywności HMGCoA reduktazy (szczyt produkcji cholesterolu występuje na początku poranka).

Owa aktywność osiąga maksymalną wartość dosyć wcześnie rano i utrzymuje się aż do południa. Ogólnie biorąc, nocna biosynteza cholesterolu jest lekko wyższa, niż biosynteza dzienna. Zupełnie inaczej wygląda to, jeśli weźmiemy pod uwagę biosyntezę pomiędzy godziną 6.00 a 12.00, która reprezentuje 70% całości dziennej syntezy. W związku z tym dostarczenie z zewnątrz cholesterolu rano zablokuje biosyntezę, a dostarczenie go wieczorem, kiedy aktywność enzymu jest

---
[4] T.S. Parker, D. McNamara, C.D. Brown et al., „Plasmamevalonate as a measured of cholesterol synthesis in man", *J. Clin. Invest.*, 74, 795–804, 1984.
[5] P.J.H. Jones, „Evidence for diurnal periodicity in human cholesterol synthesis", *J. Lipid Res.*, 31, 667–673, 1990.
[6] W. Le Goff, M. Guerin, J. Chapman, E. Bruckert, « Variations nycthémérales et interindividuelles de la synthèse du cholestérol », *Sang, Thrombose, Vaisseaux*, 13, 461–467, 2001.

praktycznie zerowa, dołączy się do już obecnego cholesterolu. Jeśli zaś chodzi o podwyższenie poziomu HDL i zmniejszenie poziomu triglicerydów, to właśnie kwas mirystynowy, który znajduje się w maśle, jest za nie po części odpowiedzialny.

Wniosek
Chodzi tu o badanie prospektywne, które zostanie rozciągnięte na większą liczbę pacjentów i będzie trwało dłużej. Wiadomo, że praktycznie wszystkie diety powodują zmniejszenie wagi po trzech miesiącach, ale spotyka się bardzo często ponowne jej zwiększenie po upływie sześciu do jedenastu miesięcy. Można jednakże wnioskować, że niskokaloryczne chronoodżywanie jest metodą pozwalającą na zmniejszenie wagi osobnika, bez odczuwania przez niego głodu i bez poczucia, że sobie czegoś odmawia, ponieważ w metodzie tej wszystkie pokarmy są dozwolone, pod warunkiem, że przestrzegane są pory dnia, w których się je przyjmuje.

Metoda chronoodżywiania hipokalorycznego nie jest niebezpieczna, pomimo dużej ilości tłuszczów, a w szczególności nasyconych kwasów tłuszczowych. W zależności od rezultatów biologicznych, pozwala ona nawet chronić pacjentów przed ryzykiem miażdżycy. W ostatecznym podsumowaniu, badanie pokazuje, że teoria tłuszczowa, jak i diety ubogie w tłuszcze powinny zostać zapomniane i zastąpione teorią węglowodanową.

- *Rozsądny powrót do źródeł*

Człowiek prehistoryczny

Człowiek zamieszkuje Ziemię od 2,5 miliona lat, ale dopiero od 10 000 lat zwyczaje jego życia się zmieniły. Początkowo żywił się mięsem dzikich zwierząt (przede wszystkim padliną, zwierzyną upolowaną lub złowioną) oraz zerwanymi lub zebranymi roślinami, wykonując z konieczności wysiłek fizyczny niezbędny do zdobycia pożywienia.

Wraz z pojawieniem się hodowli tuczonych zwierząt i upraw zbóż, człowiek nie tylko zmienił swój sposób odżywiania się, ale też zaczął prowadzić osiadły tryb życia. Następna wielka zmiana przyszła wraz z erą uprzemysłowienia, która wprowadziła nadmiar szybko przyswajalnych cukrów (cukier, słodycze, ciastka) w połączeniu z coraz większą ilością dostarczanych organizmowi tłuszczów nasyconych (tłuszcze zwierzęce), albo nienasyconych tłuszczów, których organizm nie potrafi używać (olej tłoczony na gorąco).

Badania porównawcze prowadzone przez lekarza paleontologa (doktor Gilles Delluc, endokrynolog, współautor książki „Wyżywienie w prehistorii", napisanej razem z Brigitte Delluc oraz Martine Roques, wydanej przez Pilote 24 w 1995 r.) wykazują, że różnice pomiędzy odżywianiem człowieka w paleolicie, człowieka współczesnego oraz zaleceniami ekspertów są bardzo duże.

Odżywianie się poprzez wieki

Składniki odżywcze (ANC)	Paleolit	Stany Zjednoczone	Francja	Zalecenia ekspertów WHO
Białka (%)	33	12	18–20	12–16
Węglowodany (%)	46	46	45–50	55–58
Tłuszcze (%)	25	35	25–28	24–26
Włókna (%)	100	20	20–22	30–45
Sód (mg/dzień)	690	2300	1800	1100
Wapń (mg/dzień)	1500	750	800	800

Nawet jeśli wartości odnoszące się do paleolitu są dyskusyjne, nie ulega wątpliwości, że nasi przodkowie jadali dużo mięsa (człowiek jest stworzeniem wszystkożernym) i spore ilości błonnika. Nie mogłem się powstrzymać, aby nie umieścić również w tabeli ilości sodu i wapnia, pragnąc wykazać, że bez wątpienia jadamy za słono i że dostarczane ilości wapnia są niewystarczające. Proszę zauważyć, że Francuzi odżywiają się w sposób dosyć zbliżony do zaleceń ekspertów WHO.

Nasze dziedzictwo genetyczne z pewnością nie zmieniło się od pojawienia się rolnictwa i hodowli bydła. Liczby te powinny skłonić nas do zastanowienia się i próby zbliżenia się do naszych naturalnych instynktów.

Ponadto badania paleontologiczne pozwalają nam poznać skłonności człowieka dotyczące jego rytmu odżywiania się. Dzięki nim okazało się, że człowiek prymitywny jadał o wiele więcej rano i w południe, że tłuszcze były zużywane jako pierwsze i że błonnik był rozłożony na cały dzień.

Jednym z kluczy do naszej równowagi żywieniowej jest przede wszystkim odnalezienie jak najbardziej naturalnego rytmu odżywiania się, co stanowi, tak jak to już Państwu wyjaśnił powyżej Alain Delabos, jeden z trzech parametrów chronoodżywiania: dobre produkty, w dobrych ilościach i w dobrym momencie.

Rytmy biologiczne: chronobiologia

Większość żywych organizmów, w tym i człowiek, poddana jest okresowym zmianom, dziennym oraz sezonowym. Rytmy biologiczne są jedną z charakterystycznych cech życia. U człowieka podstawowy jest rytm okołodniowy (okres oscylujący pomiędzy 20 a 28 godzinami), razem z rytmem okołomiesięcznym u kobiet. Rytmy te odpowiadają przystosowaniu każdego gatunku do otoczenia w zależności od obrotu Ziemi i rytmu dzień/noc.

Dotyczy to całości organizmu, ale również każdej jego funkcji i każdej komórki rozpatrywanej oddzielnie. Pojedyncza komórka nie może wypełnić wszystkich swoich funkcji jednocześnie. Nie będzie więc mogła w tym samym czasie zrealizować swojej aktywności fizjologicznej, funkcji odbudowywania całokształtu i rozmnażania się w celu zastąpienia siebie nową komórką. Wszystkie te aktywności wymagają sporej energii. Każda komórka jest zaprogramowana i wypełnia określoną funkcję w zamkniętym przedziale czasowym.

Istnieje wiele zegarów biologicznych, nazywanych również oscylatorami, które regulowane są przez zewnętrzne synchronizatory, takie jak naprzemiennie występujące światło/ciemność, ale również poprzez elementy życia społecznego, jak jedzenie posiłków o stałych godzinach.

Ze względu na znaczną złożoność systemu wybrałem klasyczny przykład z kortyzolem, hormonem, który zgodnie z definicją uwalniany jest do krwi i oddziałuje na wszystkie komórki organizmu. Przenika on do samego jądra komórkowego i pobudza lub hamuje na poziomie naszych genów syntezę kwasu nukleinowego, a następnie syntezę enzymów.

Szczyt stężenia kortyzolu występuje o 8.00, a jego minimum około północy. Różnica pomiędzy szczytem a minimum jest bardzo duża, ponieważ jego poziom waha się od 2 aż do 20 ng/ml w osoczu krwi.
Enzymy syntetyzowane pod wpływem kortyzonu podlegają temu samemu rytmowi, ale z opóźnieniem, związanym z ich własną syntezą.
Wszystkie hormony podlegają rytmom biologicznym. Słynny przedział od godziny 5.00 do 7.00 (godziny słoneczne) odpowiada

szczytowi wydzielania hormonów seksualnych u kobiet, kiedy zaś idzie o męski testosteron, jego szczyt występuje o 2–3 godziny wcześniej. Jak to natura jest dobrze urządzona!

Hormon wzrostu posiada swój szczyt stężenia w środku nocy: rośniemy w czasie snu.

Przykłady te wykazują złożoność systemu, która może zwiększyć się jeszcze bardziej po przyjęciu pożywienia. Biorąc hormon wzrostu za przykład: kwasy tłuszczowe i węglowodany zmniejszają jego wydzielanie, podczas gdy niektóre aminokwasy je stymulują. Wzrost dziecka, które jada zbyt dużo węglowodanów i tłuszczów wieczorem, może być hamowany. I odwrotnie, niejadanie niczego wieczorem stymuluje ten hormon potrzebny przy odnowie tkanek, i dzieje się tak przez całe życie, również u osób starszych.

Upraszczając:

– **Węglowodany** jedzone rano powodują silne uwalnianie insuliny. Są one wtedy użytkowane jako materiał energetyczny dla komórek zależnych od insuliny (na przykład w mięśniach), albo magazynowane do szybkiego zużycia w formie glikogenu wątrobowego. Z drugiej strony, ta sama ilość węglowodanów przyjęta wieczorem pociągnie za sobą bardzo słabe uwalnianie insuliny.

Będą więc one spożytkowane przez wszystkie komórki ciała jako rezerwa odkładana pod postacią tłuszczu. Innymi słowy, węglowodany przyjęte podczas codziennej aktywności są spalane jako dostarczona energia, ale zostaną odłożone na później, jeśli będą przyjęte zbyt późno wieczorem.

Mają one jednakże tę zaletę, że szybko są spalane. Jeśli więc nie idzie się spać zaraz po ich przyjęciu, nie ma ryzyka wielkiej katastrofy.

– **Tłuszcze** przyjęte rano ulegają w części metabolizmowi jako dostarczona energia, a w części wchłaniane są przez błony komórkowe. Przyjęte wieczorem są magazynowane i hamują hormon wzrostu.

Nie należy zapominać, że to właśnie rano magazynowane są tłuszcze przeznaczone do późniejszej produkcji ścian komórkowych.

Osobne miejsce należy się wielonienasyconym kwasom tłuszczowym, które poprawiają płynność, to znaczy elastyczność błon komórkowych, i które są wchłaniane zarówno rano, jak i wieczorem. Pozwalają one na lepsze połączenia i komunikację pomiędzy komórkami. Jeśli idzie o komórki nerwowe, wspomagają procesy zapamiętywania (przypadek ryb), albo zmniejszają ryzyko kryzysów migrenowych.

Dlatego lepiej jest jadać ryby wieczorem i jeśli jest się wtedy głodny, to przy okazji połączy się przyjemne z pożytecznym.

Inny szczególny przypadek, to cholesterol.
Cholesterol pochodzi z naszej własnej syntezy, odbywającej się w wątrobie; więcej niż 90% tej syntezy odbywa się rano.
Synteza wymaga obecności węglowodanów jako surowca i kontrolowana jest przez sam cholesterol. Jego nadmiar hamuje syntezę endogenną.
W ten sposób cholesterol z pożywienia zmniejsza syntezę endogenną, jeśli jest on przyjmowany rano, ale dodaje się do naszych rezerw, kiedy przyjmowany jest wieczorem.
Jest to powód, dla którego sery są produktami uprzywilejowanymi rano, a zupełnie niezalecanymi na wieczór.

Trudniejszy do określenia jest właściwy moment przyjmowania białek. Wątroba, która daje pierwszeństwo syntezie glikogenu z cukrów złożonych rano, używa aminokwasów do syntezy krążących białek podczas fazy odpoczynku.
Przyjęte w południe białka są bardziej lekkostrawne (maksymalna aktywność enzymów proteolitycznych w żołądku i jelitach) i są używane po części jako źródło energii, a po części do syntezy komór-

kowej. Wieczorem należy przyjmować białka, które lepiej się trawi, a wyzwolone aminokwasy posłużą do odbudowy komórek (na przykład białka z ryb).

Wyjaśnia to, dlaczego radzimy jadać wszelkie rodzaje mięs w południe, a nie wieczorem.

– **A błonnik?** Teoretycznie mógłby być przyjmowany w każdym momencie dnia, nawet pomiędzy posiłkami. Poniekąd, **nie należy zjadać go za dużo wieczorem, aby móc dobrze spać.**

Oto, dlaczego zupy i sałatki nie są doradzane na wieczór, przeciwnie niż zaleca klasyczna dietetyka.

W praktyce, aby rozeznać się w tych wszystkich zaleceniach i brać pod uwagę zmieniające się z dnia na dzień potrzeby, należałoby posłużyć się komputerem, aby określić najbardziej racjonalny sposób odżywiania się... a i tak nie uniknęłoby się ryzyka popełnienia błędu. Najrozsądniejsze okaże się więc rozsądne odżywianie oparte na kilku prostych zasadach, biorąc również pod uwagę życie zawodowe i codzienne obowiązki.

Cywilizacja zmusza nas często do przestrzegania godzin pracy, które nie pokrywają się z naturalnym rytmem życia, trzeba więc przystosować nasze odżywianie do tych odległych od natury przymusów.

1) Nie można zaspokoić wszystkich potrzeb w jeden dzień. Matematycznie obliczając, objętość przyjętego wtedy pożywienia byłaby zbyt duża. Lepiej operować rozrachunkiem tygodniowym.

2) Nie należy popadać w monotonię; trzeba wystrzegać się jedzenia ciągle tego samego typu posiłków, bo bywa to źródłem niedoborów w organizmie i powodem zniechęcenia.

Dlatego nasz Instytut zdecydował się zaproponować jak najbardziej zróżnicowane przepisy kulinarne.

3) Trzeba wiedzieć, że jeśli urozmaica się posiłki przy normalnej dawce kalorii, braki mikroelementów oraz witamin nie występują u mieszkańców Francji.

4) Powinno się jadać o stałych godzinach i jeśli to możliwe – w przyjemnym otoczeniu.
Jeśli nie jest to wykonalne, należy dostosować posiłki do swojego rytmu życia, ale pod żadnym pozorem nie można jadać w sposób niedostosowany do swojej aktywności.

5) Nie można zapominać o codziennej aktywności fizycznej, a nie tylko i wyłącznie podczas weekendów i wakacji.
Trochę codziennej aktywności pozwala na regularną pracę organizmu, zbyt duży jednorazowy wysiłek tylko go niepotrzebnie zmęczy.

Wszystkie nowości związane są zasadniczo z chronobiologią i są one logiczne, przy takiej samej ilości kalorii przyjmowanych w ciągu dnia w ogólnym rozrachunku. Można znaleźć sposób ich zastosowania w metodzie doktora Delabos.

Klasyczne normy dietetyki zalecają średnio trzy posiłki w ciągu dnia, które powinny reprezentować odpowiednio 25, 45 i 30% codziennej porcji kalorii. Proporcje tych zaleceń zmodyfikowaliśmy w 1990 roku, dostosowując je do współczesnego życia. W celu uniknięcia zbyt obfitego posiłku wieczorem, można podzielić go na lekką przekąskę jedzoną około godziny siedemnastej i następującą po niej lekką kolację.
Jasno mówiąc: jeśli chcesz zeszczupleć, im mniej będziesz jadać wieczorem, tym lepiej.

Dzisiaj wiemy, że badania cyklu przemiany kortyzolu i insuliny pozwoliły na bezdyskusyjne wykazanie mechanizmów fizjologicznych, które obiektywnie potwierdzają słuszność chronoodżywiania, badania naukowe potwierdziły więc w namacalny sposób rezultaty uzyskane dzięki klinicznym obserwacjom powtarzanym tysiące razy.

Faktycznie, śniadanie słusznie powinno być obfite i bogate w kwasy tłuszczowe oraz w wolno przyswajalne węglowodany. Chleb dostarcza błonnika, a użycie chleba pełnoziarnistego dostarczy jego maksymalnej ilości.

Obiad zawierający białka pochodzenia zwierzęcego lub inne łączy w sobie węglowodany i błonnik.

Posiłek popołudniowy, hamujący głód, jest dyskretny, lecz wystarczający, abyśmy byli w stanie wytrwać, *jeśli nie zjedliśmy odpowiedniej ilości pożywienia rano lub w południe.*
Podwieczorek nie służy jedynie zlikwidowaniu uczucia głodu, ale przeciwdziała również zmęczeniu i jeśli włączy się do niego doradzane przez nas pokarmy, da dodatkowo efekt odprężający.

Posiłek jedzony wieczorem jest lekki i zawiera niewiele kalorycznych pokarmów.

Stosowana w praktyce od wielu lat przez tysiące ludzi metoda pomaga zeszczupleć osobom otyłym, a także przeciwnie, powoduje przyrost wagi ciała osób zbyt chudych. W każdym z tych przypadków dynamizm oraz radość życia zostały im przywrócone.

Ale największym powodem do dumy IREN jest dostarczenie dowodu na to, że chronoodżywianie, jeśli jest prawidłowo zastosowane, staje się nie tylko skutecznym środkiem nadzorowania sylwetki i wagi, ale również narzędziem pozwalającym na doskonałe zarządzanie metabolizmem cholesterolu i zapanowanie nad cukrzycą nieleczoną insuliną.

Każdy pacjent powracający do nas w celu zrobienia bilansu po pięciu, sześciu czy nawet ośmiu latach od poznania chronoodżywiania, przynosi nam, chronożywieniowcom, wiele zadowolenia, potwierdzając zasadność badań prowadzonych w naszym Instytucie.

IREN
EUROPEJSKI INSTYTUT BADAŃ NAD ODŻYWIANIEM

Celem Instytutu jest:

- Eksperymentalne badanie pokarmów i ich wpływu, terapeutycznego lub szkodliwego, na człowieka.

- Badanie zaburzeń biologicznych wywołanych poprzez braki, nadmiary lub odchylenia żywieniowe.

- Prowadzenie badań klinicznych pozwalających na odkrycie i określenie czynników ryzyka związanych z nieprawidłowościami w odżywianiu.

- Studiowanie i prowadzenie wywiadów epidemiologicznych dotyczących problemów odżywiania w kontekście psychologicznym i leczniczym.

- Poszukiwania i badania nad somatyzacją zachowań związanych z odżywianiem.

- Prowadzenie badań nad lekami mogącymi przyczynić się do opanowania i zniesienia zaburzeń pochodzenia organicznego lub psychosomatycznego.

- Zatwierdzenie wzorów badań klinicznych, które pozwolą na ocenę natury nieprawidłowości morfologicznych.

Adresy IREN we Francji:

3, rue de la Pie, 76000 Rouen, France
Telefon (scentralizowany) : 00-33- 2 35 73 09 23.

Geneza IREN

Instytut powstał w wyniku współpracy sześciu osób, których wspólnymi cechami charakteru były **zmysł badawczy** oraz zainteresowanie **odżywianiem**. Każda z nich kroczyła swoją drogą w jasno określonym kierunku, ale wszyscy wymieniali między sobą rezultaty swoich odkryć i wnioski z nich wynikające.

Dzięki temu profesor Rapin, badacz z dziedziny farmakologii i dyrektor naukowy Centre Européen de Bioprospective (Europejskiego Centrum Biofuturologii), pozwolił w 1994 roku doktorowi Delabos, lekarzowi żywieniowcowi, na naukowe wyjaśnienie jego doświadczeń klinicznych w pozycji *„Naturalna rehabilitacja żywieniowa"*.

To również dzięki profesorowi Rapinowi dołączył do nich doktor Curtay, terapeuta żywienia, oraz doktor Jamot, ekspert w dziedzinie gerontologii.

Poproszony przez przyjaciół, epidemiolog doktor Simonin zgodził się zaangażować we wspólne badania, a doktor Tapiero, żywieniowiec pracujący od dwóch lat z doktorem Delabos, uzupełnił ekipę, wnosząc do niej swoje doświadczenie w dziedzinie komunikacji.

W ten sposób w 1996 roku powstał IREN.

Cele i zadania IREN

Cele i zadania Instytutu wynikają w logiczny sposób z tego, co można przeczytać w poprzednim rozdziale:

– Określenie naukowych podstaw odżywiania.

– Zastosowanie w codziennym życiu rezultatów odkryć naukowych dotyczących odżywiania.

– Badania nad wykryciem substancji odżywczych, dzięki którym można by uniknąć uciekania się do leczenia chemicznego.

– Ocena ewolucji i postępów w odżywianiu dzięki prowadzonym badaniom.

– Propagowanie wśród społeczeństwa, w zakładach pracy i w przemyśle, podstaw oraz reguł optymalnego odżywiania, w zależności od wieku i od warunków życia i pracy.

– Opóźnienie procesów starzenia.

Organizacja IREN

Upłynęło już sporo lat od momentu, kiedy w 1994 roku profesor Jean--Robert Rapin poprosił mnie o położenie podwalin pod instytut badań naukowych, co doprowadziło w 1996 roku do stworzenia IREN.

W momencie gdy piszę te słowa, jest on ciągle jego kierownikiem naukowym, doktor Robert Caduc jest nadal jego prezesem, a ja dyrektorem.

Jednakże zmęczenie, wiek, problemy ze zdrowiem oraz inne zbyt absorbujące obowiązki przerzedziły nieco grupę założycieli Instytutu, których na szczęście zastąpili młodzi lekarze, farmaceuci, żywieniowcy, naturopaci i inni specjaliści z zakresu zdrowia.

Wszyscy oni są entuzjastycznie nastawieni do sprawy, będąc świadkami codziennego potwierdzania słuszności zasad chronoodżywiania, i pracują z dużym zapałem; większość z nich zalicza się do uczniów, których kształceniem zajmowałem się na Uniwersytecie Burgundzkim w ramach studiów podyplomowych w Dijon.

Dziękuję z całego serca panom Jean-Louisowi Simoninowi, Jean--Paulowi Curtay, Claude'owi Chertierowi, Laurentowi Tapiero i Pierre'owi Le Patezourowi, którzy okazywali mi swoją przyjaźń i odwagę przy prowadzeniu Instytutu, gdy stawiał on pierwsze kroki.

Dziękuję wszystkim towarzyszom tamtych pierwszych dni, którzy potrafili podczas naszej długiej drogi stawiać czoła wszelkim krytykom, czasami bardzo surowym, których zarzuty nasze badania pozwoliły jeden po drugim odeprzeć.

Wczoraj atakowane, dzisiaj naśladowane, chronoodżywianie od wielu lat dowodzi swojej zasadności. Ku mojemu wielkiemu zadowoleniu przyciąga ono do Instytutu coraz więcej nowicjuszy w każdym wieku, żądnych pogłębienia swojej wiedzy, między innymi dzięki wykładom uniwersyteckim na wydziale w Dijon, prowadzonym przeze mnie stażom oraz rejsom szkoleniowym po Morzu Śródziemnym.

Serdecznie witamy:

- Gisele Jeanmaire, przyjętą w 2004 roku w poczet członków założycieli, kierowniczkę Oddziału Epidemiologii.
- Valerie Renouf, wspierającą wiernie nasz Instytut od jego powstania i przyjętą w 2003 roku na stanowisko sekretarza.
- Dany Naouri, przyjętą w 2004 roku w poczet członków założycieli i mianowaną kierowniczką Oddziału Badań nad Zachowaniami Ludzkimi.
- Jean-Rene Mestre, przyjętego w 2003 roku w poczet członków założycieli Instytutu, gdzie piastuje stanowisko głównego sekretarza oraz kierownika Oddziału Mikroodżywiania.
- Guylene Delabos, moją żonę, twórczynię od 1998 roku setek przepisów kulinarnych, jednych bardziej smakowitych od drugich, mianowaną w 2004 roku kierowniczką Wydziału Żywienia Stosowanego przy Oddziale Badań Klinicznych.
- Chantal Amouroux, członka Instytutu, mianowaną kierowniczką Wydziału Terapii Fizycznych przy Oddziale Badań Klinicznych.
- Nunzi Franco, mianowaną kierowniczką Wydziału Badań Stosowanych w Psychoterapii, również przy Oddziale Badań Klinicznych.

- **Oddział Badań Farmakologicznych**   prof. Rapin
- **Oddział Badań Klinicznych**   dr Delabos
- **Oddział Mikroodżywiania**   J. Mestre
- **Oddział Gerontologii**   dr Jamot
- **Oddział Epidemiologii**   dr Jeanmaire
- **Oddział Badań nad Zachowaniami Ludzkimi**   dr Naouri
- **Prezes Instytutu**   dr Caduc

Oddział Badań Klinicznych łączy badania naukowe Instytutu z codziennym życiem jego członków. Z tego tytułu zarządza on czterema wydziałami zapewniającymi integrację pomiędzy naukowcami a społeczeństwem.

- **Wydział Porad z Zakresu Żywienia**
  pod kierownictwem **dr. Delabos**

- **Wydział Badań Stosowanych w Psychoterapii**
  kierowany przez **Nunzi Franco**

- **Wydział Terapii Fizycznych**
  kierowany przez **Chantal Amouroux**

- **Wydział Żywienia Stosowanego**
  kierowany przez **Guylene Delabos**

Wewnętrzną koordynację oraz komunikację zewnętrzną Instytutu zapewniają wspólnie **prof. Rapin** oraz **dr Delabos**.

prof. Jean-Robert Rapin

profesor farmakologii,
kierownik Oddziału Badań Farmakologicznych IREN

Specjalista w dziedzinie badań nad fizjopatologią i leczenia chorób zwyrodnieniowych (cukrzyca i choroba Alzheimera). Prowadzone przez niego badania wykazały, że oprócz czynników genetycznych, również inne liczne czynniki, często ze sobą powiązane, mogą wpływać na pojawienie się i dalszy rozwój tych chorób. Na przykład wykazał on że:

Stres oraz niedobory, których jest on przyczyną, należą do czynników, które można bez trudu opanować poprzez odpowiednie odżywianie, bogate w magnez i niektóre mikroelementy, takie jak cynk lub selen.

Depresje pochodzenia zewnętrznego są często pierwszymi oznakami chorób neurozwyrodnieniowych i powinny być leczone za pomocą specjalnej diety, bogatej w tyrozynę i tryptofan. Leczenie farmakologiczne będzie niezbędne jedynie w zależności od intensywności zaburzeń i cierpień odczuwanych przez chorego.

Zaburzenia snu, częste w stanach lękowych, praktycznie zawsze związane są z niedoborem tryptofanu i zanikają wraz z odpowiednim odżywianiem, co pozwala uniknąć zażywania leków nasennych.

Nadwaga, często występująca przy cukrzycy insulinoniezależnej, prawie zawsze idzie w parze z nieprawidłowym odżywianiem, które odpowiedzialne jest za niedobory niektórych składników, wywołujących zjawisko nadkompensacji pokarmowej.

Profesor Rapin, autor ponad pięciuset publikacji w tych dziedzinach, prowadzi obecnie badania nad wzajemnym oddziaływaniem leków i pokarmów oraz sposobem odżywiania. To właśnie on zaproponował współpracę badaczy, często będących wyłącznie teoretykami, z lekarzami praktykującymi, którzy każdego dnia w praktyce spotykają się z przypadkami błędów żywieniowych.

dr Alain Delabos

doktor medycyny,
żywieniowiec,
kierownik Oddziału Badań Klinicznych IREN

Lekarz kliniczny z wykształcenia, od 1986 roku bada kliniczne przejawy błędów żywieniowych, co pozwoliło mu, po ośmiu latach obserwacji prowadzonych na 20 000 pacjentów, zdefiniować zasady *morfoodżywiania*. Ta rewolucyjna metoda wizualnej oceny przyzwyczajeń żywieniowych pozwala na diagnozowanie, za pomocą badań klinicznych, nadmiarów lub niedoborów odżywczych u ludzi.

W tym samym czasie określił reguły chronoodżywiania i podjął współpracę z profesorem Rapinem, z którym współpracował już wcześniej w dziedzinie badań nad procesem starzenia się mózgu, aby sprawdzić, czy jego odkrycia dokonane na bazie obserwacji klinicznych mogą być potwierdzone naukowo.

Okazało się, że programowi odżywiania proponowanemu przez lekarza klinicznego towarzyszy uwalnianie się enzymów i hormonów potwierdzone przez naukowców, co pozwoliło na udowodnienie istnienia *chronobiologii odżywiania*.

Te potwierdzające się nawzajem badania skłoniły profesora Rapina do zaproponowania doktorowi Delabos założenia instytutu badawczego. W ten sposób powstał IREN.

Równolegle z kierowaniem Oddziałem Badań Klinicznych IREN, doktor Delabos jest również wykładowcą na Uniwersytecie Burgundzkim, gdzie propaguje i naucza swoich francuskich i zagranicznych kolegów po fachu podstaw chronoodżywiania oraz morfoodżywiania.

Jean-Rene Mestre

doktor farmacji,
kawaler orderu Zasług w Rolnictwie,
posiadacz dyplomu uniwersyteckiego wydziału fitofarmacji,
posiadacz dyplomu uniwersyteckiego biologii
i leków weterynaryjnych,
dyplomu uniwersyteckiego farmakologii
produktów winorośli,
dyplomu uniwersyteckiego domowej opieki
nad chorymi,
dyplomu uniwersyteckiego nutraceutyki
na Uniwersytecie Burgundzkim,
od 2004 roku główny sekretarz IREN,
kierownik Oddziału Badań nad Mikroodżywianiem

Ciekawy wszystkiego, zawsze gotowy spieszyć innym z pomocą i obdarzony niemałym upodobaniem do podejmowania ryzyka, jest

poza tym farmaceutą, kapitanem straży pożarnej oraz pilotem balonowym. Ale również:
- założycielem bractwa Stowarzyszenia Soczewicy z Puy,
- honorowym prezesem (założycielem) Towarzystwa Przyjaciół Muzeum Crozatier w Puy-en-Velay,
- członkiem komitetu historycznego uroczystości Roi de l'Oiseau,
- członkiem zastępczym Commission Départamentale des Objets Immobiliers.

Jego reputacja mądrego doradcy, którego się słucha i szanuje, przyniosła mu zaszczyt zostania sędzią w Sądzie Gospodarczym Tribunal de Commerce w Puy-en-Velay.

Elokwentny pisarz, jest on autorem:
La lentille verte du Puy: histoire d'un cru
Autrefois, l'apiculture – Paysan d'antan
La lentille verte du Puy: une AOC particulière

Opublikował również w 2005 roku:
Ule i pszczoły: architektura, tradycje, dziedzictwa

dr Jean-Claude Jamot

doktor medycyny,
gerontolog,
ekspert gerontologii,
członek Międzynarodowego Zrzeszenia Psychogeriatrów,
członek Francuskiego Związku Gerontologii,
kierownik Oddziału Gerontologii IREN

Specjalista w dziedzinie badań klinicznych patologii umysłowych w gerontologii, od ponad dwudziestu lat bierze udział w eksperymentach klinicznych, prowadzonych przez laboratoria farmaceutyczne światowej sławy.

Dzięki temu zaliczany jest do ekipy lekarzy, którzy znacznie posunęli do przodu wiedzę medyczną dotyczącą ewolucji oraz leczenia chorób umysłowych związanych z procesami starzenia.

Od 1996 roku prowadzi doświadczenia gerontologiczne dla IREN, aby rozwinąć badania kliniczne nad dostarczaniem składników odżywczych w celach fizjologicznych i terapeutycznych u osób starszych.

Szczególnie wykwalifikowany w badaniach klinicznych choroby Alzheimera, to właśnie on w swoim oddziale badawczym dokonał określenia postaw żywieniowych użytecznych przy patologiach związanych z procesami starzenia, we współpracy z Oddziałem Nutriterapii, Oddziałem Farmakologii i Oddziałem Badań Klinicznych.

dr Gisele Jeanmaire

doktor medycyny, specjalistka ginekologii medycznej,
wiceprezes Collège de Gynécologie de Bordeaux
et du Sud-Ouest,
współzałożycielka Comité de Défense
de la Gynécologie Médicale (CDGM),
dyplom wyższych studiów (CES) w ginekologii medycznej,
posiadaczka dyplomu uniwersyteckiego neuroendokrynologii,
posiadaczka dyplomu uniwersyteckiego ultrasonografii
medycznej, kierunek ginekologiczno-położniczy,
posiadaczka dyplomu uniwersyteckiego
metod eksploatacji tkanki kostnej,
posiadaczka dyplomu uniwersyteckiego nutraceutyki,
alikamentów i pokarmów leczniczych,
kierowniczka Oddziału Epidemiologii IREN

Mieszkająca od 1978 roku w Vendée, prowadziła samodzielną praktykę oraz pracę szpitalną, a od roku 2001 tylko samodzielną.

Jej kariera ginekologa wsparta jest ukończeniem wielu kursów, poszerzających jej wiedzę:

doradca małżeński z dyplomem Institut de Formation de Recherche et d'Etudes sur la Sexualité et la Planification Familiale,
kurs analizy transakcjonalnej odbyty w Institut Régional d'Analyse Transactionnelle de l'Ouest,
szkoła dietetyki medycznej.

Do tego dochodzą cenne znajomości z informatyki, biurotyki i obsługi internetu.

dr Dany Naouri

**doktor farmacji z dyplomem Uniwersytetu w Lyon,
posiadaczka dyplomu uniwersyteckiego ortopedii,
posiadaczka dyplomu uniwersyteckiego nutraceutyki
uniwersytetu w Dijon,
kierowniczka Oddziału Badań nad Zachowaniami Ludzkimi
IREN**

Ciekawa wszelkich nowości i wszystkiego, co niecodzienne, Dany Naouri napisała swoją pracę dyplomową o magii i homeopatii, za którą uzyskała pochwałę komisji. Posiada również certyfikat enologii, ukończonej również w Dijon, ale nie w tym samym czasie, co kurs podyplomowy z nutraceutyki!

Obdarzona dociekliwym i badawczym umysłem, łączącym fantazję z dużą dokładnością, została przez nas poproszona o zajęcie się tym wszystkim, co dotyczy zachowań ludzi względem odżywiania.

dr Robert Caduc

doktor medycyny,
żywieniowiec,
osteoterapeuta,
członek Société de Médecine Mécanique (metoda Pécunia),
prezes IREN

Lekarz kliniczny z wykształcenia, uzyskał dyplom w 1967 roku w Paryżu. Od trzydziestu lat prowadzi praktykę prywatną.

Bardzo wysportowany, od wielu lat interesuje się problemami ludzi cierpiących na bóle kręgosłupa i stawów, związane zarówno z patologiami artretycznymi, jak i zwyrodnieniami stawów.

Od 1984 roku jest członkiem Francuskiego Stowarzyszenia Medycyny Mechanicznej, interesuje się problemem nadwagi i jego wpływem na kościec i kręgosłup.

Członek grupy GRIO (Grupa poszukiwań i badań nad osteoporozą) od jej powstania.

Dzięki temu w 1996 roku poznał za pomocą doktora Alaina Delabos metody oceny morfologicznej oraz *chronoodżywianie* opracowane przez IREN.

Równolegle z działalnością medyczną, doktor Caduc od długiego czasu piastuje wysokie funkcje związkowe oraz administracyjne w regionie Provence-Alpes-Côte d'Azur.

To właśnie z tych powodów członkowie założyciele Instytutu IREN zaproponowali mu przyłączenie się do nich i poprosili o przyjęcie funkcji prezesa Instytutu.

Szczegółowy spis treści

PRZEDMOWA 7

1. Wprowadzenie dla tych, którzy wyczerpali już wszystkie możliwości 11
Powróć do jadania z przyjemnością 17
Przestrzegaj schematów pokarmowych w morfoodżywianiu 18
STOP BŁĘDOM TRADYCYJNEJ DIETETYKI! 19
   Przestańmy stosować diety upodobniające się do kar 19
   Zapomnij o dietach jo-jo 21
   Nie ulegajmy syrenim śpiewom dietetyki 23
   Przeciwstawmy się zakorzenionym pojęciom 24
   Kilogramy puchu, kilogramy ołowiu 25
   Nie trzeba jadać lekko, aby stać się lekkim 26
   Szczupleć nie znaczy chudnąć 27
   Nie oskarżajmy niesłusznie własnego metabolizmu 28
PIERWSZEŃSTWO DLA SYLWETKI 30
   Blacharz czy mechanik samochodowy 30
   Należy bardziej przejmować się swoimi kształtami, niż wagą i bardziej stanem zdrowia, niż szczupłością 31
   Sylwetka „zły wygląd" 32
   Sylwetka „jabłko-sałatka-jogurt" 32

Umięśniona sylwetka bez wysiłku 34
Na początek sprawdźmy stan twojego zdrowia próbką krwi 35

2. Metoda Delabos 39

Powrót do zasad naszych przodków 43
Wybór nowej techniki 43
    Dietetyka 44
    Odżywianie kontrolowane 44
    Chrono- i morfoodżywianie 44
OCENA MORFOLOGICZNA 46
Parametry oceny morfologicznej 47
Metodologia 49
Dokonywanie pomiarów 50
    Twoje obecne kształty 51
    Twoje pożądane kształty 53
Określanie twojego morfotypu 57
    Morfotyp klepsydra 58
    Morfotyp Cheopsa 59
    Morfotyp zakonny 59
    Morfotyp Schwarzy 59
    Morfotyp pień drzewa 60
Uwagi praktyczne 60
ZASADY CHRONOODŻYWIANIA® 61
Czym jest chronoodżywianie 61
Instynkt 62
Jakość 63
Ilość 63
Środowisko 64
Morfologia 64
Aktywność 64
Proces rośnięcia 65
Starzenie się 65

Ogólna ocena 65
Faza powolnego postępu 66
Od chronoodżywiania do morfoodżywiania 67
CHRONOBIOLOGIA ODŻYWIANIA 67
Wróćmy do schematu odziedziczonego po przodkach 67
Zmiana sposobu życia, zmiana odżywiania 69
Chronobiologia współczesnego człowieka 71
  Rano 71
  W południe 72
  Po południu 72
  Wieczorem 72
Zaufać swojemu instynktowi 72
Potwierdzenie naukowe 74

3. Wdrożenie zasad chronoodżywiania 77
Jak nauczyć się planować codzienne odżywianie 80
Zwalczyć monotonię 80
Granice dietetyki 81
Błędy „dobrego jedzenia" 82
Nie odrzucajmy już nigdy więcej „bogatych" dań 83
O której godzinie? 84
Dwa posiłki-dżokery w ciągu tygodnia 86
Kilka drobnych rad 87

4. Twój typowy dzień 90
ŚNIADANIE 91
  Fundament dnia 91
  Niech żyją kanapki! 93
Sery: 100 g 95
  Pożyteczne tłuszcze 95
  Zapomnij o cukrze przy śniadaniu! 96
  Wielka różnorodność serów 98

A jeśli nie lubisz sera	101
Chleb: 70 g	104
Powróć do dobrego chleba!	104
Jeśli nie przepadasz za chlebem	104
Masło: 20 g	105
Odnajdź przyjemność smarowania	105
Ale uciekaj od masła zbyt łatwego do rozsmarowywania!	106
Jeżeli nie lubisz masła	106
Napoje	107
Odkryj ponownie herbatę, kawę lub napary ziołowe!	107
Porzuć namiastki cukru i słodziki!	108
Kawa	108
Herbata	109
Napary ziołowe	111
Woda	111
Zupy	111
OBIAD	112
Wykorzystaj obiad, aby umocnić fundamenty twojego dnia	112
Dajmy pierwszeństwo posiłkom jednodaniowym!	116
Mięso	119
Najpierw mięso!	119
Jaki rodzaj mięsa	120
Jak gotować?	121
Twoje obawy	122
Nie zapominajmy o daniach regionalnych!	122
Jeśli nie lubisz mięsa	124
Nie lekceważ swoich zachcianek	128
Kwestia niedoborów	128
Obiad skondensowany	129
Uściślenie	130
Produkty mączne i zawierające skrobię	130
Jednostka miary – chińska miseczka (250 ml)	130

Jak rozpoznać produkty zawierające skrobię? 131
Obiad w restauracji 133
   Kilka sugestii 134
Jak można zmarnować obiad 136
   Połykając kanapkę 136
   Zasiadając do klasycznego obiadu 137
   Zastępując obiad czymś innym 137
PODWIECZOREK 138
   Punkt kulminacyjny twojego dnia 138
   Kiedy należy jeść podwieczorek? 141
   Przede wszystkim nigdy nie zapominaj
   o podwieczorku! 142
   Poczekaj z podwieczorkiem, aż będziesz głodny 143
   Jaki jest idealny skład podwieczorku? 143
Tłuszcze roślinne 144
   Czekolada 144
   Jeśli nie lubisz czekolady 145
Owoce 146
   Aby ułatwić trawienie 149
   Podwieczorek przy dużym wysiłku 150
KOLACJA 151
   Po poprawnie skonstruowanym dniu,
   posiłek „ornament" 151
Ryby 153
   Jeśli nie lubisz ryb 155
   Ich zalety 155
Chude mięso 156
   Najlepsze sposoby przyrządzania chudego mięsa 158
Posiłek z owoców morza 159
Warzywa bezskrobiowe 160
   Nazywa się je też zieleniną, ale uwaga na kolor! 160
   Jak dodać im uroku 161

    Przypadek szczególny: grzyby 162
    Jeśli zdecydowałeś się nie jeść kolacji danego dnia 163
        Nie zapominaj o rybie i warzywach 163
        Dżoker kolacji na słodko 164
    Zakończenie wieczoru 165
    PRZYJACIELSKIE RADY 167

5. Jak wdrażać moją metodę w optymalny sposób 173
NAUCZMY SIĘ ROZPOZNAWAĆ SYGNAŁY OSTRZEGAWCZE 175
    Wieczorni posłańcy 175
    Poranny alarm 177
    Sygnały w ciągu dnia 178
    Lekcja do zapamiętania jest więc prosta 178
ELASTYCZNA DYSCYPLINA 179
    Dostosuj do swoich potrzeb rytualne godziny posiłków 179
        Rozwiązania 181
    Dajmy pierwszeństwo posiłkom jednodaniowym 183
        Rozwiązania 183
    Zerwać z dawnymi przyzwyczajeniami 185
        Późnowieczorna zupa 185
        Rozwiązania 185
        Wieczorny tandem – ser plus wino 186
        Rozwiązania 186
    Dostosować się do pór roku 187

6. Szczególne przypadki 189
SPECJALNE OKAZJE 191
    Sport 191
    Rytuał służbowych posiłków 192
        Rozwiązania 192

Koktajle, spotkania okolicznościowe i inne okazje
do świętowania ... 193
Rozwiązania ... 193
Posiłki rodzinne ... 194
Rozwiązania ... 195
Pikniki ... 195
Rozwiązania ... 196
Podróże i wakacje ... 196
Rozwiązania ... 197
Wakacje w hotelu ... 197
Rozwiązania ... 197
OTOCZENIE ... 198
Pary, w których jedna osoba prowadzi statyczny,
a druga aktywny tryb życia ... 198
Rozwiązania ... 198
Niepracująca matka ... 199
Rozwiązania ... 199
Dzieci ... 200
W domu ... 200
W szkolnej stołówce ... 200
Podwieczorek ... 200
W ZALEŻNOŚCI OD TWOJEJ AKTYWNOŚCI ZAWODOWEJ 201
Dla tych, którzy pracują nocą ... 201
Rozwiązania ... 201
Dla tych, którzy pracują fizycznie ... 202
Rozwiązania ... 202
Dla tych, którzy pracują umysłowo ... 203
Rozwiązania ... 203
Dla tych, którzy pracują w systemie trzyzmianowym ... 204
Rozwiązania ... 205
Dla tych, którzy pracują w restauracjach ... 206
Rozwiązania ... 206

Dla tych, którzy często jeżdżą w podróże służbowe 206
**PRZEJŚCIE Z ŻYCIA ZAWODOWEGO
NA EMERYTURĘ** 207
    Rozwiązania 208

7. Zaburzenia przemiany materii 211
    Masz podwyższony poziom cholesterolu 213
    Cierpisz na cukrzycę 215
    Cierpisz na dolegliwości jelita grubego 216
    Cierpisz na skazę moczanową (czyli dnę!) 217

8. Rozwiązania dla tych, którym trudno przestrzegać regularnego sposobu odżywiania 219
    CI, KTÓRZY TWIERDZĄ, ŻE NIC NIE JEDZĄ 222
        Syndrom szopa pracza: podjadanie 222
        Rozwiązania dla tych, którzy lubią podjadać 223
            Śniadanie 223
            Obiad w południe 224
            Podwieczorek 225
            Posiłek wieczorny 225
    CI, KTÓRZY NICZEGO NIE LUBIĄ 226
        Ludzie mający uraz do jedzenia 226
            Rozwiązania dla tych, którzy niczego nie lubią 227
    CI, KTÓRZY NIE LUBIĄ SIEBIE SAMYCH 228
        Rytualiści 228
            Rozwiązania w celu uniknięcia rytuałów 230
        Chorzy na bulimię 231
            Bulimia okazjonalna 231
            Bulimia związana z przewlekłymi brakami 232
            Bulimia przewlekła 232
    CI, KTÓRZY OPUSZCZAJĄ POSIŁKI 233
        Rozwiązania 234

9. Końcowe rady ... 237

Podsumowanie ... 247
Przepisy kulinarne ... 253

ŚNIADANIE ... 255
Zapiekanka z żółtym serem ... 255
Tarta z serami pont-l'évêque i livarot ... 256
Tartinki z tłustym serem, np. neufchâtel ... 257
Kanapki z tłustym serem rouy i z sezamem ... 258
Placek lotaryński ... 259
Jajka na miękko i grzanki z niespodzianką ... 260

OBIAD ... 261
Łopatka jagnięca ... 261
Duszona wołowina ... 262
Kacze udka w piwie ... 264
Królik z piernikiem ... 265
Łopatka wieprzowa z soczewicą ... 266
Kurczak z szałwią ... 267
Tuńczyk, pomidory i papryka ... 268
Żeberka cielęce z kurkami ... 269
Pizza IREN ... 270
Krewetki na cydrze w omlecie ... 272
Omlet chiński ... 273
Jajka z pomidorami ... 274
Ryż pilaw ... 275

PODWIECZOREK ... 276
Gruszki w syropie polane czekoladą ... 276
Gruszki w czekoladzie z małego garnuszka ... 277
Krem z jadalnych kasztanów z czekoladą ... 278

Jabłka gotowane z pomarańczą 279
Sorbet melonowy 280
Sorbet truskawkowy 281

KOLACJA 282
Łosoś w pomarańczach 282
Małże po marynarsku 284
Serca karczochów 285
Filet z miętusa z szafranem i z sercami karczochów 286
Dorsz w curry 289
Karczochy z owocami morza 290
Lin w papilotach na posłaniu z porów 291
Udko królika w cydrze i wstążki z cukinii 292
Pierś drobiowa z jarzynami 293
Schab wieprzowy w sosie curry z cebulką 295
Kacze udko z brokułami i sosem anchois 297
Pieczarki z szalotką 298
Cukinia na sposób orientalny 299
Cykoria duszona 300
Pomidory z grilla 301

DANIA BOŻONARODZENIOWE 302
Suflet z krabów 302
Indyk z przyprawami 304
Mus cytrynowy 306

POST-SCRIPTUM: kilkanaście polskich przepisów 307
Comber z królika w śmietanie 309
Żeberka wieprzowe z ziemniakami 311
Mielone mięso 312
Móżdżek cielęcy 313
Pieczeń wieprzowa z ziemniakami 314

Wołowina w sosie kaparowym	315
Ozór wołowy	316
Wołowa rolada	317
Klopsiki z mięsa	318
Bryzole z polędwicy	319
Gulasz barani	320
Wątróbka cielęca	321
Pierogi z mięsem	322

Aneksy 323

KIEDY NAUKA ZNAJDUJE ZASTOSOWANIE W CODZIENNYM ŻYCIU 325

IREN – EUROPEJSKI INSTYTUT BADAŃ NAD ODŻYWIANIEM 345

MIESIĘCZNIK SZAMAN

CZŁOWIEK · ZDROWIE · NATURA

Pomoże Ci wejść na drogę zdrowia i radości życia

zaprasza też na:

* Targi „BLIŻEJ ZDROWIA, BLIŻEJ NATURY" w Katowicach

* Kursy LETNIEGO UNIWERSYTETU ZDROWIA w hotelu „Zagroń" w Szczyrku

* do CENTRUM MEDYCYNY I PSYCHOTERAPII największej w Polsce przychodni medycyny holistycznej

Więcej informacji pod numerami:
32 257 08 39
32 257 15 90

40-049 Katowice
ul. Kościuszki 19

www.miesiecznik-szaman.pl

Wydawnictwo KOS
40-110 Katowice, ul. Agnieszki 13
tel./fax 032 258-40-45; 032 258-26-48, 032 258-27-20
e-mail: kos@kos.com.pl http://www.kos.com.pl

Zamówienia przyjmujemy pocztą, telefonicznie i przez Internet

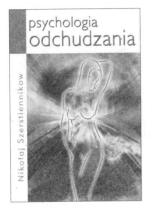

Nikołaj Szerstiennikow
Psychologia odchudzania

Książka prezentuje unikalną i nie mającą żadnych analogii metodę korygowania wagi ciała i figury. Proste i zrozumiałe ćwiczenia pomogą wszystkim zainteresowanym w szybki i efektywny sposób poprawić swój wygląd, wagę ciała oraz ukształtować nową sylwetkę, pozbyć się chorób, skierować energię spalanego tłuszczu na dodatkowe odżywianie ważnych narządów ciała, a także przywrócić młodzieńczą lekkość, świeżość spojrzenia i przeżywania.

Ćwiczenia proponowane w tej książce są łatwe, przystępne dla wszystkich, przynoszą bardzo szybkie efekty, pomagają w kontrolowaniu procesu odchudzania i w osiągnięciu optymalnego połączenia wymiarów i wagi ciała, a w rezultacie przywracają zdrowie, dobry nastrój i radosne postrzeganie świata.

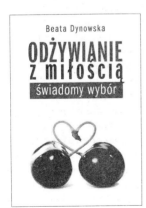

Beata Dynowska
Odżywianie z miłością – świadomy wybór

Każdego dnia dostarczamy sobie pożywienia, które teoretycznie powinno wzmacniać życie. A co wybieramy, spożywając produkty przetworzone, ubogie w energię odżywczą, błonnik, minerały i pierwiastki śladowe? Życie czy śmierć? W poszukiwaniu skutecznych form terapii doszłam do przekonania, że kluczem do każdej z nich jest stan umysłu. To z tej płaszczyzny dokonujemy świadomych wyborów, ale tylko wtedy, gdy wcześniej zdefiniujemy własny system wartości. Oprócz różnych grup krwi, różnimy się między innymi jakością wewnętrzną, którą nazwałam „klimatem wewnętrznym". W książce zapraszamy do swoistej podróży po owym wewnętrznym świecie, mając nadzieję, że umożliwi ona dobór indywidualnej diety.

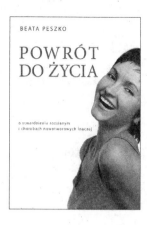

Beata Peszko
Powrót do życia

Książka powstała na podstawie doświadczeń i przemyśleń Autorki, które zbierała od chwili wystąpienia u niej pierwszych objawów stwardnienia rozsianego, otrzymania wiążącej diagnozy, aż do roku 2010. Zawarła w niej i omówiła stosowane przez nią techniki metody Silvy, terapię witaminową, dietę i mieszanki ziołowe. Autorka jest pewna, że wszystko to pomogło jej w utrzymaniu stanu zdrowia na stabilnym poziomie i umożliwiło normalne funkcjonowanie, zarówno w życiu zawodowym, jak i rodzinnym. Opisała także dietę zalecaną dla osób dotkniętych chorobą nowotworową, a ponadto mieszanki ziołowe i techniki metody Silvy.

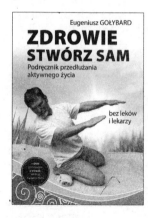

Eugeniusz Gołybard
Zdrowie stwórz sam

Czemu za twoje zdrowie, za twoją duszę, za twoje postrzeganie ciała i duszy odpowiadać ma ktokolwiek inny? Przecież to twoje zdrowie – twoja sprawa. Samouzdrawianie – to osobisty obowiązek każdego człowieka. Większość osób zakłada możliwość bycia zdrowym bez podejmowania codziennej pracy, a idąc na skróty osoby te wybierają niemal wyłącznie używanie cudotwórczych preparatów. Autor w ciągu pięciu lat, od czasu, kiedy zrezygnował z zalecanej przez lekarzy operacji serca, sam tworzy swoje zdrowie i się odmładza. Tworzy swoje zdrowie poprzez codzienne ćwiczenia. Właśnie dlatego książka ta powstała na podstawie doświadczenia oraz szczerej chęci niesienia pomocy innym. Do książki dołączona jest płyta DVD z zestawem ćwiczeń według Kacudzo Nishi prezentowanych przez Autora i jego żonę.